中公新書 2460

渡辺正峰著

脳の意識 機械の意識

脳神経科学の挑戦

中央公論新社刊

まえがき

もし、人間の意識を機械に移植できるとしたら、あなたはそれを選択するだろうか。死の淵に面していたとしたらどうだろう。たった一度の、儚く美しい命もわからなくはないが、私は期待と好奇心に抗えそうにない。機械に移植された私は、何を呼吸し、何を聴き、何を見るのだろう。肉体をもっていた頃の遠い記憶に思いを馳せることはあるのだろうか。

未来のどこかの時点において、意識の移植が確立し、機械の中で第二の人生を送ることが可能になるのはほぼ間違いないと私は考えている。

しかし現時点で、意識の移植は、我々人類にとってはるか彼方の夢だ。意識を宿す機械の目処はついていない。そもそも、意識の原理がまるでわかっていない。

意識の科学は、いまだ普遍的な道筋をもたず、多くの立場が渾然一体となって入り乱れているのが実状だ。そもそも、意識の何が問題であり、どこから手をつけるべきなのか、科学者や哲学者の間で意見の一致を見ていない。

ただ、近年、意識を扱う一部の研究者の間で、一つの取り組みが芽生えつつあることは確かだ。この取り組みを通して眺めると、ぼんやりとしていた意識の科学の輪郭が鮮明になり、その解決へと向けて新たな道筋が見えてくる。本書ではこの取り組みに焦点をあてたい。

その取り組みとは、意識の科学に、新たな自然則を導入するというものだ。自然則とは、その言葉からわかる通り「自然のルール」、つまり自然界の根幹を成す法則である。光の速さが常に一定であるとする「光速度不変の法則」のように、科学の基礎に位置づけられるものだ。

アルベルト・アインシュタイン（一八七九〜一九五五）の相対性理論から導かれる数々の奇妙な現象、たとえば物体が光の速さに達すると時間が完全に止まってしまうといったことが「光速度不変の法則」を起源としていたように、意識という不可思議な現象にも、何らかの普遍的な起源が存在する可能性が高い。そして、仮にそれがあるのだとしたら、他の自然則がそうであるように、生命誕生のはるか昔、ビッグバンの直後から存在していたはずだ。

ただ、意識の自然則と言われても、なかなかイメージがわかないだろう。二つほど仮説をあげるなら、哲学者デイヴィッド・チャーマーズ（一九六六〜）はあらゆる情報が意識を生むと主張しており、神経科学者のジュリオ・トノーニは統合された特殊な状態にある情報のみが意識を生むと唱えている。それらの意味と革新性については、じっくりと本文で説明していきたい。
意識の自然則を導入する取り組みが目指すのは、意識の科学を、科学のあるべき姿へと昇華させることだ。科学のあるべき姿とは、自然則にもとづく仮説の提案と、実験による仮説検証を繰り返すことにより、対象の本質へと迫っていくものだ。それは、幾千年も前から、哲学と科学の間をさまよっていた意識を、ついに科学のまな板にのせることにもつながる。

紹介が遅れたが、筆者の専門は脳神経科学で、いつの頃か意識の問題にとりつかれた。今では、哲学者ジョン・サール（一九三二〜）が言うところの「脳を研究して意識を扱わないのは、胃を研究して消化を扱わないようなもの」を地でいっている。日々、意識にまつわるマウスの脳計測実験を行いながら、意識の神経メカニズムに想いを馳せ、頭を悩ませている。

そんな筆者が確信をもって言えることが一つある。それは、意識ほど手つかずで、深遠な問題は科学全般を見渡しても類を見ないということだ。

ちなみに、本書の第一の目的は、読者にこの奥深い意識の問題を知ってもらうことである。宇宙の深淵まで行かなくとも、人智の限りを尽くして取り組むべき問題が私たちの頭の中にある。そして第二の目的は、一つの提案を通して、この意識の問題に突破口を開くことである。

以下は本書の構成だ。

第1章では、本書で扱う意識を定義する。ここでの意識とは、「見える」「聴こえる」などの感覚意識体験、いわゆる「クオリア」だ。紙面を利用して、そこに図形があるのに「視覚クオリア」がない、逆に、図形がないのに「視覚クオリア」がある、といった多様な目の錯覚を実際に体験してもらいながら、その意味を解説していきたい。

ただ、感覚意識体験が意識そのものであることを説明しても、なかなか納得してもらえないことが多い。見えたり、聴こえたりすることが、私たちにとってあまりにも当たり前であるからだ。それでも、あえて感覚意識体験を扱うのには理由がある。意識にまつわる実験が、ほとんどと言ってよいほどこの感覚意識体験を対象としてきたからだ。

一般的に意識というと、自らを自らと認識する「自己言及的な意識」など、より複雑なものを思い浮かべる人が多い。しかし、これらについて科学的に検討することは困難だ。それらが存在し、また興味深いのは確かだが、実験的に明かされていることがほぼ皆無のため、すべての議論が砂上の楼閣となってしまう。

だが、安心してほしい。感覚意識体験は、もっとも原始的な意識の形態である一方、意識の難しさの本質をすべて内包している。これが解き明かされたとき、より複雑な意識を含め、意識全般の解決への糸口が見えてくるはずだ。

続いて第2章と第3章では、意識の科学のこれまでの歩みを先人たちのドラマを交えながら概説する。第4章以降の要となる「意識の自然則」の必要性を実感するためには、意識の何が問題であるか、そして何が未知の部分として残っているかを正しく把握しておかなければならない。そのための準備段階だ。

第4章の前半では、いよいよ意識の真の問題、そして難しさへと迫っていく。意識には、意識ならではの難しさがある。DNAの二重らせん構造を発見し、その後、意識の科学の黎明期に大きく貢献したフランシス・クリック（一九一六～二〇〇四）の言葉、「あなたはニューロンの塊にすぎない」の意味をぜひ噛み締めてほしい。読者のみなさんも、意識が脳に宿ることの真の不思議さを実感できた暁には、天地がひっくり返るごとき衝撃を味わうはずだ。

本書では、この衝撃を少しでも多くの読者に味わってもらうために、過不足なく脳の仕組みについて説明するよう心がけている。分子レベルのナノの過程から、脳の機能単位としてのニューロン、複数のニューロンによる神経回路網、数億程度のニューロンからなる脳の一部位、そして脳全体へと、それぞれのスケールの仕組み、および異なるスケール間のつながりについて解説していく。少々うるさく感じるかもしれないが、肝心なのは、仕組みそのものを理解してもらうことよりも、脳のどこにもブラックボックス（未知の仕組み）が隠されていないことを実感してもらうことだ。ブラックボックスがないのに意識が宿る、これこそが衝撃なのだ。

第4章の後半では、意識の自然則の必要性と、それを検証していくうえでの課題について見ていきたい。意識への挑戦を科学として確立するための鍵を握る重要部分だ。

実を言えば、脳を用いての自然則の検証には限界がある。たとえば、情報が意識を生むとする先の仮説を検証するには、脳から情報だけを抽出しなければならない。しかし、ナマモノである脳の宿命からそれは許されない。無理に抽出しようとすれば、今度は脳が死んでしまう。その対案として、機械に意識を宿そうとする試みがあるが、今度は、機械の意識を検証する肝心のテストが存在しない。

本書の第二の目的である、意識の問題に突破口を開くための提案とは、機械の意識をテストするための新たな手法を指す。その先に見据えるのは、機械への意識の移植だ。ぜひ、最後まで読んでいただき、読者の審判を仰ぎたい。

そして第5章では、提案する機械の意識のテストを思考実験（頭の中で想像するだけの実験）として用い、意識の自然則に想いを馳せる。はたして、テストに合格し得る神経メカニズムとはいかなるものだろうか。情報が意識であるとするこれまでの提案の中に答えがあるのかを検討していきたい。

終章では、ここまでの議論を踏まえ、技術的な展望を示そうと思う。

冒頭、人間の意識を機械に移植することは、はるか彼方の夢と述べたが、その夢が実現する日は意外にも早く来るのではないかと筆者は考えている。かつて小学校の卒業アルバムに、「誰も行ったことのないところに行きたい」との夢を記した。当時は、子どもながらに、火星あたりを思い浮かべていたのだろうが、今は思わぬところに行けるのではないかと密かに期待している。

近年の意識研究の取り組みに、風車小屋に立ち向かうドン・キホーテの姿を見るか、それとも、巨人へと立ち向かう勇者の姿を見るか。本書を読み終えたとき、少しでも後者が見えたなら本望である。

脳科学の幼少期が終わり、大きな転換点を迎えている時代に立ち会えたことに筆者は興奮を覚えている。その一端でも伝えられれば、これに勝る喜びはない。

目次

［コラム］

イラスト・ヨギトモコ
DTP・市川真樹子

脳の意識　機械の意識

第1章　意識の不思議

我思う、ゆえに我あり

あなたは今、本書を手に取り、目で文字を追っている。これを手にしている場所はどこだろうか？　しばしページから目を離し、まわりを見渡してほしい。

たった今、あなたが確認したまわりのもの、すなわち人や環境は現に存在しているだろうか。あなたが視線を戻したこの本はどうだろう。

筆者自身にも問わねばなるまい。目の前のモニターやキーボードは確かに目の前にあるか。今まさにこの文章を打ち、カタカタとキーの感触を伝えてくる私の指先は本物か。

現実の私はベッドに横たわり、終わらない夢を見ているのかもしれない。あるいは、私の脳はコンピュータに繋属し、虚構の世界に囚われているのかもしれない。ひょっとすると、脳や身体などはすでに存在せず、私は電子回路上の反響にすぎないのかもしれない。突拍子もない空想に思うだろうが、映画『マトリックス』冒頭の主人公がそうであったように、脳の入出力系統を完全におさえられてしまえば、仮想と現実を見分けることはできまい。

このように、究極的には何もかもが不確かな中で、一つだけ確かなことがある。それは私自身の存在だ。身体のことではない。モニターを見ているように感じ、指先でキーボードを叩いているように感じ、「これは現実だ」と確認する私の思考、そして意識である。

近代哲学の父ルネ・デカルト（一五九六〜一六五〇）の「我思う、ゆえに我あり」の意図はまさにここにあった。デカルトは真理を追究するべく、すべてを疑うことからはじめた。身の回りのすべてを疑いのふるいに掛けたとき、真理だけが論理的に否定できないものとして最後に残るとの信念からだ。

デカルトによって手始めにふるい落とされたのは、目に見えるもの、耳に聴こえるものなど、自身の感覚である。錯覚や幻覚など、現実と食い違うことがよくあるからだ。また、自身がある瞬間、目覚めているかどうかも実は定かではない。夢の途中で、夢であると気づくことは滅多になく、それゆえ、覚醒しているように思えても、覚醒しているとの保証はない。さまざまな知識や常識にしても、自身の感覚さえ信じられなければ、すべては砂上の楼閣となる。

こうして、デカルトは疑わしきものを一つずつ排除していった。すると最後に、どうしても排除できないものが一つ残った。それは、まさにその瞬間、すべてを排除しようと努めていたデカルト自身の思考、すなわち意識である。こうして、哲学史上もっとも有名な命題の一つ「我思う、ゆえに我あり」が導き出された。

このデカルトの言う「我」こそが、本書の対象とする意識である。意識を問ううえでの出発点であり、ただ一つ、存在の揺るぎないもの。たとえそれが瓶詰めの脳の中にあったとしても、半導体デバイスに実装されていたとしても、自身の存在について想いを巡らせたとき、「我」は間違いなく存在する。

しかしながら、「我」の成り立ちを科学的に検討するためには「我」だけでは心許ない。「我」以外のすべてを疑ってかかれば、実験装置などは不確かなものとして雲散霧消する。ましてや、脳の外で「我」を成立させる術《すべ》を私たちはいまだ知らない。意識を科学のまな板にのせるには、その中核となる「我」をメインターゲットに定めつつも、実験による検証に堪えるような形でそれを捉え直さなければならない。

意識を極限まで還元したもの＝クオリア

意識の仕組みを紐解くために、まずは極限にまでこれを還元しておくべきだろう。現在のコンピュータは意識をもたない。では、私たちにあってコンピュータにないものとは何だろうか。

もはやコンピュータを侮ることはできない。チェスの世界チャンピオン、カスパロフがＩＢＭのスーパーコンピュータ「ディープ・ブルー」に敗北を喫したのは一九九七年の話である。二〇一七年に、グーグル傘下の企業が作った人工知能「AlphaGo（アルファ碁）」が、世界でもっとも強いとされる棋士を負かしたのも記憶に新しい。ルールが定められた中での問題解決能力では、多くの分野でコンピュータが人を凌駕してしまっている。

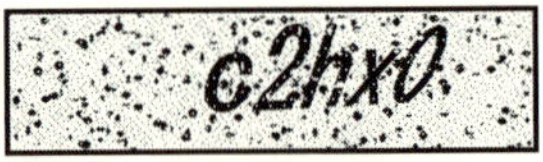
図１－１　加工された文字

一方、コンピュータが人間には到底及ばないと考えられてきた画像認識のような分野でも、だいぶ雲行きが怪しくなってきた。これはひとえに、深層学習（ディープラーニング）と呼ばれる、脳を模したソフトウェアによるところが大きい。
図１－１にあるような、ノイズを含み、判読しにくいように加工された文字列を見たことがあるだろう。インターネットサービスのアカウント作成時などによく見かけるものだ。もとは、不正なアカウント登録を防ぐために、人間には判別できてコンピュータにはできないものとして導入された。にもかかわらず、最近では人間よりコンピュータの識別率のほうがよくなってしまった。
このような時代にあって、コンピュータにはその片鱗すら実装されていないもの、科学者

や哲学者によっては、未来永劫実装されないだろうというものがある。それは、モノを見る、音を聴く、手で触れるなどの感覚意識体験、いわゆる「クオリア」だ。

クオリアとクオリア問題

クオリアと言われて、一度でもそれを耳にしたことのある読者は、身構えてしまうかもしれない。この言葉について、ネットなどには「感覚質」などといった、わかったようなわからないような説明が立ち並ぶ。しかし、クオリア自体の意味はそこまで複雑なものではない。視覚で言えば、単に「見える」ということに他ならない。顔の前にあるものは見えるが、頭の後ろは見えない。前には視覚クオリアが存在し、後ろには存在しない。ただそれだけのことだ。

難しいのは「クオリア問題」のほうだ。なぜ脳をもつものに、そして脳をもつものだけに、クオリア＝感覚意識体験は生起するのだろうか。最新のデジタルカメラは、レンズをとおして景色を捉え、その中から顔を探し出し、そこにピントを合わせられる。しかしながら、景色そのもの、顔そのものを「見て」はいない。いわば、デジタルカメラは視覚クオリアをもたない。

この事実を実感することが、クオリア問題を理解するための第一歩だ。私たちにとって世界が見えていることがあまりに当たり前であるため、同様にしてカメラなどにも世界が見えているように勘違いしてしまう。重要なのは、画像を処理し、それを記録することと、世界が「見えて」いることとは本質的に異なる点だ。最初のつまずきとなりやすいため、この部分に関しては、いくつかの例とともに説明していきたい。

ただ、あらかじめ断っておくが、このことはクオリア問題を理解するための第一歩にすぎない。クオリア問題の本質は、私たち自身が、すなわち脳が、クオリアをもつことの不思議にある。それを実感するためには、脳の仕組みを知り、これまでの意識研究の成果を知っておく必要がある。鍵を握るのは、われわれの脳も所詮は電気回路にすぎず、デジタルカメラとの間に決定的な差はないという驚愕の事実だ。クオリア問題の本質については、準備が整ったところで、第4章で取り上げる。

視覚世界は虚構の世界

感覚意識体験（クオリア）が、私たちにとって当然のものであるがゆえに、それが意識をもつ者だけの特権だという実感がなかなかわかないかもしれない。それを理解するには、ある種の発想の転換を必要とする。

そのきっかけとなりうるのは、私たちの見ている世界が、実際の世界とは似ても似つかないことを知ることだ。私たちは、世界そのものを見ているわけではない。私たちが見ているように感じるのは、眼球からの視覚情報をもとに、脳が都合よく解釈し、勝手に創りだした世界だ。

日々、私たちは総天然色の視覚世界を体験するが、実際の世界に色がついているわけでは決してない。色はあくまで脳が創りだしたにすぎず、外界の実体は電磁波の飛び交う味気ない世界だ。

ちなみに、ラジオやテレビに使われる電波も、電子レンジに使われるマイクロ波も、私たちが見ている光も、みな同じ電磁波だ。異なるのは、波の長さ（波長）だけであり、私たちが見ることができる光は、約一万分の四ミリメートルから一万分の八ミリメートルの間の波長をもっている。それより短くても長くても、私たちにとって無色透明、無味無臭で、それを感じることはできない。

ここで面白いのは、通常、私たちが近い色として感じる赤と紫が、赤外線（波長が長すぎて見えない）、紫外線（波長が短すぎて見えない）の言葉からもわかるように、私たちが見ることのできる光の波長では両極端に位置することだ。物理的な特性として遠く離れたものが、よく似たものとして感じられることは、感覚意識体験があくまで脳によって創りだされたものであることを如実に物語っている。

とかく私たちは、サーチライトが闇を照らしだすかの如く、眼球が三次元世界をスキャンして、世界そのものを直接見ていると誤解しがちだが、決してそうではない。あくまで脳が、二つの眼球から得た二組の視覚情報を再構成し、それらしく「我」に見せているにすぎない。ただ、それらしく見せられた世界の出来があまりによいために、かえってそのことに気づきにくいのかもしれない。

〔コラム〕　網膜視細胞と色知覚

私たちが光を色として感じるのは、眼球の網膜に敷き詰められた、光を受ける特殊な細胞（錐体細胞）の特性によるところが大きい。三種類の錐体細胞（図1-2上）が特異的に反応する光の波長と、私たちが感じる光の三原色、赤、緑、青はピタリと一致する（図1-2下）。

ここでいう特異的な波長とは、他の二つの錐体細胞の反応と比較して、ある錐体細胞の反応が相対的に大きくなる波長を指す。「赤」錐体細胞の反応のピーク自体は六三〇ナノメートル（一ナノメートルは、一〇億分の一メートル）付近だが、ここではまだ

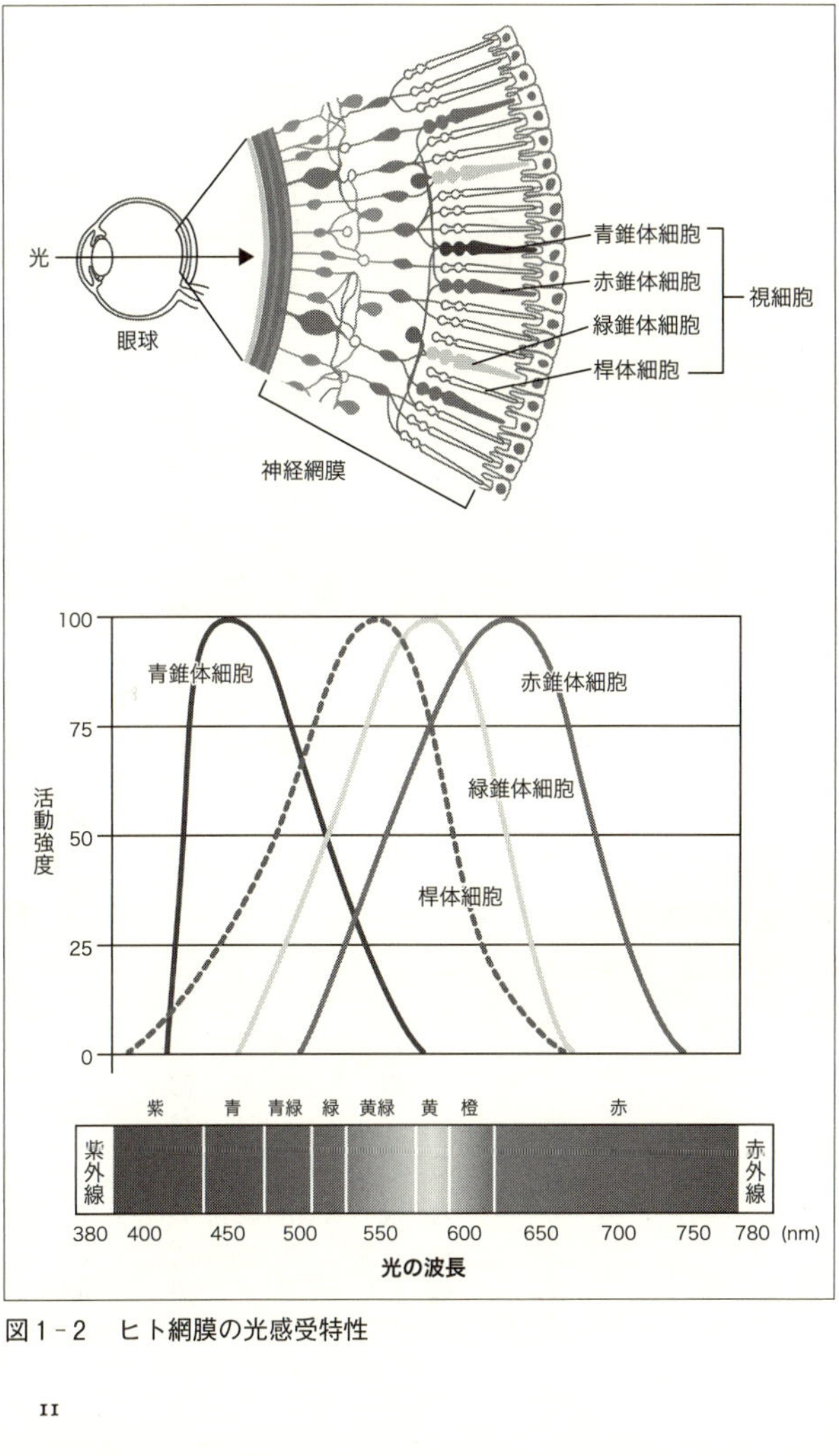

図１－２　ヒト網膜の光感受特性

「緑」錐体細胞の反応がだいぶ大きい。一方、人間がはっきりと「赤」として感じる波長（六八〇ナノメートル）では、「赤」錐体細胞が反応し続ける一方、「緑」錐体細胞の反応はほとんどなくなる。

また、目に見える光波長の下限と上限にあたる赤と紫が、私たちに似た色として感じられるのは、両色の果てに、三つの錐体細胞とも反応しない状態を共有しているからなのかもしれない。物理特性である波長としてはまったく異なるが、脳の受け取り方が酷似しているのだ。

光の三原色に関連してもう一つ。私たちが赤と緑の光が混ざったものを黄と感じるのは、赤と緑に相当する二つの波長（六八〇ナノメートルと五五〇ナノメートル）の光による錐体細胞の活動と、その中間の波長をもつ一つの光（六二〇ナノメートル）による錐体細胞の活動がまったく同じになってしまうからだ（図1－2下参照）。物理特性である光の波長としてはまったく異なる二種類の光（六八〇ナノメートル＋五五〇ナノメートル VS.六二〇ナノメートルのみ）を、脳は見分けることができない。

ちなみに、多くの哺乳動物は二種類の錐体細胞しかもたない。彼らにとっては、光の三原色ならぬ、光の二原色であり、見分けられる光の種類も格段に少なく、「赤＋緑＝黄、緑＋青＝シアン」などといった光の色の合成法則も成立しない。私たちとは異なる色世界を見ているに違いない。

もしあなたがモグラだったなら

私たちの視覚世界が脳の創りものだと気づくきっかけとして、突然だが、あなた自身がモグラになったことを想像してみてほしい。モグラのあなたに意識があるとの絶対的な保証はないが。

モグラの未発達な眼球構造から察するに、あなたの視覚世界は、ひどくぼんやりとしたものになるに違いない。ちなみにモグラは、自らの意志で、地上へと顔を出すこともあるらしい。光の見える異世界へと向かう自らの感覚意識体験を思い浮かべてみよう。

薄闇のトンネルの中、遠方がうっすらと明るくなっている。光へと向かって土をかき分けるさなか、前をよぎる黒い影。好物のミミズだ。発達した爪がそれをとらえた瞬間、ぬめっとした肌触り、節だった細長い身体など、そのディテールがありありと伝わってくる。

そこで、モグラのあなたは思うかもしれない。真実の世界は、目に映るほど、うすぼんやりとしたところではないと。

しかし、ここで肝心なのは、その裏にあるクオリアの真実だ。モグラのあなたが見る、そのぼんやりとした景色は、実際の世界とは似て非なるものだ。退化しきった目が懸命にかき集めた視覚情報をもとに、モグラのあなたのちっぽけな脳が精一杯創りだしたものである。現実から掛け離れたぼんやりとした視覚世界、これこそがクオリアだ。

モグラのあなたは気づかないだろうが、モグラのあなたを想像するあなたには、ぜひ気づいてほしい。

見えたものがそこにあるとは限らない

我々の視覚世界が「脳の創りもの」であることを別の側面から見てみよう。

まずは、図1-3を見てほしい。真ん中に半透明の淡い正方形が見えるだろう。だが、実際は、正方形などどこにも存在しない。そこにあるのは、部分的に明るさの異なる四つの同心円にすぎない。

そうと頭では理解していても、依然として見え続けるその正方形は、まぎれもなく、あなたの脳が創りだしたものだ。論より証拠、右の二つの同心円を手で隠してみよう。その途端、くっきりと見えていた正方形の右のエッジが、ページの中へと消え入ってしまうだろう。

この幻の正方形は、それが見えたほうが「自然」であるからこそ、あなたの脳があなたに見せているものだ。この場合の自然とは何を意味するだろうか。それは、この図に潜む「不自然さ」と深く関係する。

実際の刺激は、三つの円を一つの同心円として計一二個の円が配置されたものだ。また、それぞれの円は、一周三六〇度のうち九〇度分だけ、明るさが異なっている。

まずは、四隅に配置された同心円の一つに着目してほしい。三つの円の明るさの変化する境界が、きれいに一直線上に並んでいることに気づくだろう。仮に、金属に浮いたサビなど、境界の位置を偶然にまかせていたら、このようにきれいに揃うことはほぼありえない。先ほどの「不自然」は、この「偶然にまかせていたらほぼありえない」の意である。

さらに不自然なのは、四つの同心円の明るさの境界が、見事に一直線上に並ぶことだ。森の中にある複数の木の幹を思い浮かべてみてほしい。離れた対象の模様が、たまたま一直線に揃うことはこれまたありえない。

では、万が一の偶然に頼らずとも、いくつもの明るさの境界が一直線上に並ぶのは、どのような場合だろうか。答えは簡単だ。四つの同心円の前に、一つの半透明の正方形が置かれた場合である。そのように解釈すれば、明るさの境界がきれいに並ぶことも何ら不思

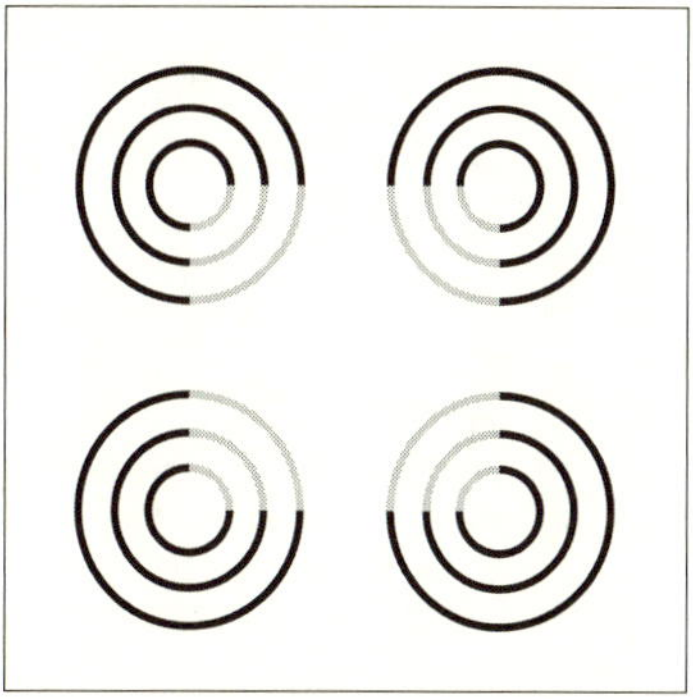

図1-3　ネオン色拡散

議ではない。

そして、我々が目にするのは、まさに、この「半透明の正方形」である。脳は、視覚入力に極力忠実でありながら、同時に、可能なかぎり自然な解釈を我々に見せているのだ。その「忠実さ」と「自然さ」との間の綱引きの中で、「自然さ」が勝ったとき、ありもしないモノが我々の意識にのぼることになる。

また、この「自然さ」の計算一つをとってみても、離れた視覚対象の比較検討など多くの要素が絡み、一筋縄ではいかない。「脳の創りもの」である我々の視覚世界は、複雑な視覚処理を経てはじめて得られるものなのだ。

我々の視覚世界が「脳の創りもの」であることに気づいてもらえただろうか。

夢見中の感覚意識体験は間違いなく脳の創りもの

気づきのきっかけとしてより身近な例をあげるなら、睡眠中の夢も、立派な感覚意識体験（クオリア）である。感覚意識体験の質だけを見れば覚醒中と何ら遜色ないレベルに達するとの報告もあるくらいだ。

ここでのポイントは、睡眠中の脳が、外界や身体から完全に遮断されることだ。自らがベッドに横たわる現実から、まったく乖離した形であらわれる夢世界は、まぎれもなく脳が創りだしたものだ。

であれば、目や耳の助けを借りて、覚醒中に感覚意識体験を創りだすことなど、脳にとっては朝飯前に違いない。

一方、現在のコンピュータは、夢を見ることもなく、感覚意識体験をもつこともない。フィリップ・K・ディックのSF小説になぞらえるなら、アンドロイドはいまだ電気羊の夢を見ない。

盲視――クオリアを伴わないヒトの脳の視覚処理　その1

このことに絡めて一つの臨床例を紹介しよう。患者「DB」が術後に得た奇妙な能力は、人間の脳にも、クオリアを伴わない視覚処理があることを物語っている。

DBは二六歳のときに、脳腫瘍の治療のため、第一次視覚野と呼ばれる脳部位を切除する手術を受けた。第一次視覚野は、脳の中で視覚情報の入り口部分にあたり、その影響でDBは完全に視力を失った。

ただ、不思議なのは、見えないことは承知のうえで、近くにある対象物の位置や動きを無理矢理に答えてもらうと、かなりの正解率で当ててしまうのだ。当てたDB本人が、その当てずっぽうの当たり具合に驚いている。

本人の意識としてはまったく見えないなか、脳の視覚処理は確実に進んでいたことになる。進んでいたからこそ、対象物の位置や動きを答えられたのだ。

この現象は、後になって「盲視（blindsight）」と命名された。相矛盾する語の組み合わせだが、そのココロは「一人称的には盲目、それでいて、三人称的には見えている」といったところだろうか。クオリアが伴わない視覚処理は、逆説的ではあるが、脳がそれをわざわざ創りださなければ、当たり前には存在しないことを顕著に物語っている。

両眼視野闘争――クオリアを伴わないヒトの脳の視覚処理　その2

次に、読者にも、視覚入力があるにもかかわらず、クオリアの発生しない状態を体験してもらいたい。図1-4は、両眼視野闘争と呼ばれる錯視を引き起こす視覚刺激だ。両の目が意識にのぼる視野をめぐって闘争するという、少々物騒な名がついている。

両眼視野闘争では、二つのまったく異なる図形を左右の目に提示する。普段は、顔の中で目が離れている分だけ視点がわずかに異なるものの、ほぼ同じ景色が、二つの目に入っている。そこへ、右眼には縦縞、左眼には横縞といったように、まったく異なる図形を与えることによって、眼球間の意識の奪い合いを誘発していることになる。

百聞は一見に如かずということで、図の二つの縞模様が左右別々の目に入るように見てみ

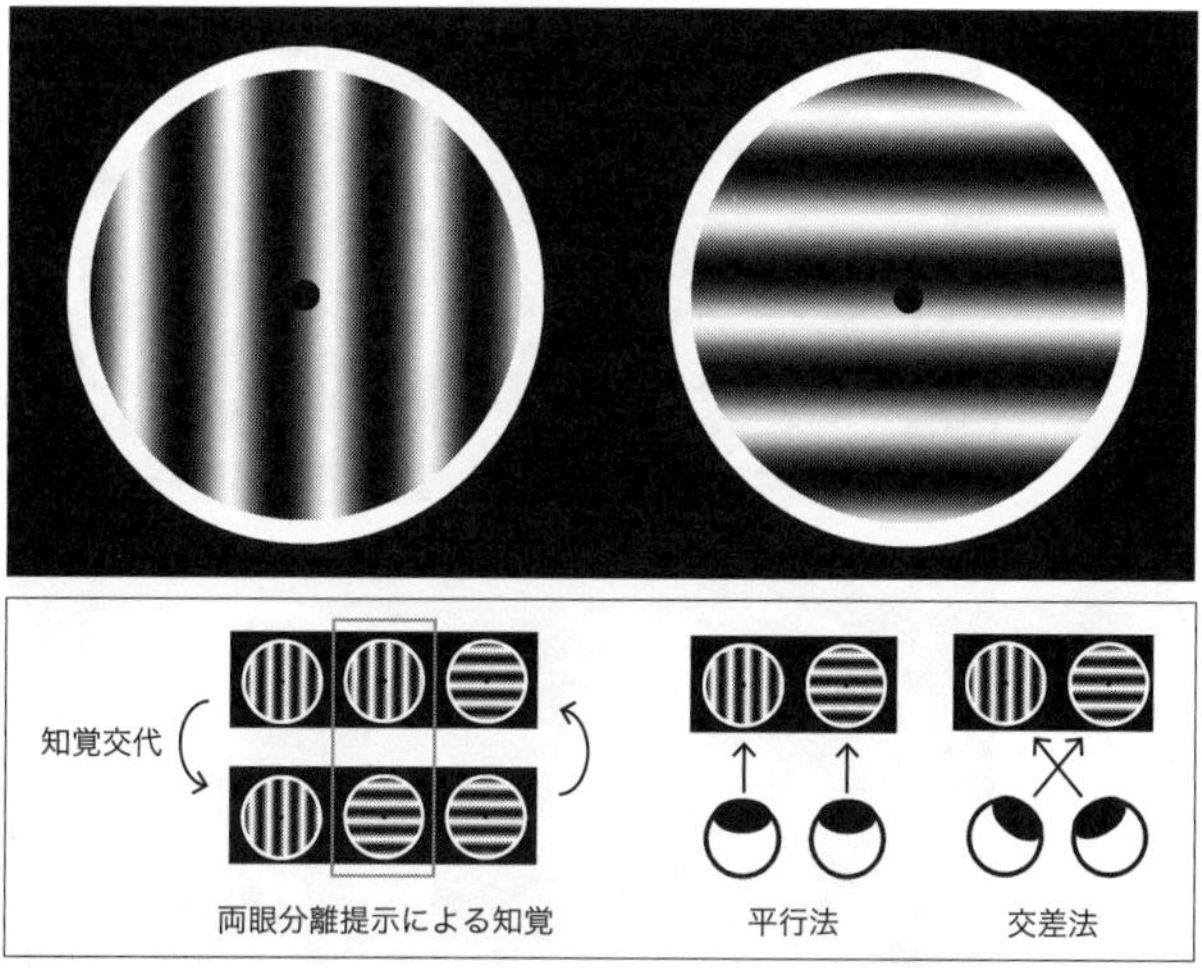

図1-4　両眼視野闘争　平行法はぼんやりと遠くを見るようにして、交差法は紙面と目の間に指を置き、それを見つめながら前後させるようにして、真ん中の像がきれいに重なるようにする（下段左）

よう。二つの縞模様の位置が、あなたの意識の中できちんと重なり合ったとき、面白いことが生じる。ある時には縦縞が見え、別のある時には横縞が見え、と数秒間隔で見えるものが切り替わるはずだ。これは知覚交代と呼ばれる現象で、切り替わりのほんのわずかな時間をのぞけば、両者が混じり合うことはほとんどない。

ここで重要なのは、縦縞が見えているときには横縞が見えなくなり、逆に横縞が見えているときには、縦縞がまったく見えないことだ。あなたがウィンクでもしていない限り、両図形とも目に入っているにもかかわらず。

その見えていない刺激こそ、「視覚

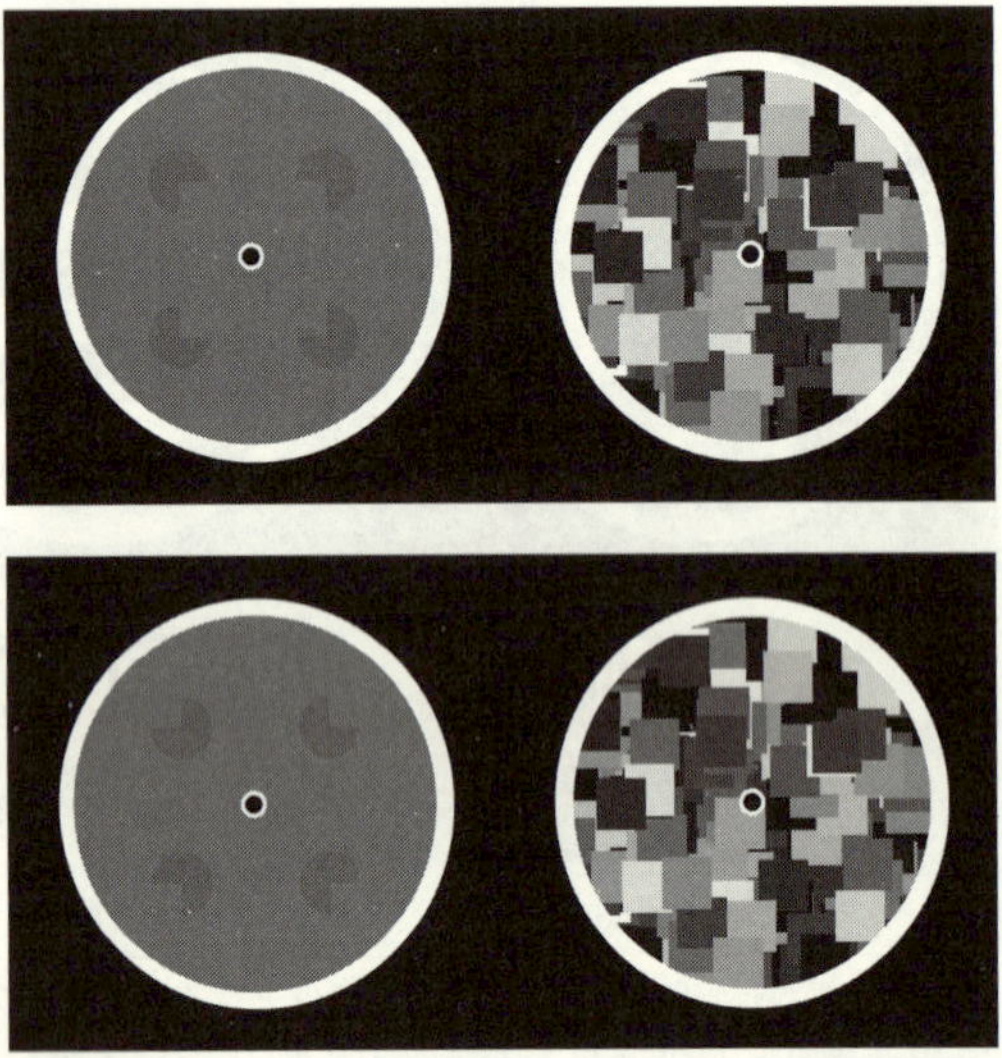

図1-5　カニッツァの四角形による両眼視野闘争

入力があるにもかかわらず、クオリアが発生していない状態」にある。そして次に示すように、クオリアが成立しているほうの図形はもちろん、そうでないほうも、脳の中では確実に視覚処理が進んでいる。

図1-5は、片目の刺激を「カニッツァの四角形」と呼ばれるものに置き換えたものだ。上段左側の刺激の真ん中に四角形が見えるだろう。実際には四角形などどこにも存在しないはずなのに。

この幻の四角形は、先述のネオン色拡散と同じ原理で生じる錯覚だ。「パックマンのような四つの図形がたまたま直線的に配置されている」と解釈するよりも、「四つの円の手前に一つの四角形が配置されている」と解釈したほうが「自然」なために生じる。

そして、この自然な解釈には、高度な視覚処理が必要なのは先述のとおりだ。

では早速、図1-5の上下それぞれについて、さきほどと同じように左右の刺激が別々の目に入るようにしてみよう。そのうえで、左目に与えられる、パックマンの組み合わせによる刺激が見えなくなる時間の長さに注目してほしい。

何回かの知覚交代を経た後に、それが見えていなかった時間を合計すると、図1-5上のほうが、図1-5下に比べて短くなることが知られている。パックマンの向きが、見えない時間の長さに影響を及ぼすということは、パックマン刺激が意識から消失している間も、それがきちんと処理されていることを意味している。処理されることにより、図1-5上の場合には、無意識の中に幻の四角形が成立するのだ。

他にも、クオリアを伴わない視覚処理の例は数多く存在する。

クオリアは意識をもつものだけの特権

感覚意識体験（クオリア）が、脳の視覚処理にオマケとしてついてくるような代物ではないことを実感してもらえただろうか。クオリアは意識をもつものだけの特権であり、意識の本質である。

それでもまだ、納得のいかない読者もいることだろう。見えたり、聴こえたりするのは当たり前ではないか、意識の本質とはより高度で複雑なものではないか、と。

意識をもつあなたが、それに対して一家言をもちたくなるのはわかる。しかし、意識を専門にする研究者は、ほぼ例外なく、意識の難しさのすべてがクオリアに集約されていることに賛同している。それゆえ、さまざまな科学的ツールの揃っているクオリア、とりわけ視覚クオリアの解明に「まともな」意識研究は集中している。第4章まで読み進めていただき、意識のハード・プロブレム（「難解な問題」：まえがきにも登場したデイヴィッド・チャーマーズが提唱）の真の難しさが実感できたとき、きっと納得してもらえることだろう。

ちなみにクオリアは五感に限られたものではない。他にも、思考の感覚意識体験、記憶の想起の感覚意識体験などがある。先のチェスの例で言えば、電子頭脳が人間を凌駕したとはいえ、人が長考するときに頭が研ぎ澄まされるような「あの感じ」、妙手が閃いた刹那の「あの感じ」を味わうことはないだろう。また画像認識にしても、顔を見てなかなか名前が思い出せず、喉元まで出かかったときの「あの感じ」を体験することもない。「あの感じ」はすべてクオリアだ。

ここでとりあげたクオリアこそが、意識の科学のプライマリー・ターゲットであり、本書で扱う意識である。

ただし、クオリア自体は、誰もが体験する当たり前の感覚であり、それ以上の説明を一切必要としない。困難が生じるのは、クオリアと脳を結びつけようとしたときだ。脳からいかにしてクオリアは発生するか。その問いの真の難しさを実感するためには、脳の何たるかを知らなければならない。

まずは、脳を構成するニューロンの振る舞いについて見ていこう。「我」を成り立たせるための何らかの仕掛けがそこには隠されているのだろうか。

意識の源としてのニューロン

"You are nothing but a pack of neurons.（あなたはニューロンの塊にすぎない）"。ＤＮＡの二重らせん構造を発見し、その後、意識の科学の黎明期に大きく貢献したフランシス・クリックの言葉である。ニューロンとは脳の解剖学的単位であり、核をもつ歴とした細胞だ（図１－６）。

「あなた」がニューロン活動の産物であることは、現代脳科学の知見からほぼ疑いない。では彼の言葉の nothing but（～にすぎない）は何を意味するのだろうか。それを理解するにはニューロンを知り、脳の基礎過程から神秘のベールを剝ぎとってしまわねばならない。

いまだ多くの謎に包まれる脳にあって、個々のニューロンの振る舞いについては、かなりのところまでわかっている。たった一組の数式でノーベル生理学・医学賞を受賞したアラ

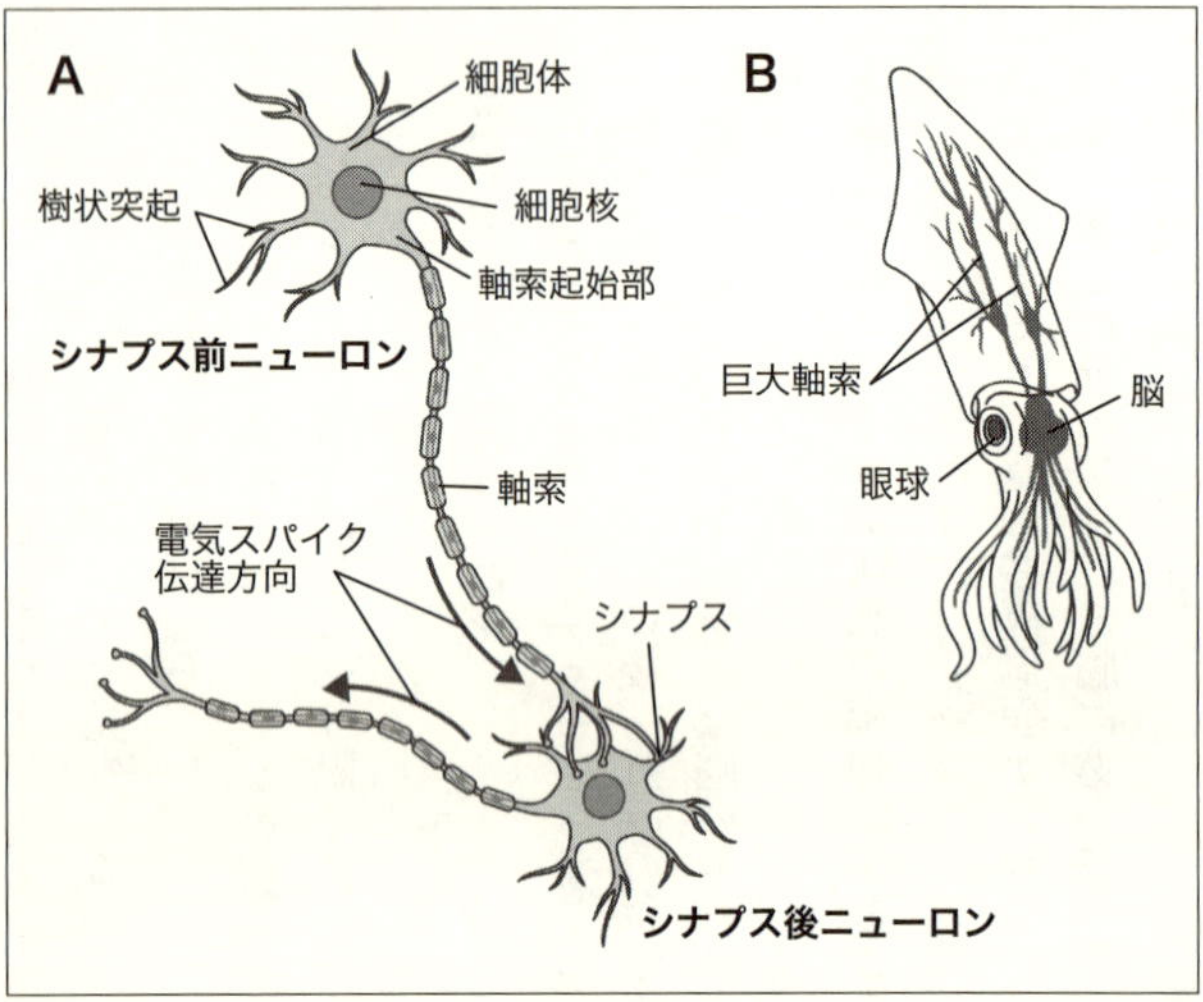

図1-6　ニューロンとイカの巨大軸索

ン・ホジキン（一九一四〜九八）とアンドリュー・ハクスレイ（一九一七〜二〇一二）の先駆的な研究もあって、ミクロの分子レベルからマクロの細胞レベルまで精確なメカニズムが解明されつつある。

では、ニューロンの仕組みについて、ホジキンとハクスレイの歩みに沿って見ていこう。

少々、話は細かくなるが、あくまで「我」の礎であるニューロンの振る舞いに、種も仕掛けもないことを実感してもらうためのプロセスとして理解してほしい。難しく感じたら、雰囲気を味わうだけでもよいので、気軽に読み進めてほしい。後々必要になるのはそのエッセンスだけで、その都度まとめていくつもりだ。

戦前のホジキンとハクスレイによる取り組み

一九三八年、ハクスレイは名門ケンブリッジ大学を卒業している。一方のホジキンは、英国プリマスにある海洋研究所に身を置く新進気鋭の神経科学者であった。そんなホジキンがハクスレイを、自身の研究所に招いたところから二人の物語ははじまる。

二人は、イギリス南部の海岸沿いの街で、ニューロンならではの、ある機構に挑むことになる。ニューロンをニューロンたらしめるもの、それは生体のあらゆる仕組みの中で、群を抜いて高速な情報伝達の仕組みにある。

ニューロンは、大きく分けて三つの構成要素からなる。入力を受け取る「樹状突起」、その入力をまとめる「細胞体」、そして出力部にあたる「軸索」だ（図1‐6A）。

当時、ニューロン内部で何らかの電気反応が起きているところまでは知られていたが、それを直接観測する術がなく、詳細は謎に包まれていた。

そこで二人は、ニューロンの出力部にあたる軸索に微細な電極を挿入して、内部の電位を直接的に計測しようと試みた。二人が、樹状突起でも、細胞体でもなく、あえて出力部の軸索を選んだ理由は、後々明らかになる。

ちなみに電位とは、電気の世界の標高差のようなもので、一・五ボルトの電池のプラス極は、マイナス極に対して一・五ボルトの電位をもつ。また、標高の高いところから低いところへと川が流れるように、電流は電位の高いところから低いところへと流れる。

二人が実験対象として選んだのは、研究所の海岸立地を活かしてのイカの巨大軸索だ（図1-6B）。巨大軸索とは、イカが海中を進む仕組み、すなわち体内へと水を取り込み、それを勢いよく後ろへ排出する機構をコントロールしているニューロンの出力部だ。脳のニューロンの軸索の直径が数十ミクロンに満たないのに対して、イカの巨大軸索は桁違いに大きく、直径一ミリにも及ぶ。

されど一ミリ。電極を入れるのは容易ではない。二人は、電極の挿入角度を三次元的に観測し、制御する装置を自ら開発して、ようやく軸索内部の電位変化を捉えることに成功した（図1-7A）。

二人が観測した軸索内部の電位変化とは次のようなものだ。通常、軸索の内部は外部に対して低い電位に保たれている。これは図1-7Bのグラフが、ゼロよりも低いマイナスの値からはじまるところ（グラフ左端）にあらわれている。そこから電位の時間変化を追っていくと、ある時点で一気に電位が上昇し、その次に一気に下降して、元の状態に戻っていることがわかる。上がって下がるまで、わずか千分の一秒。このとき二人が捉えたのは、脳の中を縦横無尽に行き交い、情報を伝える役割を果たす「電気スパイク」であった。

ここでのスパイクは、野球やサッカーなどで履くスパイクシューズのスパイクで、「尖っているもの」を意味する。時間的に尖った（急速に上がって、急速に下がる）電位変化ということで、電気スパイクと呼ばれる。

電気スパイクの計測に成功した数週間後、ドイツのポーランド侵攻により、二人は研究の中断を余儀なくされる。彼らは大急ぎで成果をまとめ、一九三九年一〇月二一日号のネイチャー誌に“Action potentials recorded from inside a nerve fibre”というタイトルで論文を発表した。アクション・ポテンシャルとはまさに電気スパイクのことで、直訳するなら「神経線維内部で計測した電気スパイク」である。現代ではなかなか目にすることのないような、シンプルで力強い論文タイトルだ。

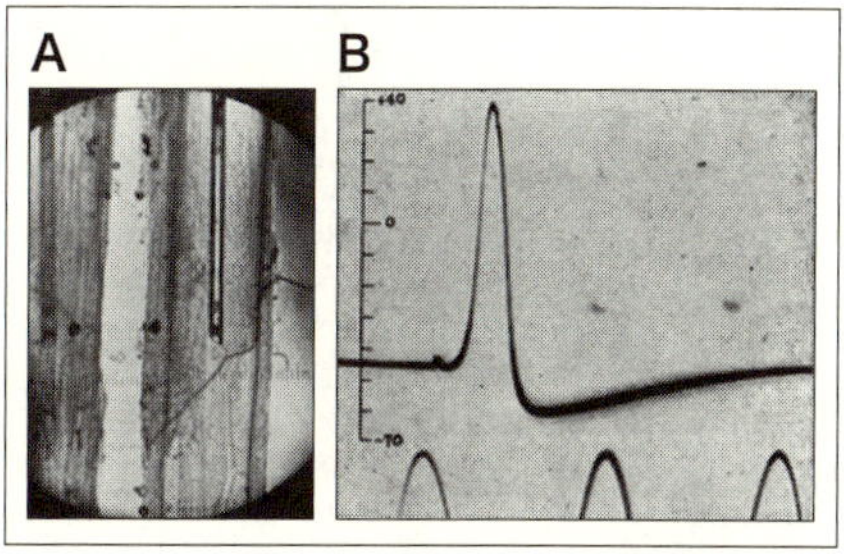

図1-7　イカの巨大軸索に挿入された電極（A）と計測された電気スパイク（B）　（Hodgkin & Huxley 1939）

その後の二人は、それぞれ戦時研究に身を置くことになる。ホジキンは、パイロット用の酸素マスクの開発に従事し、その後レーダーの開発に携わった。一方のハクスレイは、制御理論を用いて機銃の射撃精度の向上に努めている。これらの経験は、二人のその後の研究に大いに活かされることになる。

二人のさらなる挑戦

二人が再会したのは戦争終結から六年後のことであった。二つの新たな「武器」を手に、今度は電気スパイク発生の生体メカニズムに挑んだ。

彼らの一つ目の武器とは、軸索内部の電位を強制的に一つの値に固定する装置だ。そのもとで、軸索の内外を流れる電流を計測した。軸索内部の電位を一定に保とうとしたのは、電気スパイクの発生の仕組みを複数の段階に分け、それぞれの段階で働く機構を明らかにするためだ。ここでの段階とは、電位が上がっていく過程、電位が下がっていく過程などを指す。

一例として、為替相場について考えてみよう。為替相場が上下するなか、一ドル八〇円の時点で円安に傾く要因と、一ドル一五〇円の時点でさらに円安に傾く要因とでは大きく異なる。前者は、政府の景気刺激策かもしれないし、後者は、経済の悪化かもしれない。現実的には到底無理な話だが、仮にドル円相場を固定したもとで社会実験を繰り返すことができたなら、それぞれの要因を明らかにし、その効き方を詳らかにできるはずだ。

ホジキンとハクスレイの狙いも、まさにここにあった。図1-8Aは軸索内部の電位を一つの値から別の値へと固定したもとで、電流の時間変化を示したものである。この計測結果

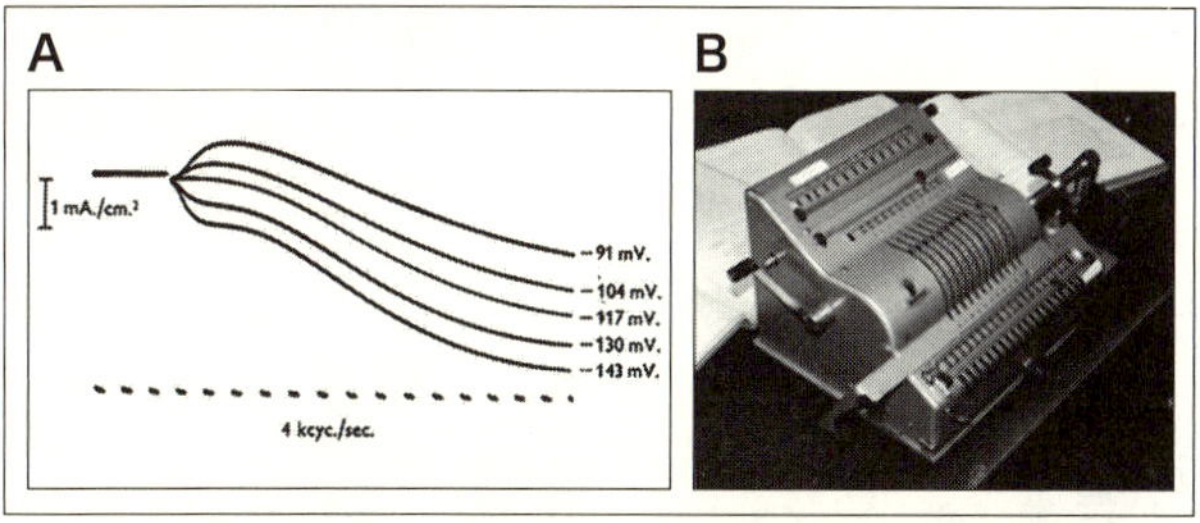

図1－8　軸索内電位を一つの値から、また別の値へと変化させたときの軸索内外を流れる電流（A）とハクスレイが用いた手回し計算機（B）
（A：Hodgkin & Huxley 1952　B：Schwiening 2012）

が、二人のもう一つの「武器」と組み合わさることで、歴史的な発見につながった。

仮説の数式化と手回し計算機による検証

二人のもう一つの「武器」とは、ハクスレイが戦時研究で培った数学的な手法である。

最初に、電気スパイクの発生の仕組みについて、考えられうる限りの仮説を立て、それぞれについて数式を立てておく。その後、それらの数式によって導き出された結果と、実際の実験結果を照らし合わせることによって、正しい数式、すなわち正しい仕組みに辿り着こうというものだ。

二人が電気スパイク発生の仕組みとして目をつけたのは、軸索の表面に無数にとりつくイオンチャンネルである。イオンとは電気を帯びた微粒子であり、イオンチャンネルとは、そのイオンが、軸索の内外を移動する際の通り道の役割を果たすものだ。

ちなみにイオンチャンネルのチャンネルは、イングリッシュ・チャンネル（イギリス海峡）のチャンネルだ。潮の満ち引きに合わせ、大量の海水が、陸に挟まれた海を行き来する様子をイメージしてほしい。

イオンチャンネルには多くの種類があるが、なかでも二人が注目したのは、軸索内部の電位によってその開き具合が変化する特殊なイオンチャンネルだ。少々不気味ではあるが、海峡の両側の陸が動いて、開いたり閉じたりするようなものを想像してみてほしい。

このイオンチャンネルについて複数の仮説を立てて、それらを数式で表現することになる。ちなみに、この数式は常微分方程式と呼ばれるもので、紙と鉛筆だけでは解くことができない。

当初、ケンブリッジ大学の誇る大型コンピュータ、「EDSAC I」を使って数式を解く予定であったが、運悪く機器更新の時期と重なってしまった。苦肉の策として、当のハクスレイが、研究室の片隅に転がっていた手回し計算機（図1－8B）を、三週間にもわたって回し続けたとの逸話が残っている。

イオンチャンネルの連携プレイ

こうして、文字通り、心身を尽くしての解析で明らかになったのは、二種類のイオンチャンネルの見事な連携プレイにより、電気スパイクを発生させる仕組みだ。

ここで登場するのは、二種類のイオン、ナトリウムイオンとカリウムイオンである。両者とも正の電荷（電位を上げる働き）をもつイオンで、前者は軸索の外側に多く、後者は内側に多い（図1-9）。

何らかのきっかけで（後述）、軸索内部の電位がわずかに上昇すると、まずは、ナトリウムイオンチャンネルが一斉に開きはじめ、ナトリウムイオンが軸索の中にどっと流れ込んでくる。すると、一気に電位が上昇する。次に、このナトリウムイオンチャンネルが閉じ、それとほぼ同時にカリウムイオンチャンネルが一斉に開きはじめる。すると、ナトリウムイオンの流入が止まり、カリウムイオンの流出がはじまる。これにより、いったん上がった軸索内部の電位は一気に下降して元に戻る。

このように、二種類のイオンチャンネルが絶妙なタイミングで開閉することにより、電気スパイクは発生する（より詳細な説明はコラム参照）。

さて、ここまで、ホジキンとハクスレイが扱った軸索を例に、電気スパイクの発生の仕組みを紐解いてきた。一つ付け加えておかなければならないのは、その仕組みが、ニューロン全体から見た、電気スパイクの発生起源にも当てはまることだ。図1-6Aをもう一度眺めてほしい。ニューロンの中で、最初に電気スパイクが発生するのは、細胞体と軸索の付け根

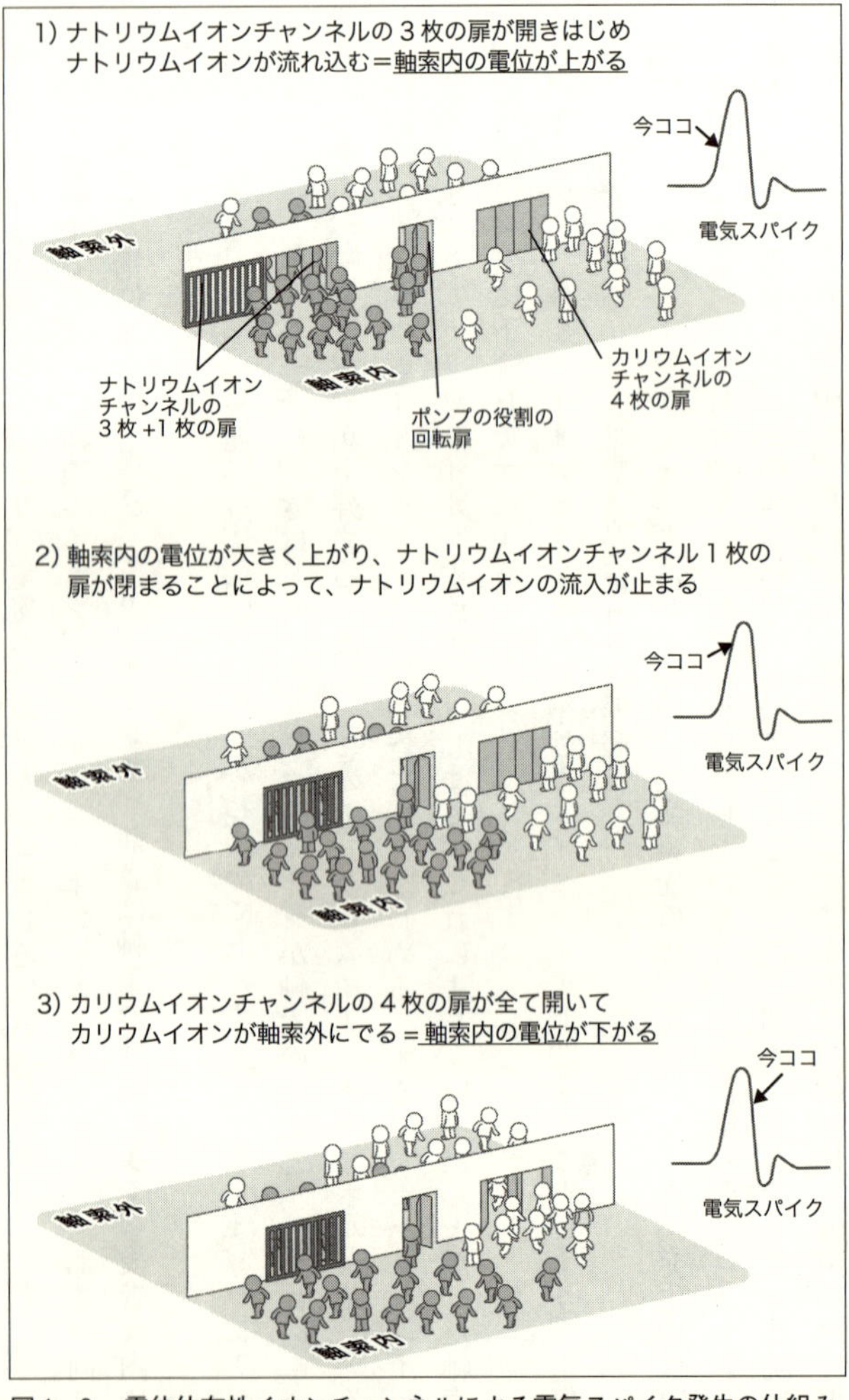

図 1－9　電位依存性イオンチャンネルによる電気スパイク発生の仕組み

部分に相当する「軸索起始部」であることが知られている。ここにも、電位依存性のナトリウムイオンチャンネルとカリウムイオンチャンネルが無数にとりつき、電気スパイク発生のきっかけ（電位のわずかな上昇）を今か今かと待ち構えているのだ。

［コラム］　軸索の電気スパイク発生の詳細なメカニズムと五〇年後の答え合わせ

ホジキンとハクスレイの数式から導き出されたのは、いったいどのようなメカニズムだろうか。

ナトリウムイオンを通すイオンチャンネルは、三十一枚の合計四枚の「扉」からなる（図1-10）。扉のうちの三枚（図のm）は、軸索内の電位が高まれば高まるほど開いていくもので、残りの一枚（図のh）は、逆に電位が高まるほど閉じていく。

一方のカリウムイオンチャンネルも同様に四枚の扉（図のn）からなるが、それらはどれも同じ性質を持ち、軸索内の電位が高まれば高まるほど開いていくものだ。ここで一つ重要なのは、扉の開く速さが、ナトリウムイオンチャンネルのそれよりも遅いことだ。ちなみに、両イオンチャンネルともに、すべての扉が開かなければイオンはそこを通過することができない。

　これら二種類のイオンチャンネルの連携によって、電気スパイクは発生する。時系列順に見ていこう。

　最初の状態では、先述したように、軸索内部は負の電位に保たれている。ここから、何らかのきっかけ（後述）によって、わずかに電位が上昇したとしよう。すると、閉じ

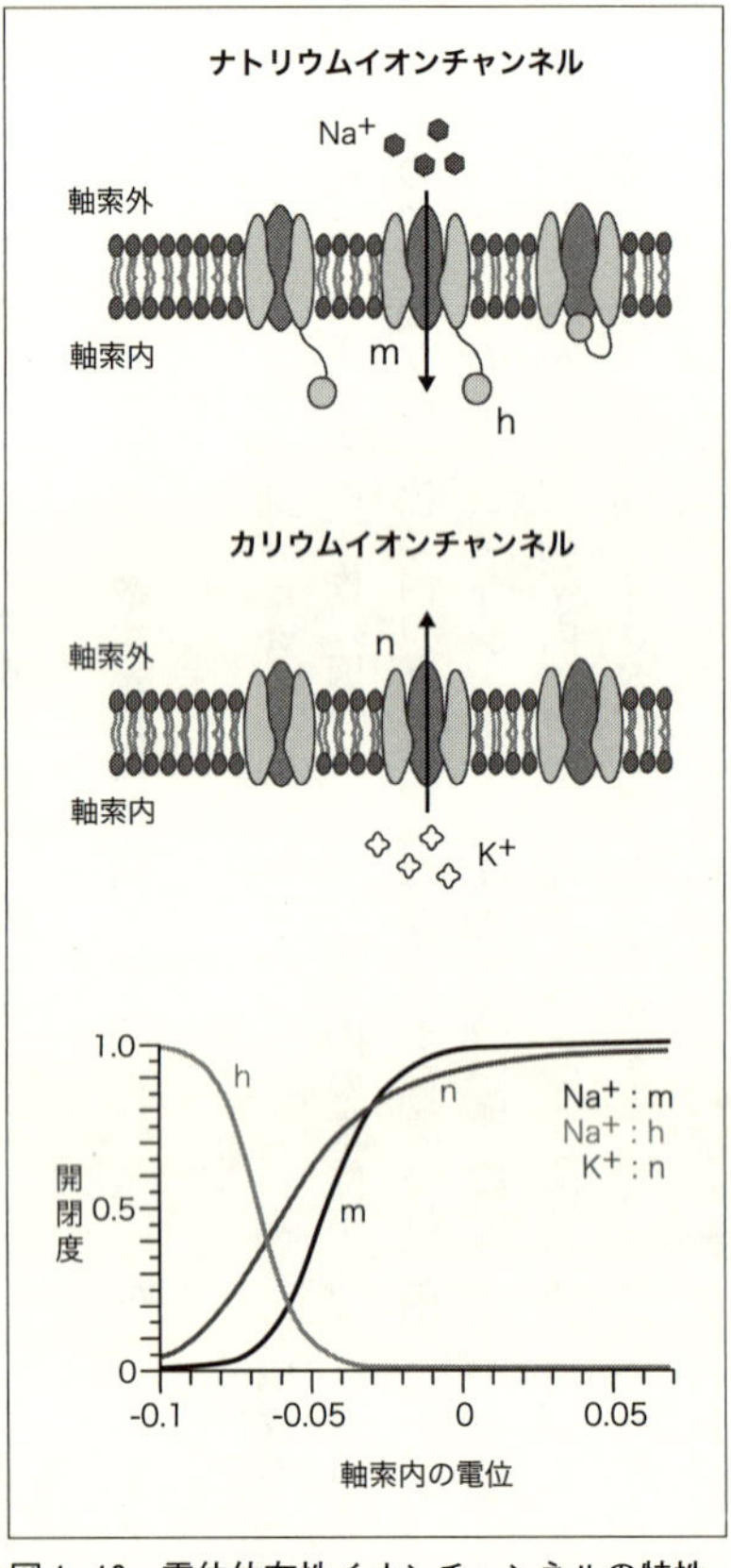

図1-10　電位依存性イオンチャンネルの特性

ていた三枚のナトリウムイオンチャンネルの扉（図のm）が開きはじめる。一方、残りの一枚（図のh）は、逆の電位依存性のため、すでに開いた状態となっている。すると、ナトリウムイオンチャンネルの一部は、四枚の扉がすべて開いた全開の状態となりナトリウムイオンが流入をはじめる（図1-9上段）。すると、軸索内の電位が上昇し、他のチャンネルも三枚の扉が開き、さらに勢いを増してナトリウムイオンが流入する。こうして、雪崩を打つかのごとく急速に電位は上昇していく。

放っておけば、際限なく電位が上昇していってしまうところだが、ここでナトリウムイオンチャンネルのもう一枚の扉（図のh）がストップをかける。この一枚は軸索内の電位上昇に応じて閉じていくため、ある時点でナトリウムイオンがそれ以上流入しない状態になる（図1-9中段）。イオンチャンネルを構成する扉が一枚でも閉じると、イオンが通れなくなることを思い出してほしい。

これで電位の上昇はストップするが、これでは上がった電位は上がったままだ。電位を急激に下降させる働きをもつのは、ここまで出番のなかったカリウムイオンチャンネルである。カリウムイオンチャンネルの四枚の扉（図のn）はいずれも、ナトリウムイオンチャンネルの三枚の扉と同様、電位が高いほど開きやすくなる特性をもつ。

ただ、すこし異なるのは、ナトリウムイオンチャンネルのものよりも、開くのに時間

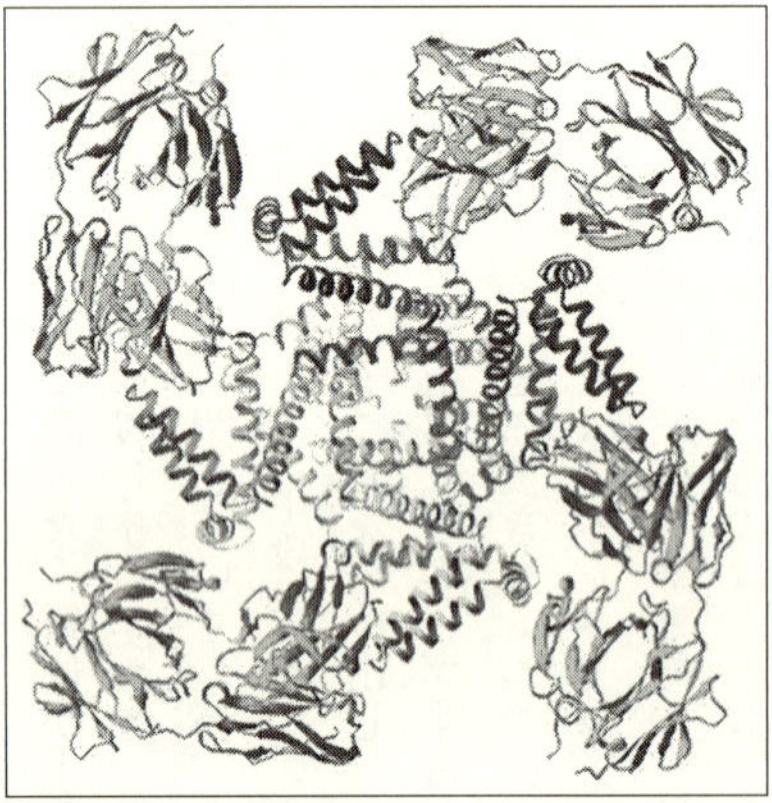
図1-11　電位依存性イオンチャンネルの構造
(Jiang et al. 2003)

を要するということだ。電位が上がりきったところで、この扉が遅まきながら開きはじめ、今度はカリウムイオンが軸索の外へと流出しはじめる（図1-9下段）。これによって内部の電位は低下し、電気スパイクの発生と相成る。あたかもバレーボールの時間差攻撃のように、ナトリウムイオンとカリウムイオンの両チャンネルが、時間差をもって開閉することによって、わずか千分の一秒の間に電位が鋭く上下する。

ホジキンとハクスレイがニューロンの電気スパイク発生のメカニズムに取り組んでいた当時、イオンチャンネルの機構はもちろん、そのおぼろげな姿さえ捉えることはかなわなかった。その詳細なメカニズムは彼らの頭の中にしか存在せず、それを具現化した微分方程式の計算結果と実験観測の一致だけが、その正しさを示唆していた。

二人の占ったメカニズムが寸分の狂いもなく正しいと証明されたのは、実に五〇年後のことである。一九九〇年代に入ってようやく、イオンチャンネルの構造を直接観測できるようになり、彼らの予測通り、ナトリウムチャンネルの三十一枚の扉とカリウムチャンネルの四枚の扉が、タンパク質の巧みな組み合わせによって、構築されていることが明らかとなった（図1-11）。

二人が予測した、電気スパイク発生にまつわる各種イオンチャンネルの働きについても、最新の観測手法により、それが正しかったことが証明されている。たった一組の数式で、脳を脳たらしめる情報伝達の仕組みに、何十年もさきがけて辿り着いたことは驚異としか言いようがない。生体への数理的なアプローチの威力をまざまざと見せつけた記念碑的な研究である。

ニューロン同士はつながっているか——ゴルジとカハールの論争

さて、ニューロンの電気スパイク発生のメカニズムについておおよそのところは、見えてきたと思う。この電気スパイクは、ニューロンの軸索起始部で発生し、軸索を伝って次なるニューロンへと運ばれる。

では、この次なるニューロンにはどのようにつながっているのだろうか。そもそも直接的につながりあっているのだろうか。

この問題に対して先陣を切って一つの仮説を唱えたのが、イタリアの科学者カミッロ・ゴルジ（一八四三〜一九二六）である。

彼は、先の問いに答えようと、脳を薄くスライスして顕微鏡を覗き込んだ。しかし、脳をただ顕微鏡で観察してもニューロンは見えてこない。薄くスライスした脳片には、ニューロンが幾重にも重なり、またそれぞれが半透明であるため、個々のニューロンの姿は浮かんでこない。

ゴルジは、その姿を捉えようと硝酸銀と重クロム酸カリウムによるニューロンの染色法を開発した。後に、彼の名をとって、ゴルジ染色法と名づけられた手法である。

ゴルジ染色法の特長は、逆説的ではあるが、なかなかニューロンが染まらないことだ。なぜ、ごく一部のニューロンしか染まらないのか、そして、染まるときにはニューロンの隅々まで一気に染まるのか、依然、謎に包まれているが、無数にニューロンが折り重なる中で、ほどよい数のニューロンが見事に浮かび上がることだけは確かだ。

次にゴルジは、隣接する二つのニューロンがたまたま染め出された脳片をつぶさに観察した。そして、それらが直接つながりあっているとの結論を下した。これは「ネットワーク仮説」と命名された。

このゴルジの説に異を唱えたのが、当時、スペインの新進の解剖学者であったサンチャゴ・ラモン・イ・カハール（一八五二〜一九三四）である。彼は、ニューロンとニューロンの間には、極小の隙間があると主張した。これは「ニューロン仮説」と呼ばれた。

皮肉にもカハールは、手法という意味では、ゴルジの熱心なフォロワーであった。ゴルジ染色法で脳片を処理し、見事なスケッチを数多く残している。当時、顕微鏡の像を写真に残す方法も一応存在したが、細かな部分までうまく写らなかったため、二人ともスケッチに頼らざるをえなかったのだ。

では、ゴルジとカハールが残したスケッチを見比べてみよう。確かにゴルジのものでは、ニューロン同士が直接つながっている（図1－12左上）のに対し、カハールのものは間に小さな隙間が空いている（図1－12右上）。はたしてどちらに軍配が上がったのだろうか。

実を言えば、二人が用いた形式の顕微鏡では、たとえ最新のものを用いたとしても、それに答えることはできない。光を用いる通常の顕微鏡（光学顕微鏡）には物理的な限界があり、十分に倍率を上げられないからだ。

図1－12左下は、ゴルジ染色法で処理した脳片の光学顕微鏡写真である。ゴルジとカハールの残したスケッチが、絵心のある素晴らしいものであることは見てのとおりだが、それと同時に、顕微鏡下の全体像を見事に捉えていたことがみてとれる。一方で、肝心のニューロンの接合部分については、二人が心の目に頼らざるをえなかったのも、この光学顕微鏡写真

から明らかだ。

その後、一九〇六年に、二人は脳の解剖学的構造に関連するそれぞれの業績で、ノーベル

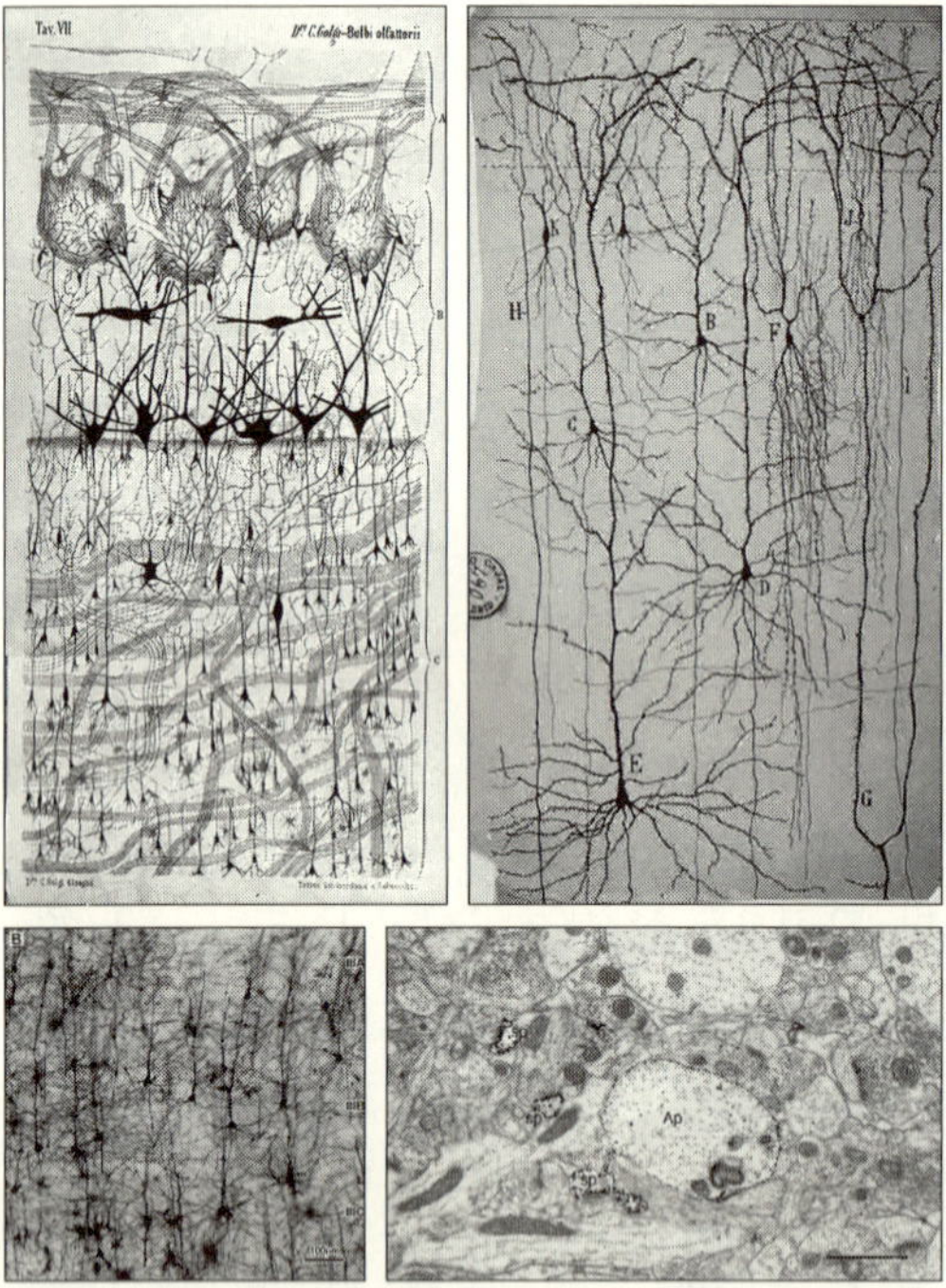

図1-12　ゴルジによる嗅球のスケッチ（左上）、カハールによる大脳皮質のスケッチ（右上）、大脳皮質の光学顕微鏡写真（左下）、大脳皮質の電子顕微鏡写真（右下）（左上 Golgi 1875、右上 Ramón y Cajal 1904、左下 Džaja et al. 2014、右下 Peters 2007）

生理学・医学賞を同時受賞している。しかし、この時点では、二人の論争に決着がついておらず、同時受賞の壇上で、二人は目を合わせることすらしなかったとの逸話が残っている。

ようやく二人の論争に決着がついたのは、電子顕微鏡が発明されてからのことだ。軍配が上がったのは、ニューロンとの言葉が今日使われていることからも察せられるとおり、カハールのニューロン説である。

ニューロン接合部の電子顕微鏡写真を見ると（図1－12右下）、わずかながら隙間が空いていることがわかる。隙間の幅は約二〇ナノメートルで、ミリメートルに換算するならば、わずか一〇万分の二ミリメートルほどにすぎない。ちなみに、通常の顕微鏡で見分けられるのは、一万分の二ミリメートルの大きさまでで、ゴルジとカハールが、それぞれ心の目で見えた気になり、正反対の結論を下してしまったこともうなずける。

このニューロンの接合部は今日では「シナプス」と呼ばれ、その隙間は「シナプス間隙」と呼ばれる。

ニューロンとニューロンの狭間の情報伝達

ゴルジとカハールが論争を繰り広げている間、ニューロン間の接合をめぐってもう一つの論争がもちあがっていた。いわゆる「スープか火花か（soup versus spark）」論争である。

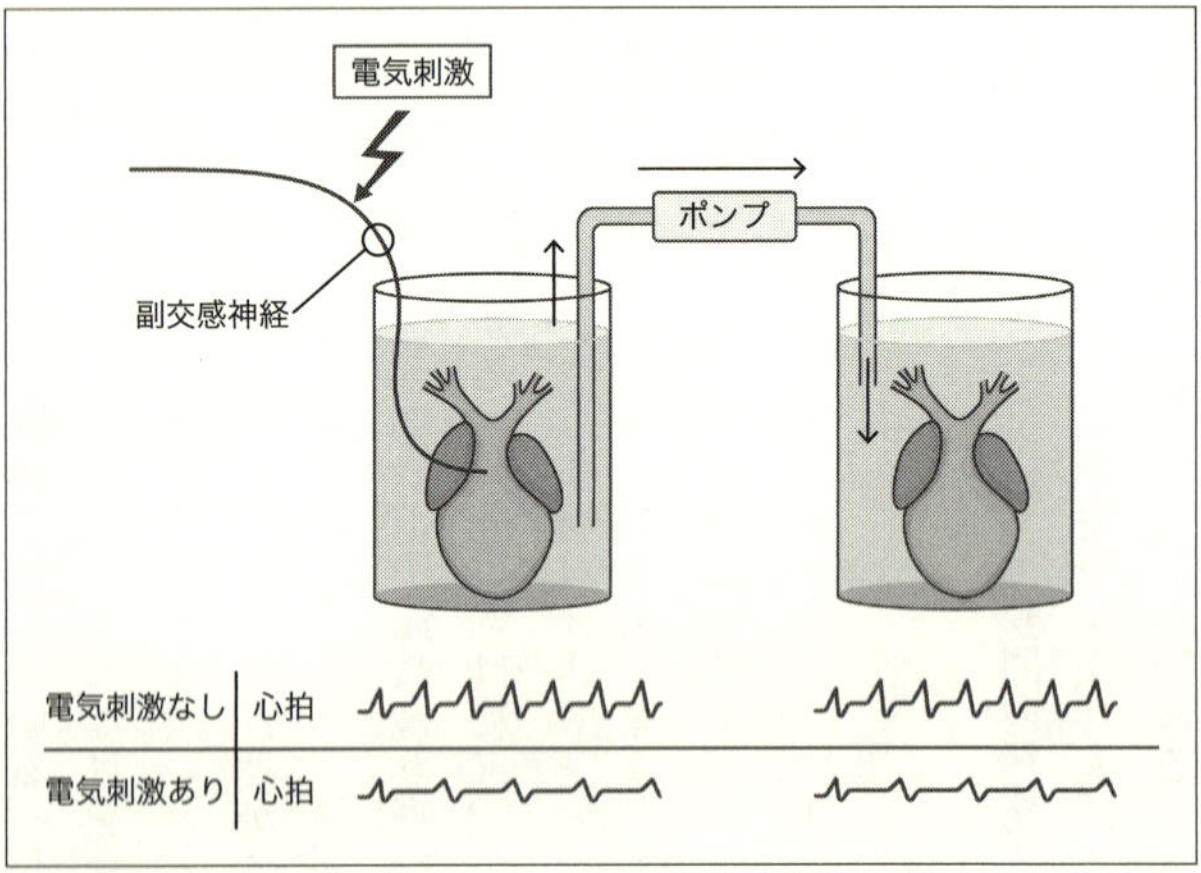

図1-13　レーヴィの実験

ここで問題となったのは、ニューロン接合部の情報伝達の担い手だ。はたして、それは電気的なものなのか、それとも化学的なものなのか。ちなみに、「スープ」は液体（脳髄液）に溶け込んだ化学物質を指し、「火花」は電気信号を指す。

この論争に決着をつけたのは、ドイツの薬理学者オットー・レーヴィ（一八七三～一九六一）である。彼は二つのカエルの心臓を用いて興味深い実験を行っている。

一つ事前知識として必要なのは、心臓には脈拍をコントロールする神経系が二系統存在することだ。「交感神経」は脈拍を上げる働きをもち、「副交感神経」は脈拍を下げる働きをもつ。

レーヴィの実験では、はじめに、一個目の心臓の副交感神経を電気刺激する（図1-13）。すると、神経の直接的な作用により、この心臓の脈拍は低下する。次に、一個目の心臓が浸された溶液を、二個目の心臓へと循環させる。

すると、二つ目の心臓の脈拍も下がりはじめる。二つの心臓の間で共有されているのは、それらが浸された溶液のみであり、電気的には遮断されている。よって、一個目の心臓の副交感神経を電気刺激した際に何らかの化学物質が放出され、それが、溶液を介して二個目の心臓へと伝わったと考えざるをえない。まさに、〝スープ〟が脈拍低下の情報を伝達していたことになる。

レーヴィはこの未知の化学物質をVagusstoffと名づけた。ドイツ語で、「副交感神経から出る物質」を意味する。後に、その化学的な構造が同定され、アセチルコリンと命名された。

神経伝達物質によるニューロン間相互作用

ニューロンからニューロンへと情報を橋渡しする化学物質は、神経伝達物質と呼ばれる。

現在では、レーヴィの発見したアセチルコリンは、五〇種類以上あるとされる神経伝達物質の一つにすぎないことが明らかになっている。化学調味料などに含まれるグルタミン酸もその一種で、「味の素」を食べると頭が良くなるといった昔の風説は、このあたりがもととなっているようだ。

次に、この神経伝達物質を介したニューロン間の情報伝達について、もうすこし詳しく見てみよう。

はじめに、ニューロンAからニューロンBへと向けて、その軸索上を電気スパイクが進んでいたとしよう（図1‐14上段）。軸索上を進んでいった電気スパイクがシナプスまで到達すると、神経伝達物質がシナプス間隙へと放出される。放出された神経伝達物質はこの間隙を広がり、その一部は反対側にあるニューロンBへと到達する（図1‐14中段）。

すると、ここで面白いことが起きる。ニューロンBへと辿り着いた神経伝達物質が、特殊なイオンチャンネルを開く鍵の役割を果たすのだ（図1‐14下段右）。このイオンチャンネルは、ホジキンとハクスレイが発見したものとは異なり、その開閉は電位に依存しない。鍵穴に合った神経伝達物質がとりつけば開き、外れれば閉じる（図1‐14下段）といった単純な動作を行うものだ。

そして、イオンチャンネルが開けば、イオンの出入りが発生し、結果として電位変化が生じる。こうして、ニューロンAを出発した電気スパイクは、軸索を伝わり、シナプス間隙を渡って、最終的にはニューロンBの電位変化を引き起こすことになる。この電位変化は、イオンチャンネルが通過させるイオンの種類によって、プラスにもマイナスにもなる。

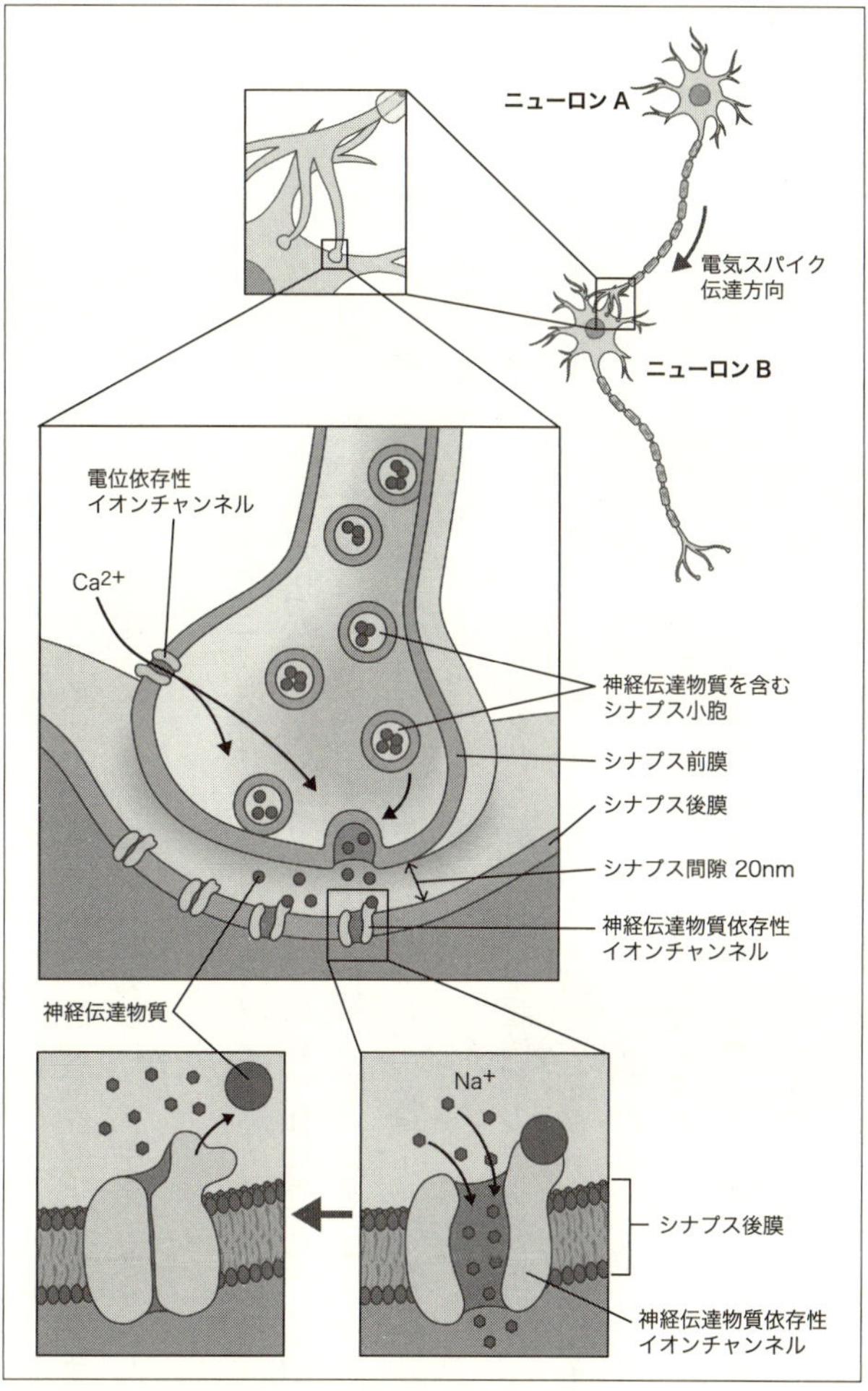

図１-14　神経伝達物質と神経伝達物質依存性イオンチャンネルによるシナプス間隙を介した信号伝達

ニューロンの閾値作用

さて、ニューロンAで発生した電気スパイクが、ニューロンBに電位変化をもたらすところまでこぎ着けた。残すは、この電位変化が、いかにして電気スパイクを発生させるかである。

シナプスはニューロンの「樹状突起」に集中している（図1-15）。一つのシナプスで発生した電位変化は、この樹状突起を広がり、やがてニューロンの細胞体に達する。細胞体の立場からすれば、樹状突起にあるすべてのシナプスの電位変化が一堂に集まってくることになる。集まってきた電位変化は、電気の特性により足し合わされ、ニューロンの細胞体の電位として、一つの値に集約される（図1-15下のグラフ）。

そこでようやく、「今か今か」ときっかけを待ち続けた軸索起始部の出番と相成る。軸索起始部は、細胞体と密着しているため、細胞体と同じ電位を持つ。細胞体の電位が上昇してある一定値（グラフ中の閾値）に達すると、ホジキンとハクスレイの発見した電位依存性イオンチャンネルの仕組みが働き、軸索起始部で電気スパイクが発生する。

つまり、ニューロン単体の振る舞いとは、他のニューロンからの入力を足し上げ、それがある値（閾値）に達したときに、電気スパイクを発生させるというものだ。これをニューロンの「閾値作用」と呼ぶ。

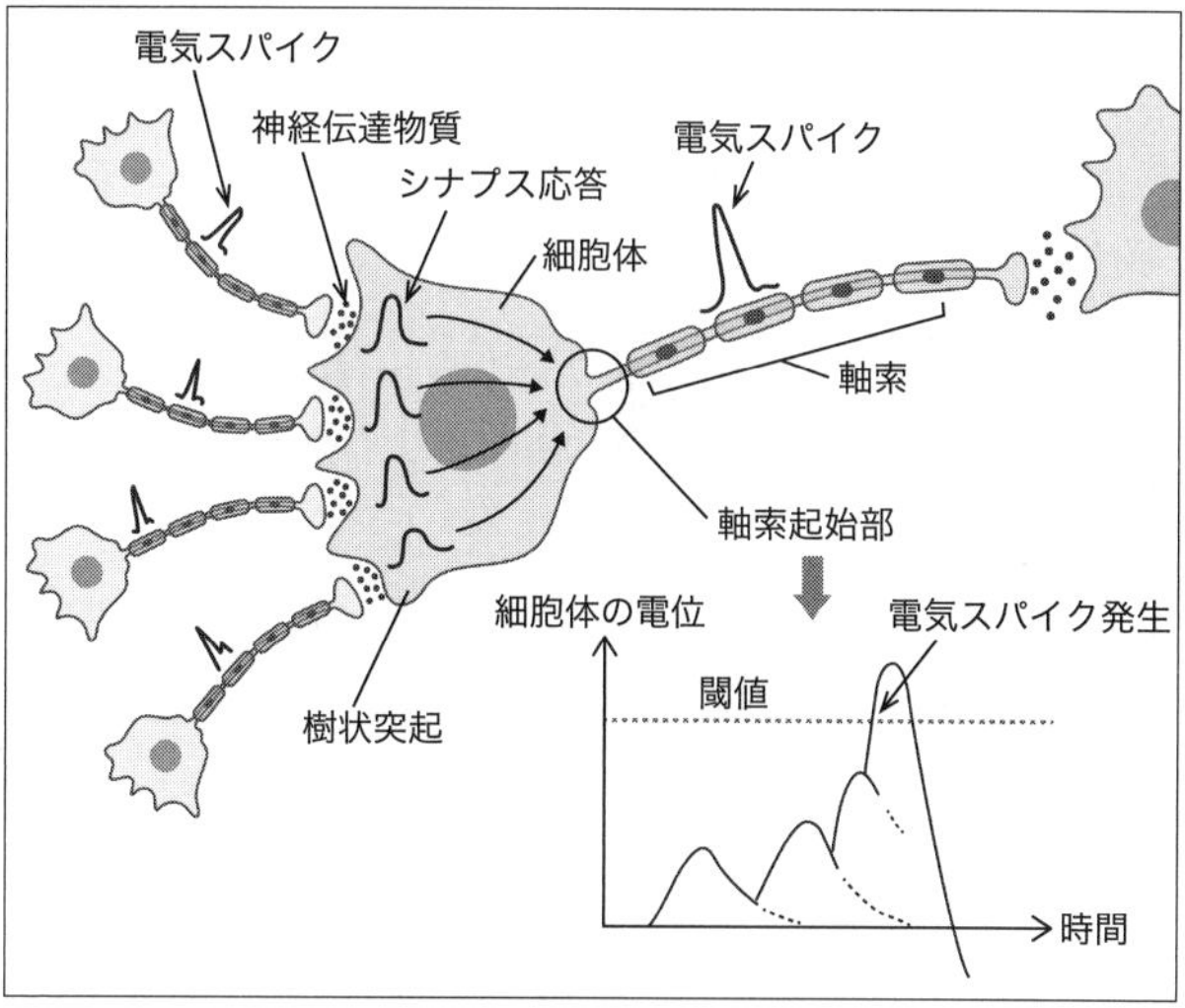

図１-15　ニューロンの閾値作用

では、この閾値作用で表される、脳の中のニューロンの働きの実体に迫ってみよう。

一つのニューロンは、平均して数千に及ぶニューロンからシナプス入力を受けている。また、一つのニューロンは、一秒間に数回から数十回、多いときには一〇〇を超える頻度で電気スパイクを出力する。単純計算すると、ニューロン一つあたり、毎秒一〇万個にも及ぶ電気スパイクが到達していることになる。

到達した電気スパイクのそれぞれは、シナプスを介して、プラスもしくはマイナスの電位変化に変換される。あたかも、ものすごい勢いでアクセルとブレーキが踏まれているような状態にある。このアクセルとブレーキのバランスがすこしでもアクセル側に傾き、ニューロンの細胞体の電位が閾値まで上昇すると、電気スパイクが発生する。この電気スパイクの発生を「ニューロンの発火」ともいう。

なぜ神経伝達物質を介するのか

なぜ脳は、ニューロン間の信号伝達で、電気スパイクから神経伝達物質へ、神経伝達物質から電位変化へと、二度にもわたってその信号を変換するように進化してきたのだろうか。電気信号として直接伝えてしまったほうがよほど手っ取り早いように思える。

それは、直接電気信号として伝えてしまうと、脳の情報処理が大きな制約を受けることになるからだ。

ここでのポイントは、電気スパイクの伝える情報が、その有無、すなわち0か1かの二種類の値しかとらないことだ。仮に、この電気スパイクが信号として直接伝わっていたとしたら、ニューロン間を行き交う情報も、同じく0か1かの画一的なものとなってしまう。これでは、脳の基本設計としていかにも窮屈で、実現可能な情報処理の幅が極端に狭くなってしまうことは想像に難くない。

この問題を解決してくれるのがシナプスだ。0か1かの情報は、シナプスの作用でマイナスからプラスまでの連続的な値をとるようになる。しかも、次節に述べるように、その値は出力先のニューロンごとに異なり、さらにそれぞれに調整することが可能だ。

脳はシナプスの調整作用によって学習する

脳がもつニューロンの総数は、赤ん坊の頃から基本的には変化しない。その一方で、幼少時はもちろん、大人になってからも学習し続けることができる。ここでの学習とは、学校のお勉強の他にも、人の顔を覚えたり、新しい道順を覚えたり、一輪車に乗れるようになったりと、広い意味での学習を意味する。

脳のニューロン数が変わらなくとも学習が可能だということは、新たな知識、記憶、そして運動能力などが、新たなニューロンに割り当てられるわけではないことを示唆する。では、いったい何が変化することによって、脳の学習は成立するのだろうか。

カハールはこの学習の問題に対しても見事な予想を立てている。彼の主張した、ニューロン間の隙間を信号が伝わるとき（後に神経伝達物質によるものと判明）、その伝達の効率が変化することによって脳は学習するとしたのだ。

そのカハールの予想からほぼ五〇年後、カナダの心理学者ドナルド・ヘブ（一九〇四～八五）は、カハールのアイディアを受け継ぎ、シナプス応答（＝伝達効率）の変化則を提案し

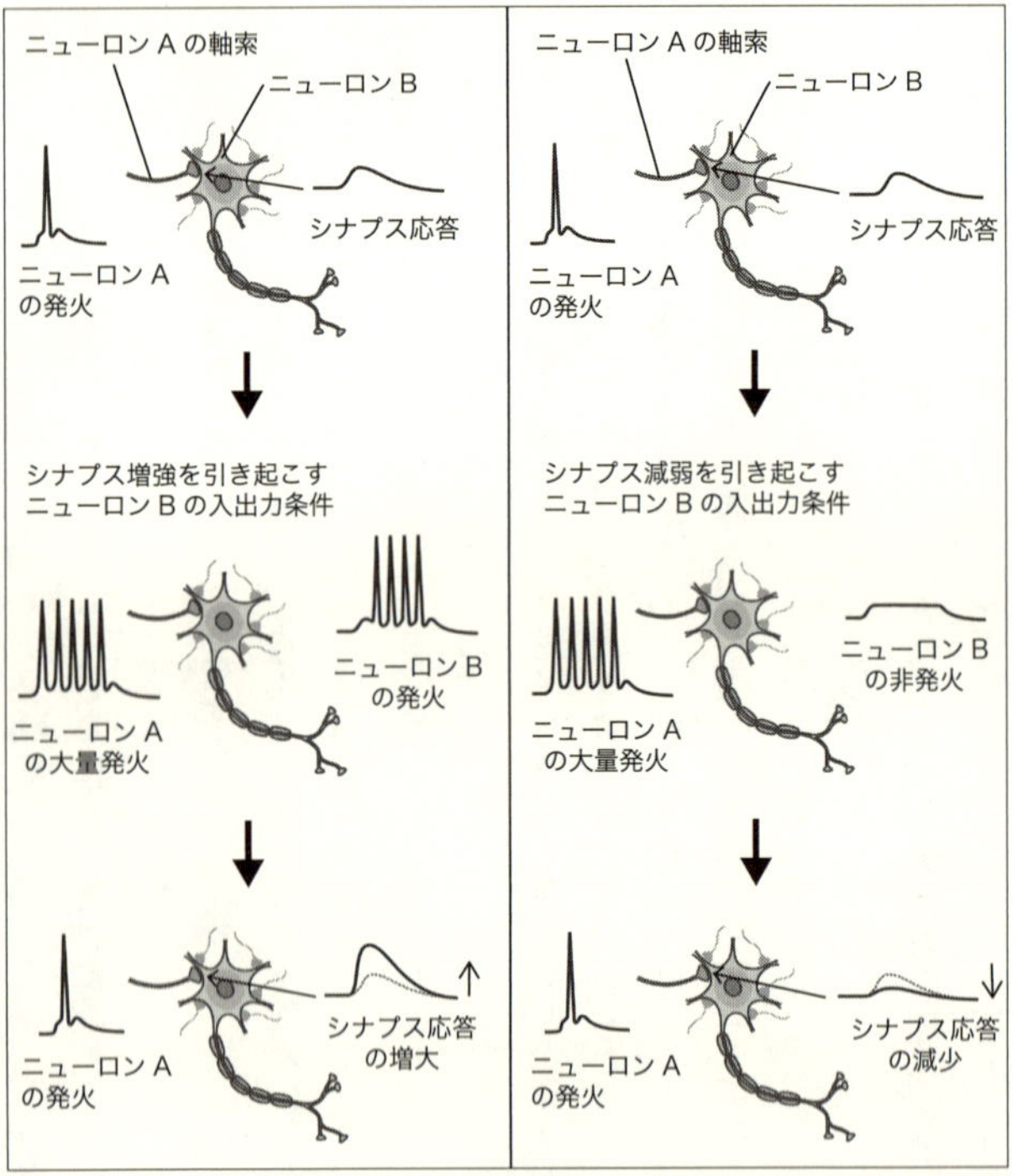

図1－16　ヘブ則

た（図1－16）。シナプス応答とは、電気スパイク一つあたりに生じる電位変化を指す。

ヘブの提案した変化則とは、ニューロンへの入力と自らの出力に依存して、シナプス応答の大きさが変化するというものだ。これには、シナプス応答が増大する場合と減少する場合の二種類が存在する。図のニューロンAが発火し、それに合わせてニューロンBが発火した場合には、シナプス応答が増大する。一方で、ニューロンAが発火したにもかかわらず、ニューロンBが発火しなかった場合には、シナプス応答は減少する。

そのココロはいたって簡単で、ニューロンAの入力の甲斐があって、めでたくニューロンBが発火した場合には、次回は、ニューロンAの発火がニューロンBの発火をより引き起こしやすくなり、反対に無駄骨となってしまった場合には、発火を引き起こしにくくなる。

このシナプス応答の変化則は、提案者の名にちなんで「ヘブ則」と呼ばれる。

その後一九六六年になって、ヘブ則の存在は実験によって証明された。ノルウェーの科学者テリエ・レモ（一九三五〜）が、ウサギの脳で、シナプス応答がヘブの予測通りに変化することを確認したのだ。

あなたはニューロンの塊にすぎない

ニューロンの働きについて、おおよその感触はつかめただろうか。イオンチャンネルやら神経伝達物質やら多くの専門用語が飛び出し、なかなか頭に入らなかったかもしれない。しかし、ここで伝えたかったのは、個々の具体的な生体メカニズムではない。伝えたかったのは、脳を構成するニューロンには、「我」を脳に成り立たせるような魔法の仕掛けは一切見当たらないということだ。脳は、ちょっとばかり手の込んだ電気回路にすぎない。

それでいて、「我」がその電気回路に生じていることもまた事実だ。一つひとつのニューロンの働きは高が知れている。しかし、それらが膨大な数で集まったとき、ニューロンの働きからはとても想像のつかないような事象、すなわち「我」が生じていることになる。

こうしてみると、クリックの言葉「あなたはニューロンの塊にすぎない」には二重の意味が込められていることがわかる。一つは「我」のおおもとは所詮こんなものにすぎないという、そのままの意味だ。そしてもう一つは、所詮こんなものにすぎないニューロンの塊が「我」を生じせしめているという、脳への畏怖の念だ。

かくもシンプルなニューロンの働きから「我」はどのようにして生まれるのか。この素朴な疑問こそが意識の科学のメインテーマである。

分子生物学の分野で偉大な業績をあげたクリックが、意気揚々と「意識の科学」に乗り込んできたとき、先輩脳科学者からこんなことをアドバイスされたらしい。「DNAの二重らせんのように簡単にはいかないよ」と。クリックの没後十数年、状況はどこまで変わったのだろうか。

次章では、「まずはできることから」をモットーに、外堀を埋めるべく進められてきた、意識の実験的アプローチの数々を紹介していく。

第2章　脳に意識の幻を追って

意識に連動する脳活動

前章では、科学のまな板にのせる意識とは、私たちの感覚意識体験（クオリア）であることを述べた。この第2章では、実際に感覚意識体験がどのように研究されてきたかを通して、意識の真の問題へと一歩迫りたい。

ここでのキーワードは、「意識に連動する脳活動」だ。意識を担う脳活動であれば、意識内容の変化にあわせてその活動もまた変化するに違いない。とても素直でシンプルな実験論理である。

とはいえ、それが日の目を見るまでには、一人の科学者の登場を待たねばならなかった。以下、筆者の恩師でもあるニコス・ロゴセシス（一九五〇〜）の挑戦を足がかりに、一九九〇年前後から始まった意識の科学の歩みを紹介したい。

ブル・シット！

「ブル・シット！」、意識の科学の偉大なパイオニアであるロゴセシスは、事あるごとにこれを叫ぶ。直訳すれば「牛の糞」。罵り言葉には違いないが、文字面とは少々ニュアンスが異なる。彼の「ブル・シット！」は多くの場合、著名な脳科学者の研究成果へと向けられる。ギリシャ人ならではの大袈裟な身振り手振りとともに。

ロゴセシスは、ドイツ南部の小さな街チュービンゲンにある、マックス・プランク研究所を率いる実験脳科学者だ。業界の誰もが認める天賦の才で、同業者の度肝を抜くような実験を幾度となく成功させてきた。そんな彼の発する「ブル・シット！」には、いったいどのような思いが込められているのだろうか。それを紐解くために彼の実験観に迫ってみよう。

科学実験の命はオリジナリティだ。ただ、意外に思うかもしれないが、新しいだけの実験なら、そこらに転がっている。脳科学の実験でも、提示する刺激、与える課題、計測する脳部位、計測手法、これらの組み合わせはごまんとある。肝心なのは、数ある組み合わせの中から、どれを選択し、実行に移すかだ。

当然のことながら、自身の研究予算やリソースによる制約は避けられない。その時々の流行り廃りもあるだろう。しかし、何よりも重要なのは審美眼と勇気だ。弱肉強食のアカデミアにあって、そこでのし上がっていくためには、実験に対する審美眼が絶対的に要求される。さらに、自身の審美眼を信じ、リスクを負う勇気がなければ、目の前のブレイクスルーをものにすることはできない。

ロゴセシスが実験を立案し、成果を世に問うまでの過程を間近で見てきて感じたのは、実験には三種類あるということだ。言うまでもなく、先の審美眼と勇気とも深く関係する。筆者が子ども時代を過ごした一九八〇年代の名物コント「良い子、悪い子、普通の子」にあやかって、「良い実験、悪い実験、普通の実験」とでもしておこう。

「悪い実験」とは何か

「悪い実験」からは何も得られない。「たっぷりと税金を使っておいて、そんなバカな」とあきれられるだろうが、その数はバカにならない。

実験脳科学者になったつもりで考えてみよう。あなたは、ある現象に狙いを定め、ライバルがあっと驚くような実験をしてやろうと日々構想を練っている。そんな中、同僚との議論を通して、思いもしなかったような実験手法の存在を知る。それは、最近発見された錯視かもしれないし、新たに提案された解析手法かもしれない。早速それを使ってやろうと、あなたの頭はフル回転をはじめる。昨晩よく眠れたのか、あなたの頭は冴え、次々とアイディアがわいてくる。思いついた実験はどれもがすばらしいものに思え、うかうかしているとライバルに先を越されてしまうのではと、今度は気ばかりがはやる。

しかし、ここにすでに「悪い実験」の兆候があらわれている。手段先行で、実験の立案過程がボトムアップ的になっていることだ。新たに何かと何かを組み合わせれば、きっと新たな成果が得られるように思える。しかし、そうは問屋が卸さない。たとえ実験条件としては新しくとも、新たな知見が得られるとは限らないからだ。

新たな知見とは、研究対象への理解の深まりである。あなたが選んだ現象には、おそらくいくつかの仮説が存在する。理解の深まりは、誤った仮説をふるい落とし、可能性のあるものを絞り込むことによって得られる。たとえ最後の一つにまで絞り込めなくとも、すこしでも数を減らせれば上出来だ。従来の仮説を全否定するようなちゃぶ台返しができれば、実験屋冥利につきる。

その一方で、いかなる結果が得られようとも、仮説群に一切の影響を及ぼさない実験も存在する。これこそが「悪い実験」だ。予測しうるすべての結果が、どの仮説にも適合し、解釈可能な場合には注意が必要だ。

学会会場や格付けの低い論文誌には、この「悪い実験」があふれている。ボトムアップの実験アイディアに酔いしれ、従来仮説との関係性を吟味しないまま、実行に移してしまったのだろう。ただし、ロゴセシスが「ブル・シット！」と叫ぶのは、そのような人畜無害な実験に対してではない。

論文誌の格付け（インパクトファクタ）

ここで、論文誌の格付けという言葉が登場したので、説明しておきたい。論文誌には、その重要度を測る物差しがあり、業界でいうところのインパクトファクタがそれに当たる。インパクトファクタは、掲載論文一本あたりの引用回数をもとに計算される。たとえばインパクトファクタが三〇の論文誌とは、掲載された論文が平均して三〇回ずつ引用されたことを意味する。このインパクトファクタの値はまさにピンきりで、下は〇・二を切るような論文誌から、上は六〇に迫るようなものまでさまざまだ。

そして、それぞれの論文誌は、少しでもインパクトファクタを上げようと血眼になっている。引用回数を稼げそうな研究成果を他誌に先んじて掲載しようと情報のアンテナを張り、また、そうした論文の投稿を促すため、論文誌としてのクオリティを保とうとしている。反対に、新たな知見を生まず、それゆえ引用される可能性の低い「悪い実験」が、格付けの高い論文誌に掲載されることはない。

発表論文の質と量が名刺代わりのアカデミアにおいて、インパクトファクタが重視されるのは避けられそうにない。ただ、後に述べるように、その弊害も少なくないことには注意が必要だ。

「普通の実験」とその罠

では、「悪い実験」から「普通の実験」へと一段引き上げるにはどうしたらよいだろうか。それは、さほど難しいことではない。「悪い実験」の存在を認識し、そこへと陥らないように自身の研究計画を冷静な頭で評価してやればよい。

まずは自身の実験アイディアから距離を置く。陶酔感がおさまるのを待ってもよいし、できるのであれば、強引に突き放してやってもよい。そのうえで予測しうる結果を列挙し、それらが従来の知見の掌中に収まってしまわないかを吟味する。その恐れが高ければ、そうならないように実験条件を変更する。この一連の作業を繰り返していくうちに、仮説の差異に対する実験の感度が上がり、結果次第では、仮説群にきちんと影響を及ぼすような実験条件が得られる。要は、「捕らぬ狸の皮算用」が肝心なのだ。

しかし、ここに大きな罠が口をあけて待っている。ロゴセシスはまさに、その罠に落ちた研究者に対して、ドイツの片隅で「ブル・シット！」と叫ぶ。

「普通の実験」の危険性は、どの皮が高く売れるかを、あらかじめ売り手＝実験者が知っていることだ。実験をはじめる前から、一つの結果だけを期待してしまう。そして、この期待が思わぬ悪さをする。データを捏造しないまでも、所望の結果が得られるよう、実験条件を恣意的に変更してしまうなんてことがままある。

たとえば、長年にわたってある仮説を提唱してきた著名な自然科学者の話だ。彼の提案する仮説の核心部分には、一つの現象がある。この現象の機能をめぐり、多くの重要な論文をものしてきた。

問題は、肝心の現象が、ごく限られた実験条件のもとでしか生じないことだ。もちろん、適用範囲を限定して仮説を主張しているのなら問題はない。しかし実際には、一大原理としてその仮説を説いていた。そして最大の問題は、都合の悪い結果を自らの手で闇に葬り去っていたと言われていることだ。自身のラボメンバーが、実験条件を変更すると当の現象が生じないことを発見したが、それが世に問われることはなかった。

幸いにも、他の研究機関でこのことに気がつく研究者があらわれ、異なる実験条件のもとで出た異なる結果を示す論文が出てきている。遅まきながら科学の自浄作用が働きだしたのだ。ただ、一時的にでも、科学の方向性が捻じ曲げられ、多くの予算とリソースが浪費され、若い研究者が不当な扱いを受けたことは紛れもない事実だ。

ここにインパクトファクタの弊害がある。名声と研究予算を維持するためには、ハイ・インパクト誌に論文を発表し続けなければならない。また、駆け出しの若手研究者であれば、一本のハイ・インパクト論文の有無が、その後のキャリアを大きく左右する。かくして、結果次第で大化けする「普通の実験」は悪魔のささやきに晒される。

ロゴセシスの「ブル・シット！」は、まさにこのような、「普通の実験」の罠に落ちた研究者に対して発せられる。ちなみに英語の「ブル・シット」には、まやかしや嘘っぱちとのニュアンスが多分に含まれる。

ただ、ここで断っておきたいのは、研究不正が行われない限り、「普通の実験」自体に問題はなく、何ら咎められるものではないということだ。次に述べる「良い実験」は、たとえそのアイディアがあったとしても、リソースや予算の制約から実行に移すのは難しい。まずはコツコツと「普通の実験」でヒットを稼ぎ、お金と人材を確保してはじめて「良い実験」への挑戦権を得られるのだ。

「良い実験」のために

ここまでくれば大方の予想はつくだろう。「良い実験」とは、結果の如何によらず、重大な知見をもたらす実験のことだ。その幸運に恵まれた研究者は、素直に自然の語りかけに耳を傾け、それを忠実に書き記してやればよい。

当然のことながら、「良い実験」にはトップダウン的な発想が要求される。まずは問題ありきで、あくまでそれを解決するための手段として実験手法がある。必要な実験手法が世に存在しなければ、自らそれを開発する必要がある。「良い実験」は金もかかるし、時間もかかる。手元にある実験ツールを組み合わせ、あとは運頼みの「普通の実験」とは本質的に異なる。

また、「良い実験」のこわいところは、前人未到であるがゆえ、そもそも実験として成立する保証がない点だ。「結果の如何によらず、重大な知見をもたらす」のは、あくまで所望の実験条件が満たされた場合に限る。いくらお金と時間をかけても、それが満たされなければ、すべてが水の泡となる。

ただ、うまくいったときの見返りは大きい。多くの場合、新たな研究領域が生まれる。科学を森にたとえるなら、葉や枝を追加するのではなく、木そのものを一本立ててしまうことに相当する。「良い実験」は、後の研究者の挑戦も促すような、利他的な行為でもあるのだ。

さて、実験の前提についてはこのくらいにして、話を進めよう。次に、意識の科学の幕開けを飾り、筆者を含め、多くの研究者の食い扶持をつくりだしたロゴセシスの出世作を紹介したい。

意識と無意識の選り分け

意識にかかわるニューロン活動を捉えるには、何が必要か。麻酔をかけ、動物が無意識の状態でも、ニューロンは視覚刺激に反応し続ける。むしろ、脳科学の黎明期には、大半の実験が麻酔下で行われていた。それで実験が成立するほど、脳の視覚部位は、麻酔下でもよく反応するのだ。

何らかの方法で、この麻酔下でも活動する神経活動と意識にかかわる神経活動とをふるいに掛ける必要がある。

そこで活躍するのが知覚交代刺激だ。知覚交代刺激とは、文字通り、時間とともに知覚が交代する刺激である。図2-1のネッカーキューブをしばらく眺め続けてほしい。数秒ごとに面の奥行き知覚が切り替わるはずだ。ルビンの壺もそうだ。同じく時間とともに、図と地が入れ替わり、ある瞬間には壺が見え、次の瞬間には向かい合った二つの顔が見えるだろう。

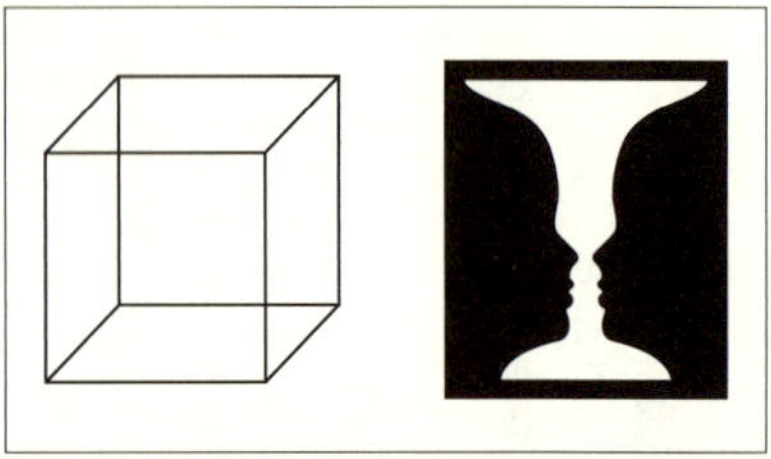

図2-1　知覚交代刺激　ネッカーキューブ（左）とルビンの壺（右）

また面白いことに、二つの知覚が同時に成立することはない。一つの面が前と後ろに同時に存在するような知覚も、顔と壺が同時に見えるような知覚も成立しない。ある瞬間に成立するのは片方の知覚のみだ。

知覚交代刺激が重宝されるのは、刺激自体が変わらない中、感覚意識体験のみが現然と切り替わるからだ。刺激が変わらないがゆえ、麻酔下でも働き続けるような、意識と関係しない視覚処理は一定に保たれるはずである。反対に、知覚交代に連動して変化する脳活動が見つかれば、それは、意識と関係している可能性が高い。

知覚交代刺激の王様　両眼視野闘争

数ある知覚交代刺激の中でも、もっとも強烈なのが、第1章にも登場した両眼視野闘争だ。両眼視野闘争の最大の特徴は、見えている図柄そのものが完全に入れ替わってしまうことだ。他の知覚交代刺激では、線分や面などの形はそのまま、奥行きや「図と地」の解釈など、二次的な属性のみが切り替わる。一方、両眼視野闘争では、何もかもが切り替わってしまう。一方の刺激が見えているときには、もう片方は完全に意識から消失する。意識の神経メカニズムを問ううえで、これ以上ない刺激条件なのだ。

長年、意識の研究を続けていると、「まともに定義すらされていないのに、どうやって意識なんか研究するの？」と半ば挑発気味に質問されることがある。そうしたときは、両眼視野闘争をもちだすことにしている。

両目に与えられた二つの刺激は間違いなく脳に入力されている。しかも後述するように、見えているほうも、見えていないほうも、神経活動としては脳の奥深くまで達している。そんな中、私たちが問うているのは、「神経活動が意識にのぼるための必要十分条件」だ。

意識の在り処を求めて　ロゴセシスの挑戦

一九八六年、当時四〇歳にも満たないロゴセシスは、サルに両眼視野闘争を体験させ、その最中のニューロン活動を計測しようと思い立った。実験論理はいたって簡単。サルの知覚交代に連動するニューロン活動を探りあてることによって、脳の中の意識の在り処を探ろうとしたのだ。

しかし、この実験には大きなリスクが伴った。そもそも、サルが両眼視野闘争を体験できる保証はない。また、たとえ体験したとしても、知覚交代をきちんと報告できるとも限らない。

研究は投資に似ている。大きな儲けには、大きなリスクが伴う。そのリスクをとれるか。天秤にかけられるのは自身の研究者生命だ。当時のロゴセシスは、米国のベイラー大学でラボを構えたばかりの新進の研究者であった。数年のうちに成果がでなければ職を追われてしまう。

彼の前に大きく立ちはだかったのは、サルの短気な気性だ。できることなら、パッと刺激を見せ、パッと判断させ、そして判断が正しいときには、即座に報酬のジュースを与えたい。小気味良いリズムで課題を進められれば、サルは集中力を保ったまま、多くの試行をこなすことができる。反対に、一つの試行がだらだらと続き、なかなか報酬を得られないような場合は、サルが機嫌を損ねて実験どころではなくなる。

ちなみに、両眼視野闘争をヒトが体験すると、二〜三秒ごとに知覚が切り替わる。仮にサルとヒトの間で、切り替わりの時間に大差がないとしたら、数回の知覚交代を生じさせるためには一〇秒ほどの時間を要することになる。この一〇秒が曲者だ。サルはこの間、報酬のお預けをくったまま、レバー操作によって知覚を報告し続けなければならない。当時、一〇秒を超えるような課題は完全に未知の領域であり、何年かけても訓練できない可能性があった。周囲の科学者が、彼の将来を憂いて、挑戦を思いとどまらせようとしたのもうなずける。

しかし、ロゴセシスは周囲の反対をよそに訓練にとりかかる。最初のステップは、サルが画面上の一点を見続けられるようにする訓練だ。これは後々説明する、脳の視覚部位の「網膜座標依存性」に深く関係する。画面に光の点を提示し、それが消えるまで見つめ続けることができたら報酬を与える。最初は一秒に満たない短い時間からはじめ、徐々に延ばしていく。これだけでも週単位の訓練期間を要する。

次に、二種類の視覚刺激を見分けられるように訓練する。二つのレバーを使って（図2-

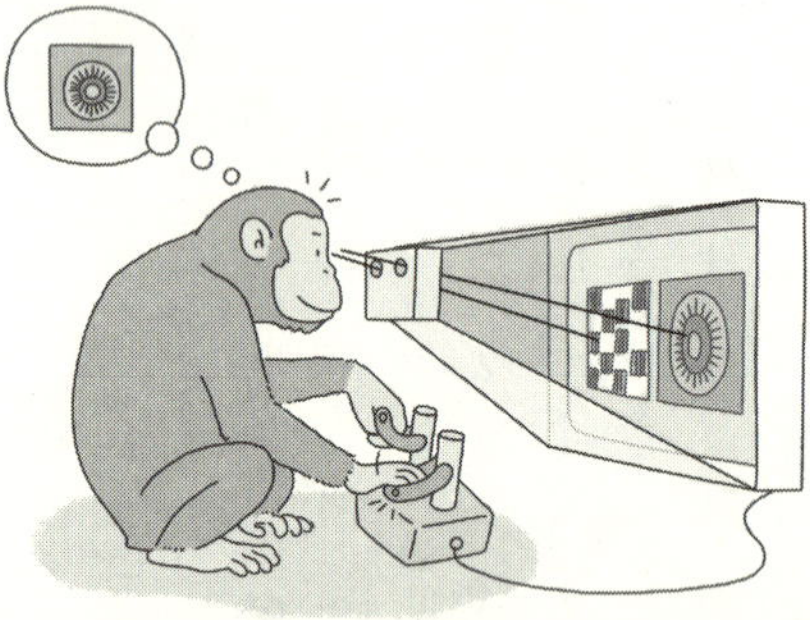

図2－2　サルの両眼視野闘争

2）、一方の刺激が見えたら左側のレバーを倒し、もう片方の刺激が見えたら右側のレバーを倒すように訓練する。この段階では、両目に同じ刺激を提示し、二種類の刺激を物理的に切り替えることで、両眼視野闘争下の知覚交代を模擬する。最初から両眼視野闘争の刺激を用いてしまったのでは、サルがきちんと知覚報告をしているのか、それともただレバーで遊んでいるのかの見分けがつかないからだ。その瞬間にサルが何を知覚しているかは、サルのみぞ知る。模擬刺激の長さも、これまた一秒に満たないような短いものからはじめ、だんだんと時間を延ばしていく。次々と切り替わる刺激にあわせて、きちんとレバーを操作できたら最後に報酬を与える。

サルは両眼視野闘争を体験するか

プロジェクト開始から三年、ようやく一匹のサルが、一〇秒超の模擬刺激に対して知覚報告を続けられるまでにこぎ着けた。いよいよ運命の時だ。はたしてサルは、ヒトと同じように両眼視野闘争を体験するか。

ロゴセシスは刺激提示用のプログラムを変更し、両眼視野闘争刺激をサルに与えた。するとサルは、独特の変則的なリズムで左右のレバーを倒しはじめた。

この独特の変則的なリズムが、後々ロゴセシスを救うことになる。サルははたして両眼視野闘争を体験したのか。それとも、サルの意識の中で二つの刺激が混じりあってしまっただけなのか。左右のレバーを交互に引いたからといって、知覚交代が生じたとは限らない。二つの刺激が混じりあう中、その比率だけが変化していた可能性が残る。

現実の問題として、二つの知覚が混じりあってしまっては元も子もない。意識に連動する脳活動を探求する虎の子の実験論理は、片目の刺激が見えているときには、もう片方が完全に意識から消失していることが大前提だからだ。

ただ、ロゴセシスはこの問題を予見していた。訓練段階で二つの刺激が実際に混じりあったものをサルの両目に見せ、その条件では二つのレバーを両方とも手離すことを正解としたのだ。両目の知覚が混じりあってしまったときには、それを見破れるように保険をかけていたことになる。だが、その心配は杞憂に終わり、サルが二つのレバーを手離すことはほとんどなかった。

そのとき意識の科学史はうごいた

しかれども、科学の世界は甘くない。前人未到の領域に踏み入れば踏み入るほど、周囲の目が厳しくなる。サルの両眼視野闘争で意識を語りたければ、きちんと知覚交代が生じていることが絶対条件である。先の同時手離しの「保険」だけでは周囲が納得しなかったのだ。彼らに言わせれば、訓練時とは異なる想定外の混じり方をしていないとも限らず、そのとき、サルが二つのレバーを同時に倒してくれるとの保証はない。ヒトであれば、口頭報告で事なきを得るところ、サルの場合はそうもいかない。

このような苦しい状況で、ロゴセシスに大きく味方したのが、先述の「独特の変則的なリズム」である。そのリズムの特徴は、リズムがないことであり、ヒトのそれと酷似していたのだ。

一つ前の知覚の持続時間と、その次の持続時間との間にはまったく規則性がない。つまり、一つ前の知覚が長かろうと短かろうと、その次の知覚の持続時間は、それと関係なくでたらめに決まる。また、そのでたらめぶりにも特徴があり、それも見事にヒトと一致していた。ほとんどの知覚の持続時間が比較的短い中、ごく稀に、とても長い持続時間があらわれるのだ。

このように、知覚報告のさまざまな特徴がヒトと一致する中で、まったく異なる知覚現象が偶然同じ結果を生んでいたとは考え難い。サルも、ヒトと同じように両眼視野闘争を体験する、そう考えるのが極めて妥当であった。

こうしてめでたく実験条件が満たされた。あとは脳に電極を入れさえすれば、ギリシャ哲学以来数千年、触れたくとも触れられなかった意識の脳メカニズムへと手が届く。

実際のところ、その後のロゴセシスは、向かうところ敵なしであった。両眼視野闘争下で新たな視覚部位を計測するたびに、意識の科学史を大きく塗り替えていった。

早速、それらの成果を紹介したいところだが、その前に、脳の視覚処理の仕組みについて説明しておく必要がある。まずは、一組のノーベル賞科学者にご登場願おう。

ヒューベルとウィーゼル

ロゴセシスの実験から遡ること三〇年、カナダ人のデイヴィッド・ヒューベル（一九二六〜二〇一三）とスウェーデン人のトーステン・ウィーゼル（一九二四〜）は、米国ボルチモアのジョンズ・ホプキンス大学にて幸運な出会いを果たした。それぞれが博士号を取得した後に、ステファン・クフラー（一九一三〜八〇）のラボに研究員として雇われたのだ。

二人のボスのクフラーは、当時、網膜の研究で多くの優れた業績をあげていた。眼球全体を残したまま、網膜の光に反応する細胞（視細胞）の計測に成功したのだ。これにより、生

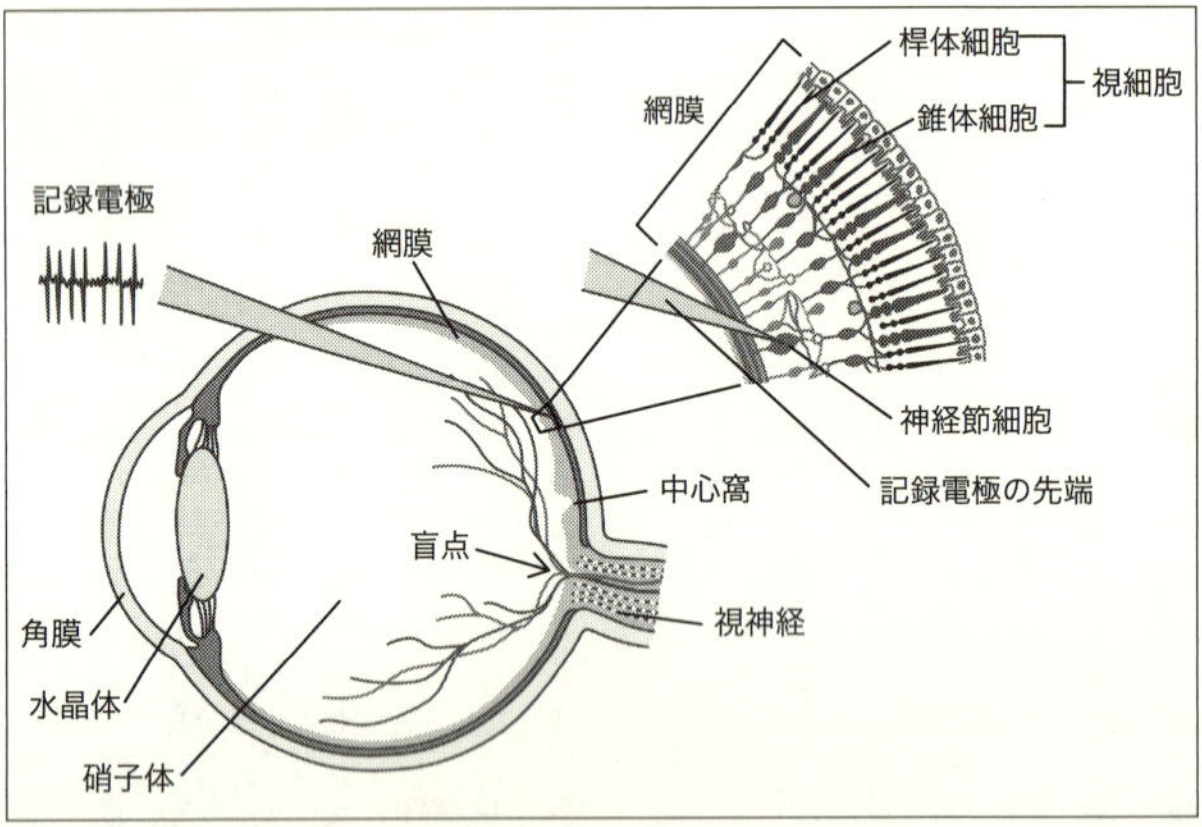

図2-3　クフラーによる網膜神経節細胞の電気生理実験

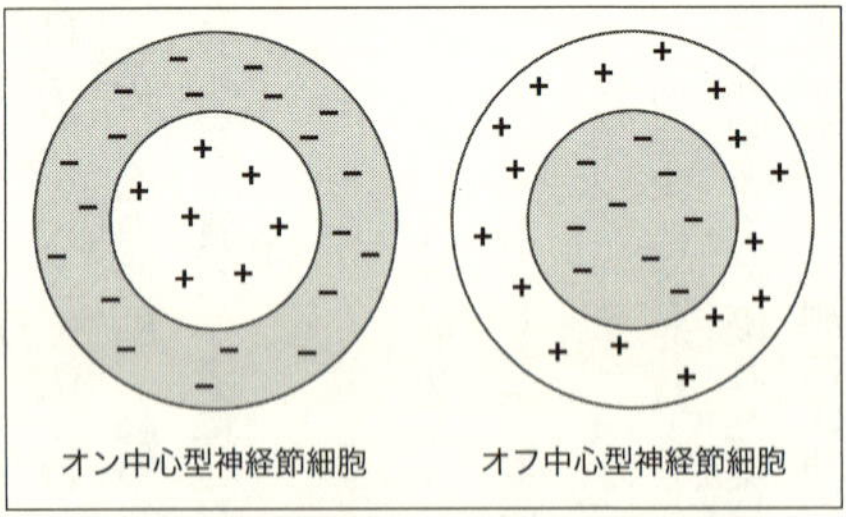

図2-4　網膜神経節細胞の視覚刺激応答特性

きている動物が目にするのと同じ状態で、網膜に視覚刺激を与えられるようになった（図2-3）。

　クフラーの発見は概して次のようなものである。神経節細胞には、明点に応答するオン中心型と、暗点に応答するオフ中心型の二種類がある（図2-4）。オン中心型は、光に反応する視細胞との結合関係により暗い同心円状の輪の中に明るい領域が存在するときに活動を上昇させる。反対にオフ中心型は、明るい同心円状の輪の中に

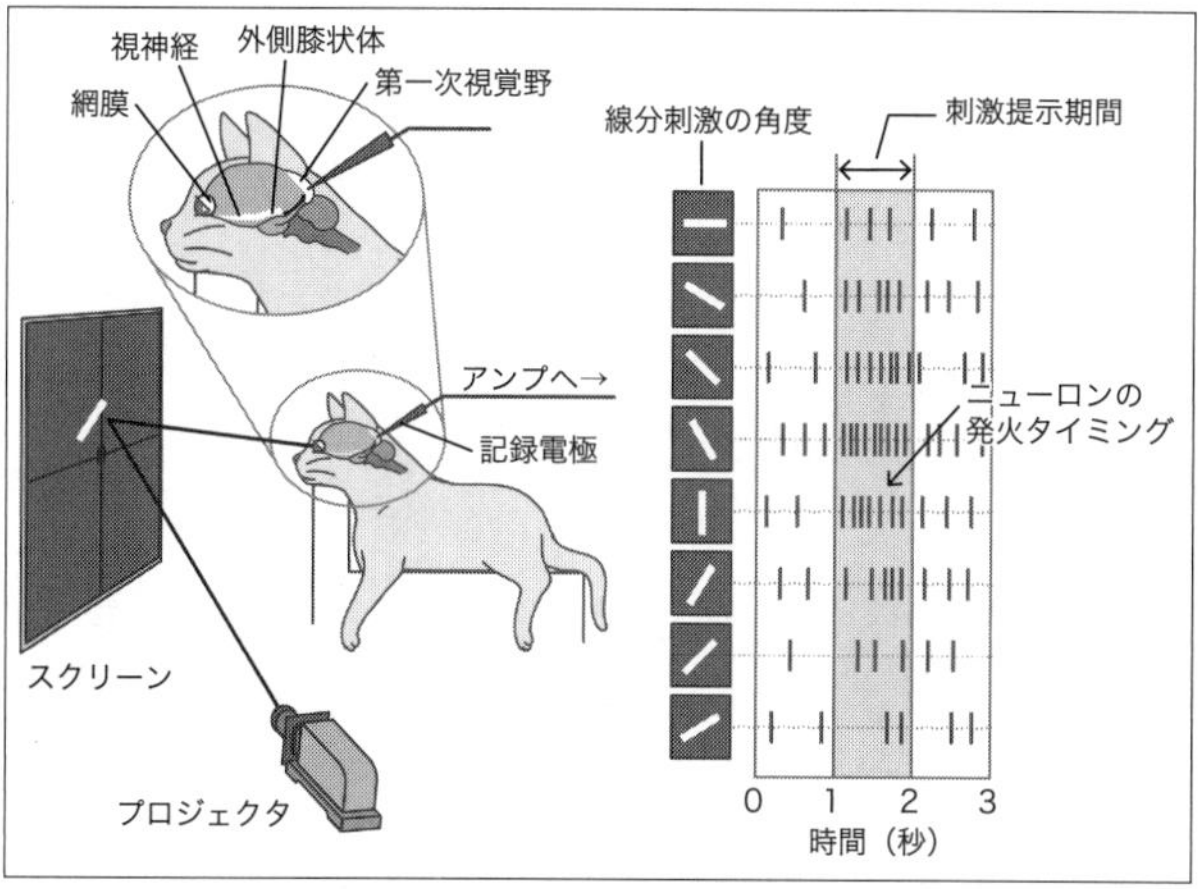

図2-5　ヒューベルとウィーゼルによるネコ第一次視覚野の電気生理実験

暗い領域が存在するときに活動を上昇させる。

ヒューベルとウィーゼルは、クフラーの命を受け、第一次視覚野のニューロン計測に乗り出した。第一次視覚野は、その名のとおり、大脳皮質への視覚信号の入り口部分にあたる（図2-5）。

二人は、ネコに麻酔をかけ、第一次視覚野に記録電極を挿入した。視覚刺激として用いたのは、クフラーに倣い、明点や暗点であった。ところが、第一次視覚野のニューロンはうんともすんとも言わなかった。ヒューベルの回顧録に、当時の様子が詳しく記されているので紹介しよう。

　かれこれ一ヵ月近く実験を続けていたが、
第一次視覚野のニューロンは活動の素振りを

微塵も見せなかった。スクリーンに投影する明点や暗点にはまったく関心がないようだ。そんなある日、第一次視覚野に挿入した記録電極が、一つのニューロンを申し分ないほどに捉えていた。ただ、いつものとおり、三時間粘っても四時間粘っても発火をモニターするスピーカーから芳しい反応は聞こえてこない。そんな中、あきらめ半分に視野の隅へと刺激を移したところ、かすかな反応が得られた。そして刺激を変えようと、「暗点」を刻んだガラス板を投影機に差し込んだちょうどそのとき、ニューロンの発火音が機関銃のように部屋に鳴り響いた。いったい何が起きたのかと、手を替え品を替え試していくうちに、その発火が「暗点」によるものではないことが判明した。投影機に差し込まれたガラス板の端が、おぼろげながら直線状の影をスクリーンに落としていたのだ。第一次視覚野のニューロンは、明点や暗点ではなく、直線状の刺激を求めていたのである。こうしてついに、第一次視覚野は我々の前にその姿をあらわした。(拙訳)

こうした偉人伝にはよくある話で、幸運の女神が二人に微笑んだようだ。しかし、実は、偉大な研究者に女神が微笑むのではなく、女神が微笑んでくれたからこそ偉大になれたのかもしれない。この発見に限りなく迫りつつも、すんでのところで指の間をすりぬけていってしまった科学者たちのことを考えると、そんな想いを禁じ得ない。

その科学者たちとは、ドイツのフライブルクにラボを構えていたリチャード・ユング（一九一一〜八六）らのグループである。ヒューベルとウィーゼルにさきがけること七年、すでに一九五二年には、第一次視覚野のニューロン計測に成功していた。しかも、多種多様な刺激を提示するため、何年もの歳月をかけて大掛かりな装置を組み上げ、直線刺激もそのレパートリーの一つに加えられていた。ところが、一〇年もの長きにわたる計測実験にもかかわらず、ついに正解にいたることはなかった。

ユングによれば、その大掛かりな装置はまったく融通がきかず、線分の傾きを細かく変えることができなかったらしい。しかし、ライバルのヒューベルとウィーゼルは、そもそも刺激として、明点と暗点しか用意していなかった。あの日、ガラス板とプロジェクタがつくりだした気まぐれな線分の傾きにユングらは敗北したのだ。

直線刺激の意味するところ

網膜では「点」に対して反応するニューロンが、第一次視覚野では「線」に反応する。ある意味とてもシンプルな発見は、何ゆえそれほどまでにエポックメイキングであったのか。

実は、彼らの実験装置の中にその秘密は隠されている。

二人が明点や暗点などの点刺激を用いたのは、そうすることが必然であったからだ。当時の脳科学の常識からすれば、網膜の反応特性が、第一次視覚野でもそのまま引き継がれていると考えるのが自然であった。

しかし、実際の脳は眼球から第一次視覚野へといたる間に着々と信号処理を進めていた。網膜での視覚表現が新印象派絵画の点描だとしたら、第一次視覚野のそれは、宮崎駿の描く漫画のような、細かな線分による繊細なスケッチへと変化していた。

つまり、ヒューベルとウィーゼルの発見の核心部分は、脳の視覚表現が刻々と変化していくことを証明してみせた点にある。

二人は、その後のノーベル賞につながる大発見をお披露目しようと、研究所長を実験室に招いた。ただ、肝心の所長の反応は「線分に反応することはいいとして、反応潜時（刺激を提示してからニューロン活動が生じるまでの時間の遅れ）はきちんと計測したのかね？　君たちもそろそろ、まっとうな大脳生理学をはじめないとね」と、いかにもつれないものだったらしい。二人の発見が、いかに時代を先取りしていたか、それを如実に物語るエピソードである。

ニューロンの電話アンケート

それでは、脳の中の「点」の情報は、いかにして「線」の情報へと変換されるのだろうか。

まずは、第1章で紹介したニューロンの振る舞いを振り返ってみよう。

脳の情報伝達の担い手は電気スパイクである（図1-7B）。ニューロンはこの電気スパイクを受け取り、シナプス応答に応じて、正もしくは負の重み付けをして足しあわせる。足しあわせた結果がある値（閾値）よりも大きければ、自らも電気スパイクを出力（発火）する。

このニューロンの働きを電話アンケートにたとえてみよう。各々のニューロンは、複数のニューロンとの間に専用電話回線を引いている。そして、ある決まった時間ごとに相手先から回答を得る。

個々の回答は、相手先ニューロンの発火の有無によって決まる。発火した場合は「1」、発火しなかった場合は「0」がその回答となる。得られた回答は、回答を送ってきたニューロンごとにシナプス応答の大きさで重み付け（回答とシナプスの伝達効率の掛け算）をされ、その合計値が一定値よりも大きいかどうかで、アンケートの結論が決まる。回答の重み付けは、一部の政党の代表選挙に似ていて、国会議員、地方自治体議員、党員・サポーターでは、それぞれの一票あたりのポイントが異なることに相当する。

では、この簡単な仕掛けで、いかなるアンケートを募り、どのような結論を導けるのだろうか。鍵を握るのは、専用回線の引き回しと、回答を重み付けするシナプス応答の大きさだ。二つほど具体例をあげて考えてみたい。

桜前線は何処《いずこ》？

はじめに、二段階の電話アンケートで、春先に日本列島を縦断する桜前線の位置を特定してみよう。

第一段階の電話アンケートでは、県内にある複数の世帯に対して、近所の桜が咲いているかを問う（図2-6A）。桜が咲いていれば「1」、咲いていなければ「0」が各世帯からの回答となる。それぞれの回答を＋1で重み付けして足しあわせると、その合計値は、県内に咲く桜の割合を表すことになる。そのうえで、アンケート集計係（ニューロン）の閾値を、アンケートを募った世帯数の半分の値に定めることにより（図中では「3」）、県内の桜が半分以上開花しているかどうかを、アンケート集計係（ニューロン）の出力として表すことができる。その出力は、県内の半分以上の桜が開花していれば「1」、そうでなければ「0」となる。

第二段階の電話アンケートは、第一段階の電話アンケートに登場した、各県のアンケート集計係に対して行われる（図2-6B）。アンケートを募る範囲は、複数の隣接県からなる一地方だ。重要なのは、地方の南側の県からの回答を＋1、北側の県からの回答をマイナス1で重み付けして回答を合計することだ。そのうえで、地方を担当するアンケート集計係の閾

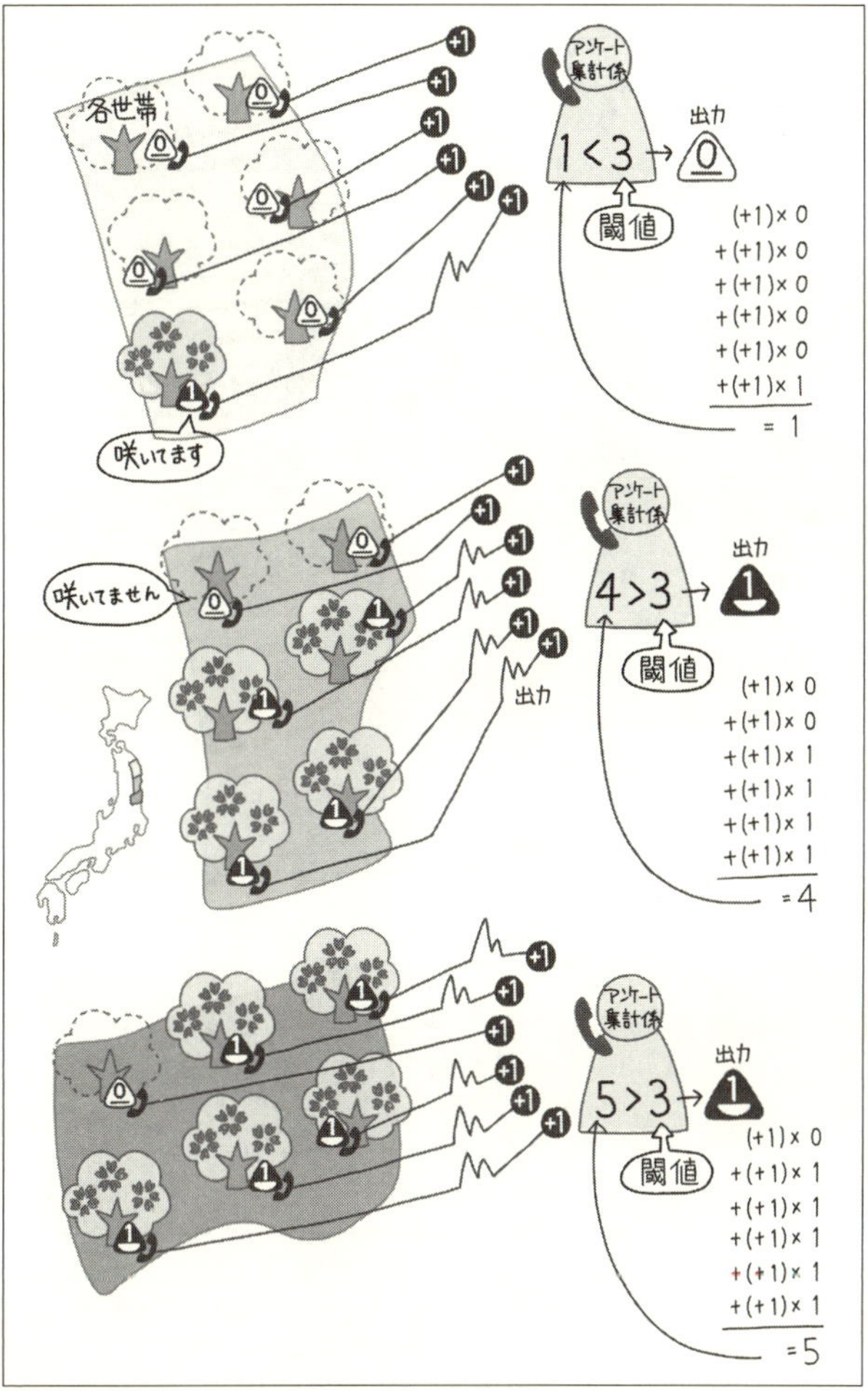

図2-6A　ニューロンの電話アンケートその1　県内の桜の開花率を調査する

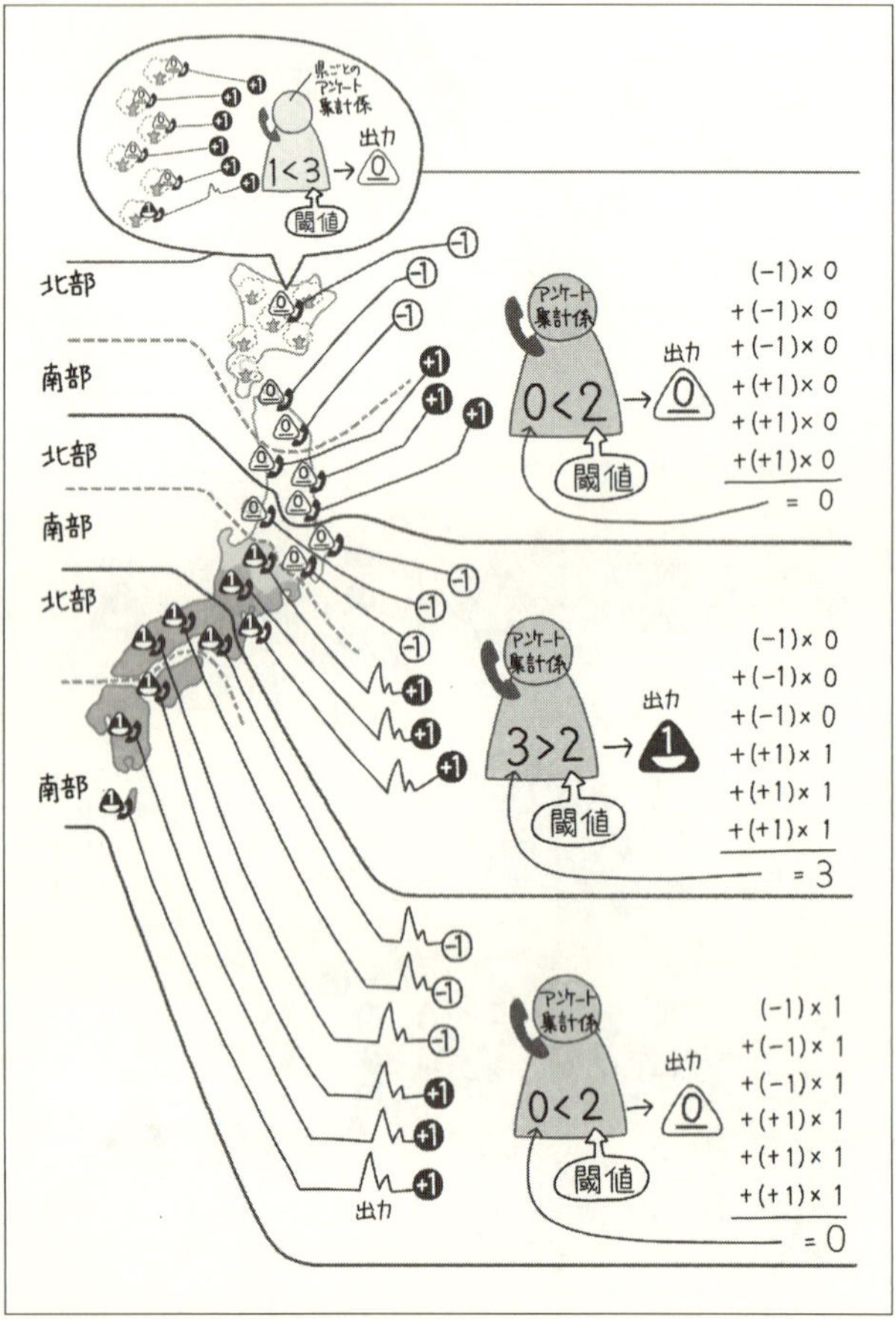

図2-6B　ニューロンの電話アンケートその2　その1のアンケート結果をもとに桜前線が通過している地方を調査する

値を地方の県の数より若干小さく設定することで（図中では「2」）、桜前線がその地方を通過しているか否かを、アンケート集計係の出力として表現することができる。図2－6Bの例では、真ん中の地方のアンケート集計係出力のみが「1」となり、それ以外は「0」となる。

この第二段階の電話アンケートにはすこしひねりがある。日本が北半球にあって、桜が南側から開花していくことをうまく利用していたのだ。地方の中で桜がまったく咲いていなければ、すべての県からの回答が「0」になり、その合計は「0」になる。また、すべての県で咲いている場合にも、南側のプラスと北側のマイナスが打ち消しあって、重み付けした回答の合計は「0」になる。重み付けした回答の合計がプラスになるのは、南側の県で桜が咲き、北側の県で咲いていない場合に限られる。

このように、桜前線の検出が電話アンケートで実現できたのは、北半球ゆえの南からの桜の咲き方に合わせて、専用電話回線の重み付けをうまく設定したからに他ならない。

脳の中の電話アンケート

脳の中のニューロンによる情報処理も同じで、専用電話回線の引き回し、すなわち、ニューロン間のシナプス結合の有無とその大きさが肝となる。

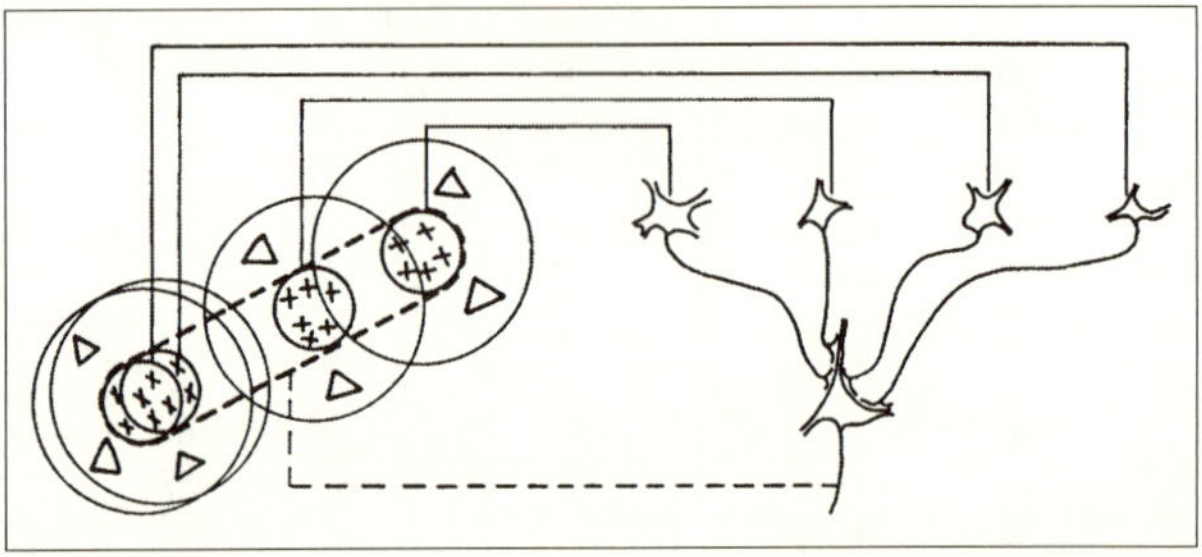

図2-7　「明点」ニューロンから「線分」ニューロンへの神経配線　左側は、複数の明点ニューロンの視覚刺激応答特性（オン中心型）が外界で一直線上に並ぶ様子を示している。右側下の線分ニューロンは、それら明点ニューロンからプラスのシナプス入力を受けることによって、外界の線分に反応するようになる（Hubel & Wiesel 1962）

ヒューベルとウィーゼルの歴史的な論文から図を一つ拝借しよう（図2-7）。線分に反応するニューロン（線分ニューロン）が、複数の明点に反応するニューロン（明点ニューロン）に対して、直線状にプラスのシナプス結合をもっていることがみてとれる。

まずは、話を簡単にするため、図中の明点ニューロンが網膜にあって、そのままの配置で並んでいると仮定しよう。

そこへ、目の前に家があらわれると、どうなるだろうか。まずは、眼球の水晶体を通して網膜上に家の像が結ばれる（図2-8）。そして、結ばれた像の輪郭に沿って網膜上の明点ニューロンが一斉に発火をはじめる（ここでは、家の輪郭が明るいと仮定）。

このとき発火した明点ニューロンが、線分ニューロンがシナプス入力を受け取るものと同じニューロ

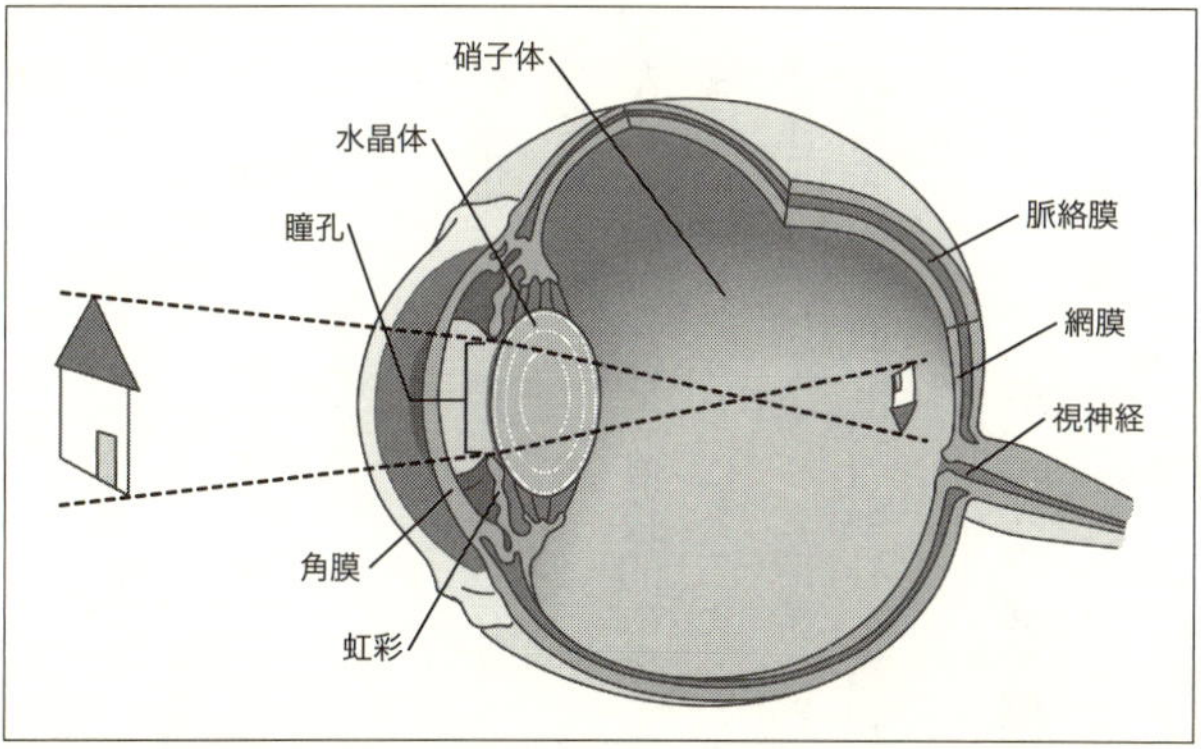

図2-8　網膜上に上下左右反転して像を結ぶ外界の視覚対象物

ンであれば、その線分ニューロンには、大量の電気スパイクが送られてくる。そして、入力の合計が閾値を超えれば、線分ニューロンは発火する。

以上のように、明点ニューロンが網膜にあると仮定すれば、ヒューベルとウィーゼルの配線図（図2-7）を頼りに、脳の中の線分ニューロンを外界の線分に反応させることができる。これがうまくいくのは、眼球の水晶体のレンズとしての役割から、網膜では、外界の上下左右関係が間違いなく保持されているためである。

だが、実際のところ、第一次視覚野への神経配線は、網膜からきているわけではない。第一次視覚野のニューロンは、網膜との間を中継する外側膝上《がいそくしつじょう》体《たい》（LGN）と呼ばれる脳部位から神経配線を受けている（図2-5）。

また、脳の視覚処理は、第一次視覚野がその終点ではなく、その後も、いくつもの視覚部位へと引き継がれていかなければならない。

では、脳の中の視覚部位でも、網膜と同様に、外界の上下左右関係が保たれているのだろうか。保たれていたほうが、視覚処理を進めていくうえで、ぐっと有利になりそうだ。直線、曲線、角など視覚世界を構成する部品は、外界の上下左右関係が保たれていなければ、ほとんど意味をなさない。

脳の視覚部位の網膜座標依存性

実際のところはどうだろうか。少々残酷な実験だが、外界の上下左右と脳の視覚部位の上下左右との関係性を直接的に確かめた実験を紹介しよう。

まず、図2-9左にあるような半同心円状の縞模様をサルに一〜二時間ほど見せる。このとき重要なのは、サルに麻酔をかけ、眼球の動きを完全に止めてしまうことだ。そのうえで、視線の先に半同心円の中心をあわせる。これにより、網膜の決まった部分だけが刺激を受け続けることになる。

その後、サルを安楽死させて脳を取り出す。そして、その脳に特殊な処理を施し、死の直前に活動が高まっていたニューロンを染色する。

図2-9右は、この手法によって、サルの第一次視覚野のニューロン活動の痕跡を示した

ものだ。半同心円状の刺激が、脳表面に見事に浮かび上がっている。このように、映写機で映像を投影したかのごとく、刺激が脳表面に浮かび上がるのは、外界の上下左右関係が、脳の中でも保たれているからに他ならない。

この、外界の上下左右関係、ひいては、網膜の上下左右関係が保たれる特性を「網膜座標依存性」と呼ぶ。

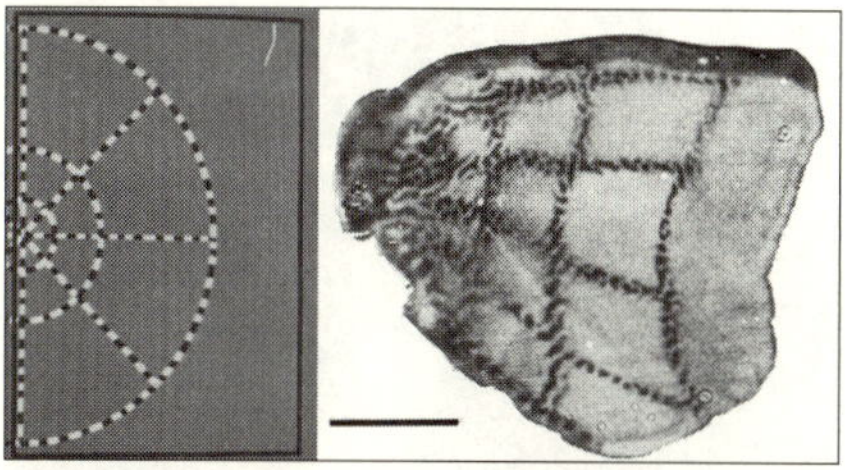

図2‐9　サル第一次視覚野の網膜座標依存性　右図下の線分は1センチメートル（Tootell et al. 1988を改変）

ちなみに、第一次視覚野を含む大脳皮質は、「皮質」という名のとおり薄い皮切れのようなもので、その厚さはわずか数ミリメートルしかない（図2‐10B）。脳にシワがよっているように見えるのは、狭い頭蓋の中で少しでもその面積をかせぐために、大脳皮質がくしゃくしゃに折り畳まれているからだ。シワを広げると、ヒトの場合、ちょうど新聞紙一頁分くらいの広さになる。

図2‐10Cは特殊なソフトウェアを使って、ヒトの大脳皮質のシワを広げてみせたものだ。異なるトーンで塗られた領域は、それぞれが独立した視覚部位を示している。そして、その視覚部位ごとに、外界の上下左右関係を保った状態で、

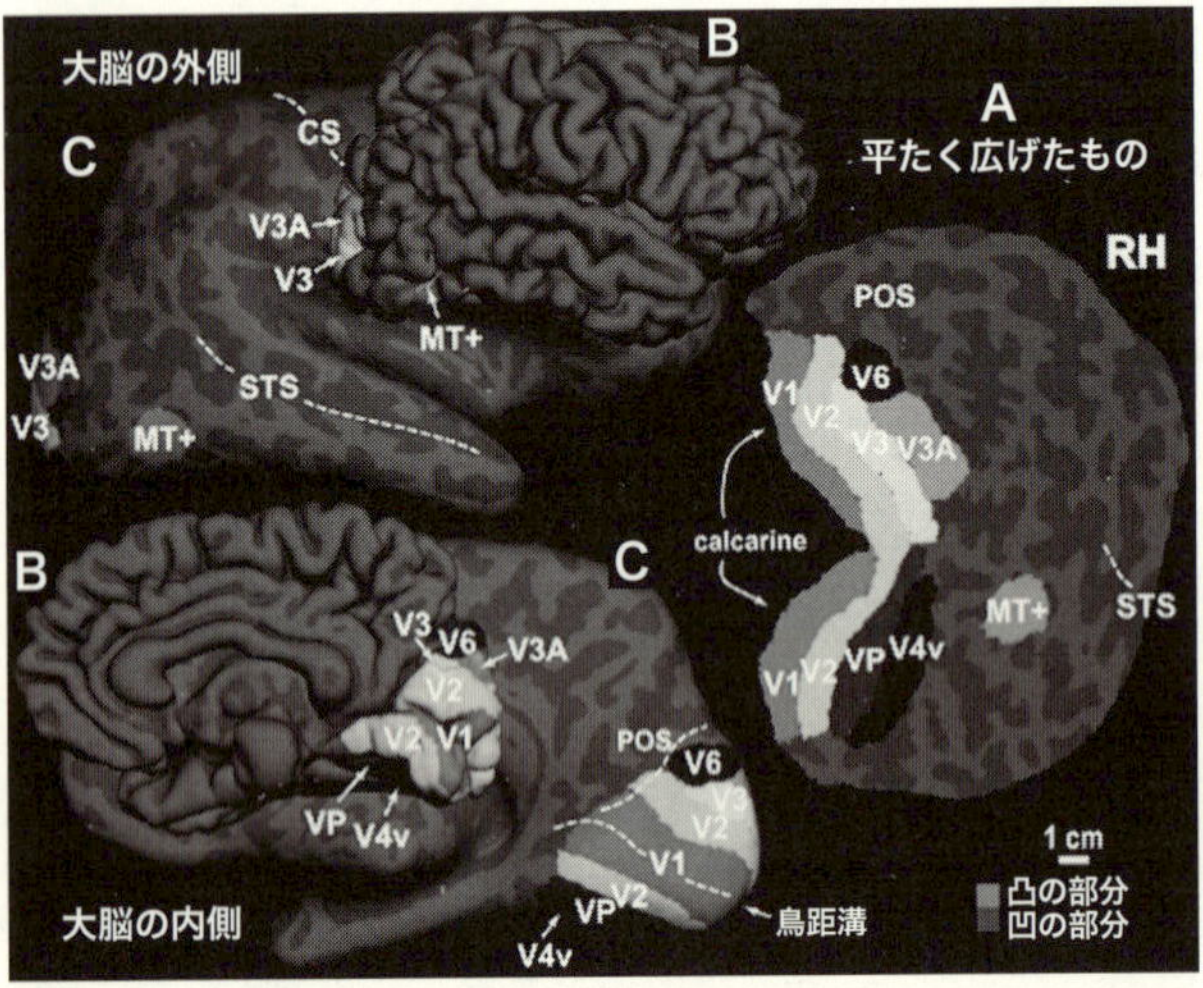

図2-10　ヒトの視覚部位の階層構造　左側の二枚ずつの図は、折り畳まれたもとの大脳皮質（B）と、それを特殊なソフトウェアによって膨らましたもの（C）。左上の二枚は大脳を外側、左下の二枚は内側から眺めたものだ。右側（A）は第一次視覚野（V1）の真ん中を通る脳の鳥距溝（ちょうきょこう）に切れ目を入れて平たく広げたもの（Pitzalis et al. 2006を改変）

視野の半分が丸ごと収められているのだ。この視覚部位ごとの網膜座標依存性は、視覚部位間の神経配線の引きやすさを担保してくれる。

では、この網膜座標依存性はどうやって実現しているのだろうか。いったん網膜で出来上がった外界との一対一の対応関係を、それ以降の視覚部位に引き継ぐことは、さほど難しいことではない。視覚部位間が「まっすぐ」に配線してあればいいだけだ。実際に、視覚部位間をつなぐニューロンの軸索が、絡まることなく整然と並んでいることが明らかになっている。

ちなみに、視覚部位間をつなぐ「まっすぐ」の配線は、生まれる前の胎児の段階で形成される。一つの視覚部位からもう一つの視覚部位へとニューロンの軸索が伸びていくときに、化学物質によって軸索の成長方向が誘導される。この化学物質の特性がちょっとずつ変化していき、一方の視覚部位の視野のある箇所を担当するニューロン群と、もう一方の視覚部位の視野の同じ箇所を担当するニューロン群が配線されるといった具合で、隣接する視覚部位の間で、対応する視野の箇所のニューロン群どうしが軸索で結ばれていくのだ。

〔コラム〕　網膜座標依存性は視覚処理に必須か

厳密に言えば、外界の上下左右関係が脳の中で保たれていなくとも、ニューロン間のシナプス結合をいくらでも複雑にできるのであれば、何ら問題はない。電話アンケートの仕組みを考えればわかるように、ニューロンによる情報処理の本質は、どのニューロンから入力を受け取り、どのニューロンへと出力を送っているかにあるからだ。その本質さえ担保されれば、ニューロンが脳の中のどこにあろうと関係ない。

しかし、実際には、「いくらでも複雑な配線」は許されない。ニューロン間の配線が複雑になればなるほど、その配線にとられるスペースが大きくなるからだ。もともと配線が多くを占める脳の中で、これ以上配線にスペースを割くのは得策ではない。

大脳皮質を例にあげれば、ニューロンの細胞体や樹状突起が存在する「灰白質」はほんの数ミリの表層部だけで、残りの「白質」は脳部位間を結ぶ軸索の通り道にあてられている。網膜座標依存性によって配線が整理され、近くのニューロン同士で配線を共有していても、脳は配線にあふれているのだ。

視覚部位の階層性とニューロンの応答特性の複雑化

ヒューベルとウィーゼルが示した通り、網膜から第一次視覚野にかけて、ニューロンの応答特性（どのような視覚刺激に反応するか）は点から線へと変化する。では、第一次視覚野以降、ニューロンの応答特性は、どのように変化していくのだろうか。

脳の視覚処理は図2-11に示すような「腹側経路」と「背側経路」とに大きく分かれる。これまでの研究から、腹側経路は主に視覚対象の形を処理し、背側経路は主に視覚対象の動きや位置を処理することがわかっている。ここでは腹側経路に注目したい。

腹側経路を順に辿っていくと、第一次視覚野（V1）、第二次視覚野（V2）、そして、第

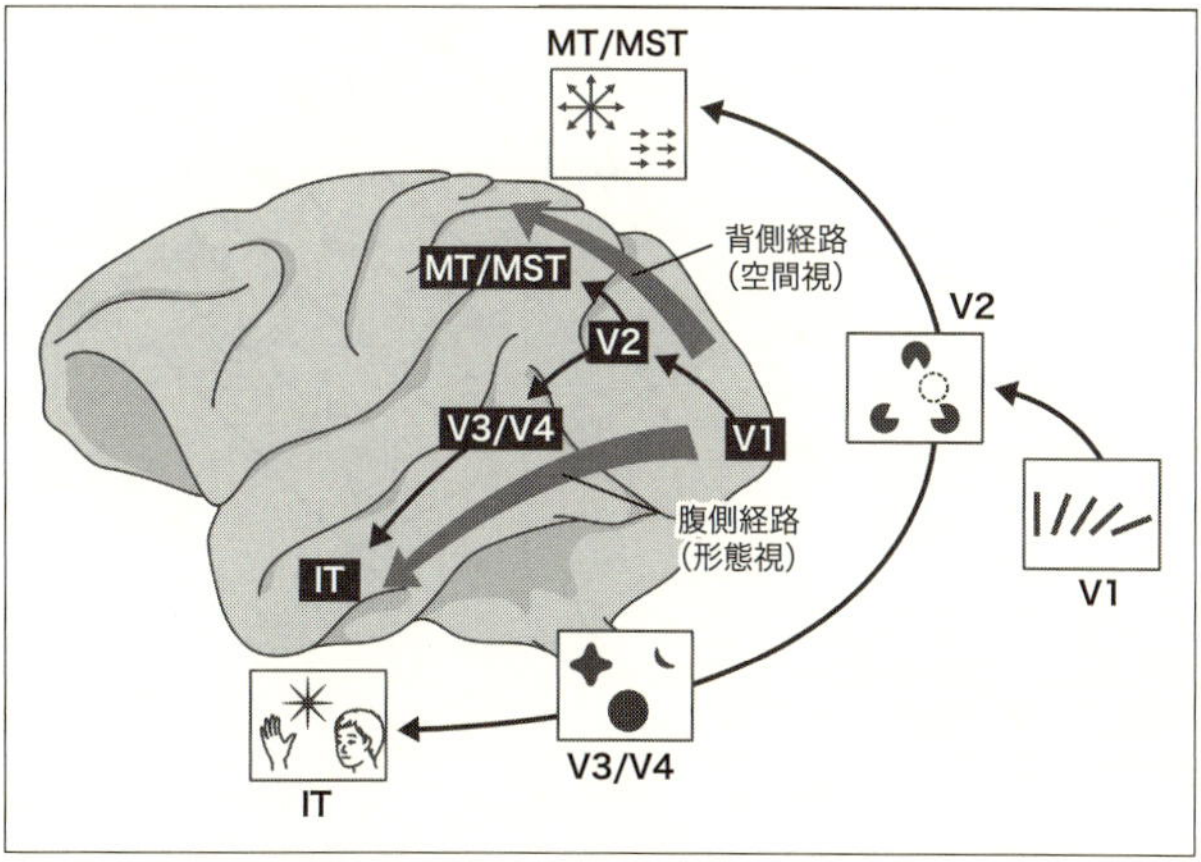

図2-11　サル視覚野の背側経路と腹側経路の刺激応答特性

三次（V3）、第四次（V4）と順当に積み重なった後に、最後はIT（下側頭葉皮質）と呼ばれる視覚部位にいたる。この腹側経路のニューロンの応答特性は次の通りだ。

V2は依然として直線を基調とした応答を示し、V1からの劇的な変化は見られない。ただ、第1章に登場したネオン色拡散（図1-3）や「カニッツァの四角形」（図1-5）に見られるような幻の輪郭線（主観的輪郭線）にニューロンがよく応答するようになる。

続くV3、V4では、ニューロンの応答特性が明確に変化する。個々のニューロンが、角や曲線、線分の交わりなどに応答するようになるのだ。

さらに、最高次のITになると、顔や手など、特定の視覚対象にのみ応答するニューロンがで

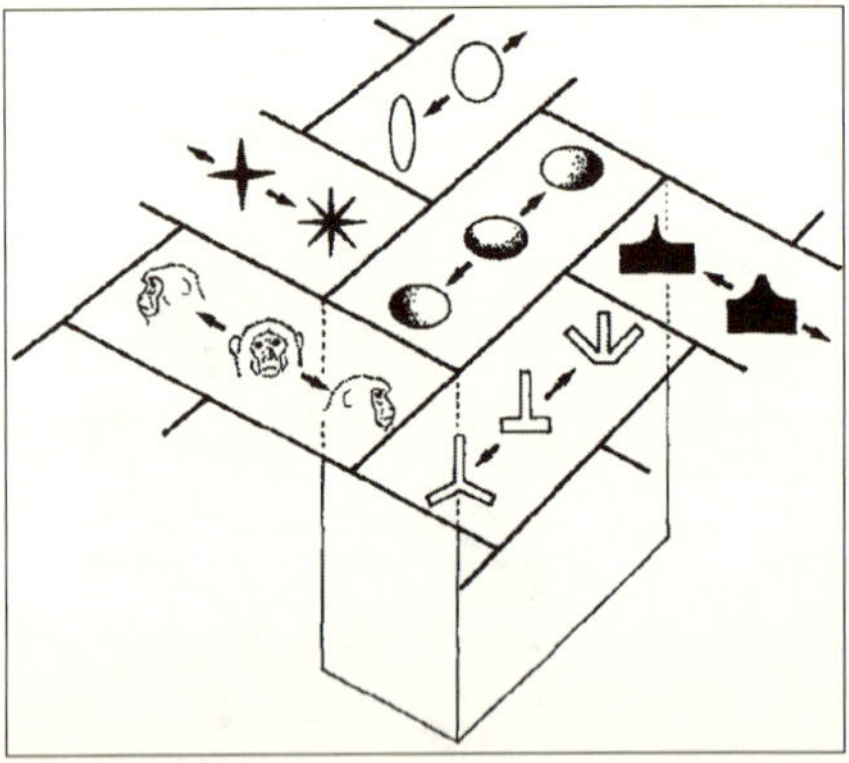

図2-12　図形アルファベット　(Tanaka 1996)

てくる。しかし、これらはむしろ例外で、多くのニューロンは図2-12に示されるような中程度に複雑な形状に反応することが現在では知られている。このことを発見した理化学研究所の田中啓治、程康《カンチェン》、そして大阪大学の藤田一郎は、これらの中程度に複雑な形状を図形アルファベットと名付けた。

図形アルファベットの名は、単語を構成するアルファベットのごとく、ITのニューロンが、「一つの視覚対象を、複数の部品に分解して表現する」と捉えた彼らの仮説に由来している。この「図形アルファベット仮説」が正しいことは、実験的にほぼ証明されている。これにより、異なる視覚対象間でニューロンの使い回しがきくようになるため、視覚世界を表現するのに必要なニューロンの総数を抑えることが可能になる。また、新規の視覚対象に対しても、図形アルファベットの新たな組み合わせをあてることによって、柔軟に対応することができる。

実は、顔ニューロンや手ニューロンが発見された当初、それは驚きをもって迎えられた。

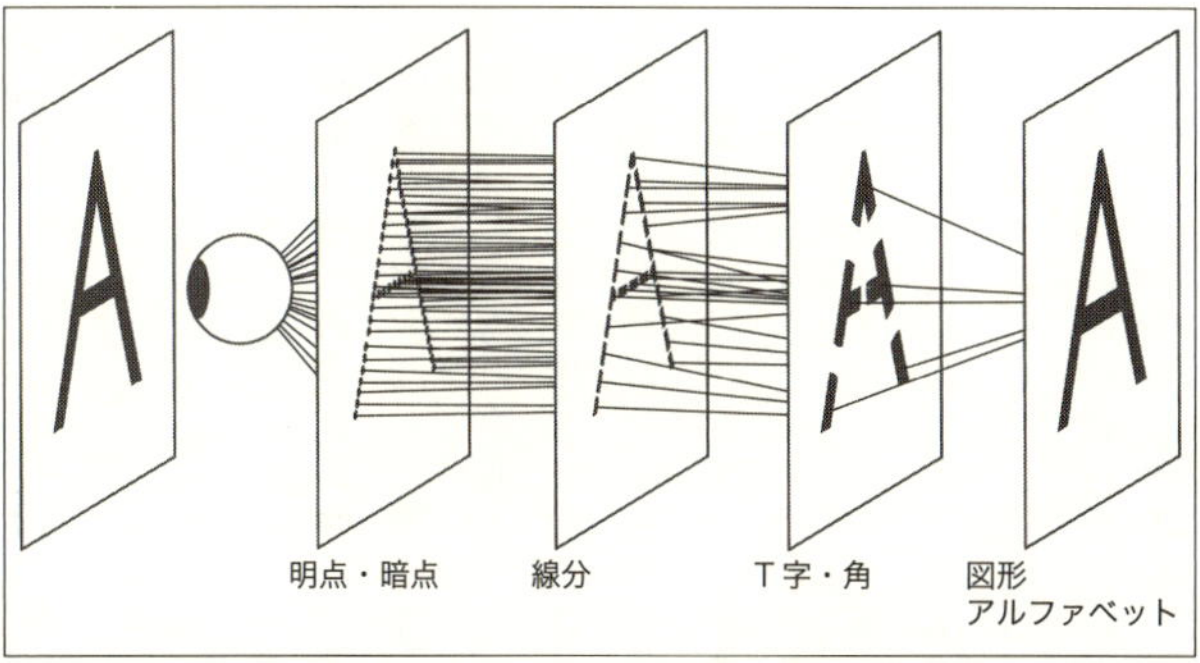

図2-13　視覚刺激応答特性の複雑化を実現する神経配線

なぜなら、私たちが目にする視覚対象ごとに、脳が別々のニューロンを用意していたら、ニューロンが幾つあっても足りないからだ。さらに、この方式でいくと、新規の視覚対象が出現するたびに、新たなニューロンを割り当てなければならないはずだ。それに要する時間を考えると、脳の視覚処理は大きな制約を受けることになる。

これらの問題を解決するという意味でも、先述の図形アルファベット仮説は理に適っており、現在では広く受け入れられている。

では、本節の最後に、第一次視覚野からITに至る応答特性の複雑化がいかに生じるかを考えてみよう。各々の視覚部位が網膜座標依存性を持つことから、これは別段難しいことではない。眼球から第一次視覚野にかけてニューロンの応答特性が、点から線へと変化したのと同じように、応答する視覚刺激を複雑化していくことができる。図2-13に示すように、電話アンケートの要領で、前段の視覚部位から後段の視覚部位へと、うまく専用電話回線を引き回せば事足りる。

ニューロンの応答特性のもう一つの変化「般化」

視覚部位の低次から高次へと向けて、ニューロンの応答特性が複雑化すると同時に、それにはもう一つの変化が伴う。応答の「般化」だ。

応答の般化とは、一言で言えば、ニューロンの応答が「ずぼら」になることだ。線分の角度で言えば、多少角度がずれても、同じように発火してしまう。視覚部位の高次にいけばいくほど、般化の度合いは大きくなり、ニューロンはますます「ずぼら」になっていく。

腹側経路の最高次の視覚部位であるITではこの般化が著しい。ITの「顔」ニューロンは、顔のカラー写真であろうが、イラストであろうが、サルの顔だろうが、ヒトの顔だろうが、顔でありさえすれば何でも反応してしまう。また、顔の向きに対する般化も見られ、顔が正面を向いていようと、横を向いていようと、多少の強弱こそあれ、同じように応答してしまう。ちなみに、ITの応答の般化は、顔ニューロンや手ニューロンに限らず、図形アルファベットに対しても生じる。刺激を多少崩しても、同じように応答するのだ。

また、網膜座標依存性に対しても般化が生じる。網膜座標依存性は、個々のニューロンが、視野内に自身の「守備範囲」をもつことを意味する。その守備範囲の中に所望の視覚刺激が

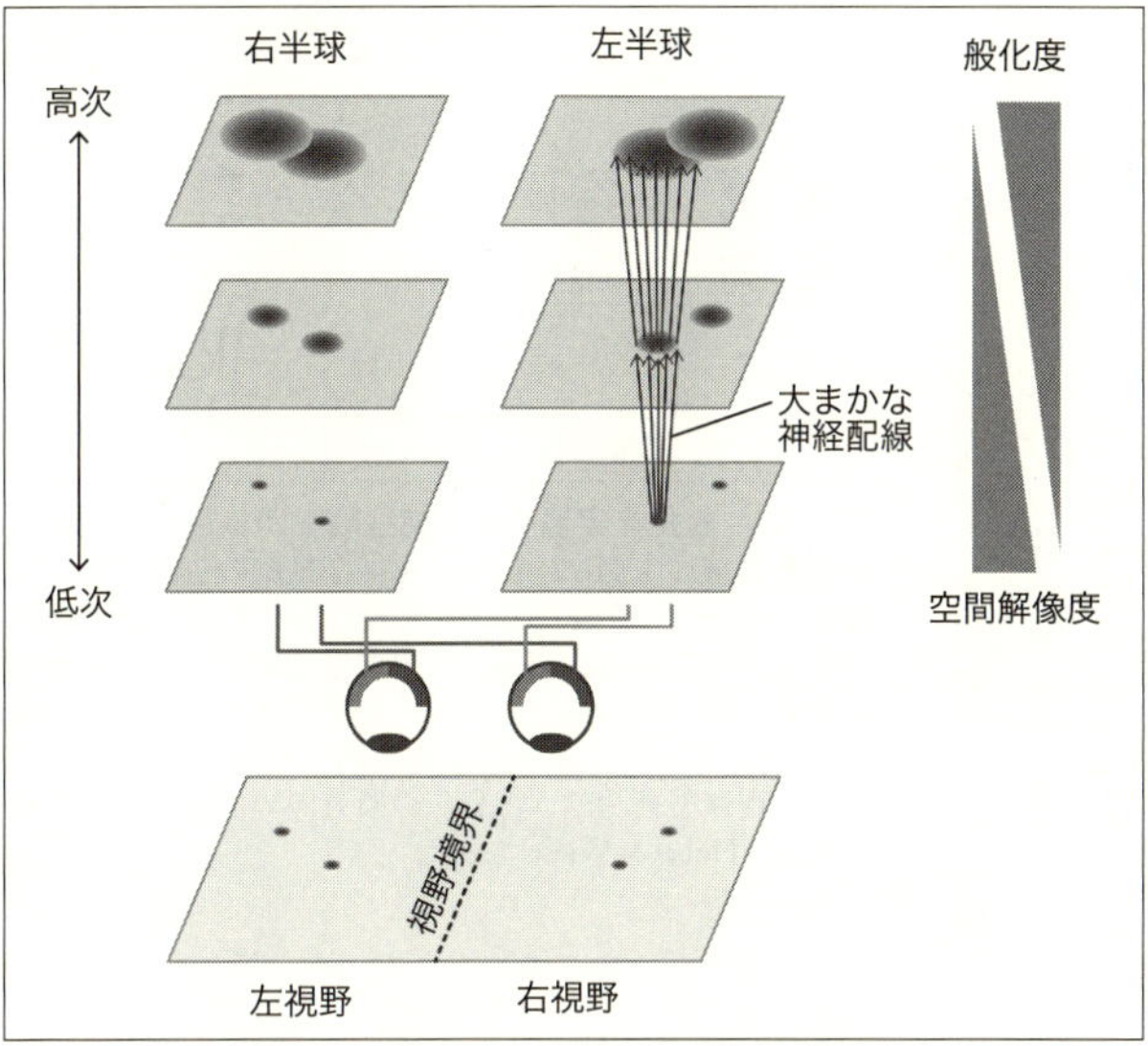

図2-14　視覚部位の階層構造と大まかな神経配線の様子　それぞれの視覚部位に円形で示された部分は外界のごく狭い領域に提示された視覚刺激に応答する範囲（高次にいくにしたがって、個々のニューロンの受容野の増大に伴って徐々に大きくなる）

提示されたときに限り、ニューロンは応答する。この守備範囲をニューロンの「受容野」と呼ぶ。

受容野は、視覚部位の低次から高次にいくにしたがって次第に大きくなる（図2-14）。第一次視覚野では視野角で数分の一程度と小さいが、高次の視覚部位にいくにつれて大きくなり、ITには数十度に迫るニューロンが存在する。ここで視野角とは、視野の中の大きさを目線の角度で表したもので、視野角の一度は、眼球から約五六センチメートル離した面上の一センチメートルに相当する。

では、この般化はどのように生じるのだろうか。ここでもう一枚、ヒューベルとウィーゼルの論文から図を拝借しよう（図2-15）。

二人は、第一次視覚野の中に、線分の位置のズレに敏感なニューロンと、多少の位置ズレなら許容してしまうずぼらなニューロンの二種類があることを発見した。前者を「単純型細胞」、後者を「複雑型細胞」と命名している。図は、単純型細胞から複雑型細胞への配線を示したものだ。

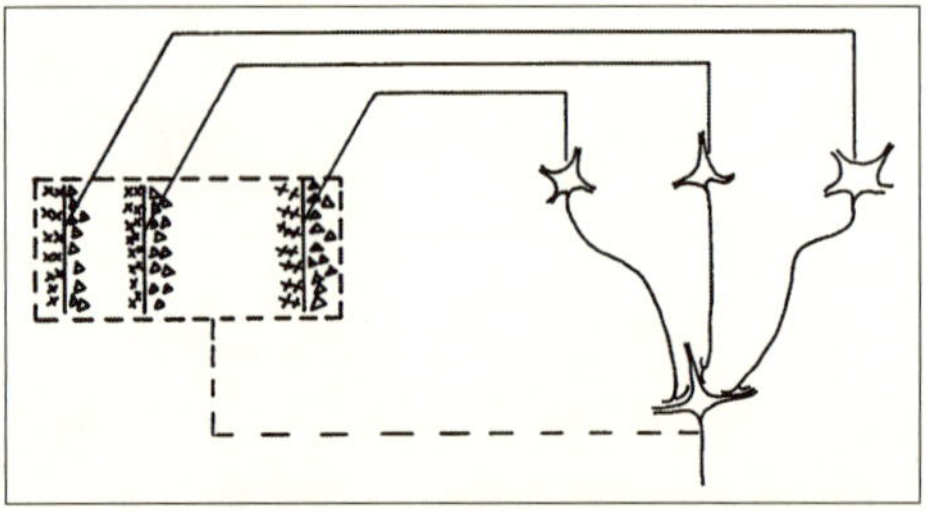

図2-15　般化を実現する単純型細胞から複雑型細胞への神経配線　左側は、複数の単純型細胞の視覚刺激応答特性（「線分」：直線的な明暗の境界）が外界で横に並ぶ様子を示している。右側下の複雑型細胞は、それら単純型細胞からプラスのシナプス入力を受けつつ、自らの閾値を下げることによってOR回路を構成する。それにより、複雑型細胞は「線分」の横方向のズレに対して般化する（Hubel & Wiesel 1962）

配線の原理はとてもシンプルで、論理回路で言うところの「OR回路」を構成している。一つの複雑型細胞は、複数の単純型細胞からプラスのシナプス結合で入力を受けとるようにする。その上で発火の閾値を低く設定することにより、単純型細胞のうちのどれか一つでも発火すれば、自らも発火するようになる。

この「OR回路」の原理で、位置ズレだけでなく、先に示したすべての種類の般化を説明することができる。

［コラム］　生後の学習によってニューロンの応答特性は形成される

網膜座標依存性を生むような大まかな脳の配線が、生得的に（生まれる前から）備わっていることは先述のとおりだ。

では、「点」ニューロンから「線」ニューロンへの配線など、より高い精度の要求されるものも生得的に備わっているのだろうか。それとも、それらの形成には、視覚入力による後天的な（生まれた後の）学習が必要なのだろうか。

コリン・ブレイクモアとグラハム・クーパーは、この疑問に答えようと子ネコを使って興味深い実験を行っている。まずは、生後二週間にわたり、子ネコを真っ暗闇の中で育て、その後の五ヵ月間は、一日五時間ずつ、縦縞だけの環境に置いた（図2‐16左）。それ以外の時間は、真っ暗闇の飼育スペースに戻される。

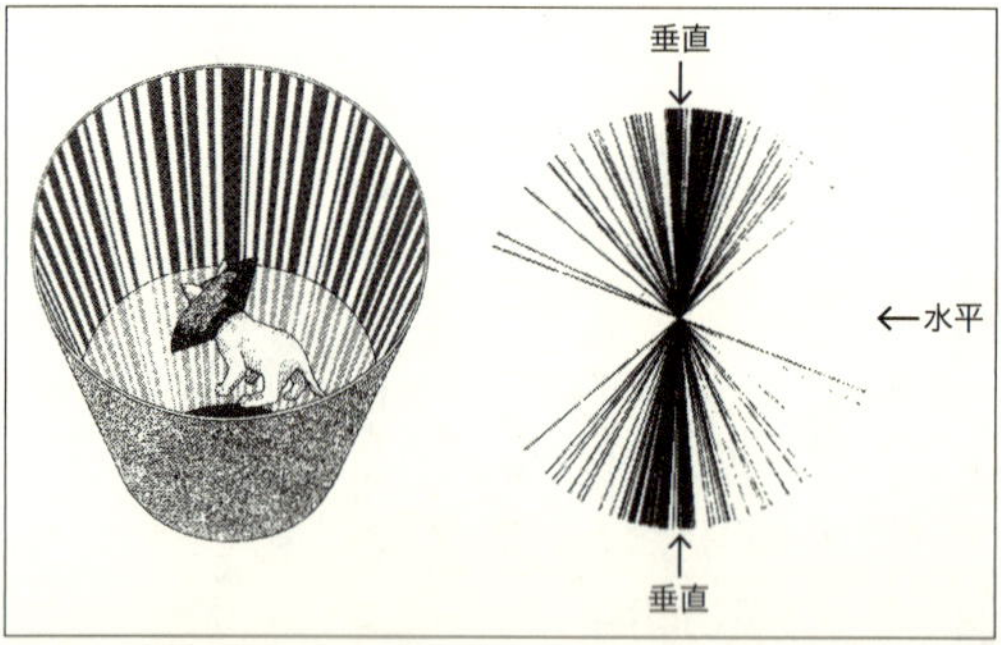

図2-16　縦縞だけの環境で育てられたネコ　(Blakemore & Cooper 1970を改変)

縦縞だけの環境に置かれている間は、ネコが自身の体も目にできないようにと、図のようなカラーを首に装着するという周到ぶりだ。

図2-16右は、五ヵ月半後に、第一次視覚野のニューロン計測の結果を示している。計測したニューロンのそれぞれにつき、もっとも強く応答した線分の角度が、一本一本の棒の角度として表示されている。垂直近辺の角度の線分に応答するニューロンが多い中、真横の角度に応答するニューロンはまったく存在しない。

また、ネコの前に棒切れを置くと、横の線がまったく見えていないのか、それにつまずいてしまう。

二人の実験により、第一次視覚野の線分ニューロンの応答が、環境からの視覚入力を頼りに、学習によって獲得されていることは明らかだ。つまり、「点」ニューロンから「線」ニューロンへの配線など、高い精度を要求される配線は、後天的（生まれた後）に獲得されていることになる。

ただ、穿った見方をすれば、これは当然のことなのかもしれない。脳の発達段階で生じる化学物質による軸索の誘導には限界があり、生まれた時点での脳の配線は、ある意味「えいや」と大雑把に決まっているからだ。

また、このことに関連してもう一つ面白いのは、ブレイクモアとクーパーが示したような劇的な効果があらわれるのは、生後間もないネコに限られることだ。生後数ヵ月が過ぎたネコを、同じように縦縞だけの環境で飼育しても、ほとんど効果はあらわれない。

この事実は、視覚処理の範疇を超えて、とても重要な意味を秘めている。なぜ、幼い子どもだけが、聴くだけで言語を獲得できてしまうのか。なぜ、ピアノやテニスなどの習い事は、早くにはじめないと、本当にはものにならないのか。はたまた、大人の脳で、再び学習が促進されるような遺伝子治療を開発できないか。

脳の学習の分子メカニズムが次々と明らかになる中、学習と時期の問題は「クリティカル・ピリオド（臨界期）」の名のもと、脳科学の主要テーマの一つとなっている。

意識の在り処をもとめて

ようやく準備が整った。いよいよロゴセシスの実験結果を紹介しよう。ロゴセシスが最初に狙いを定めたのは腹側経路の最高次のＩＴだ。

実験自体はいたって簡単である。両眼視野闘争を体験しているサルのニューロン活動を記録し、サルの知覚報告とあわせて解析する。このとき、両眼に提示した二つの刺激のうち、片方のみに強く応答するニューロンが、その活動を知覚報告に連動して大きく上下させていれば、意識との関わりが濃厚になる。図２‐17Ｂは、まさに、知覚報告に強く連動するニューロンの例だ。縦軸にあらわしたニューロンの発火率（一秒あたりの発火の回数）が、下に表示されたサルの知覚報告と見事に連動している。

ただ、これはほんの一例にすぎない。ニューロン計測実験で問題になるのは、大方のニューロンが何をしているかである。知覚報告への連動であれば、何割のニューロンが連動しているかが問われることになる。そのためロゴセシスは、数年がかりで、複数頭のサルから何百ものニューロンを計測した。その結果、ＩＴでは、八割を超えるニューロンが両眼視野闘争中の知覚報告にあわせてその活動を上下させることがわかった（図２‐17Ｃ）。意識の兆候というだけなら、それは大いにあることになる。

では、これをもって、ＩＴを「意識の座（在り処）」とみなしてよいだろうか。意識の座のもっともシンプルな定義は、そこに表現される情報が、感覚意識体験と完全に一致することだ。完全に一致していれば、ニューロン活動から意識への何らかの変換機構を仮定するだ

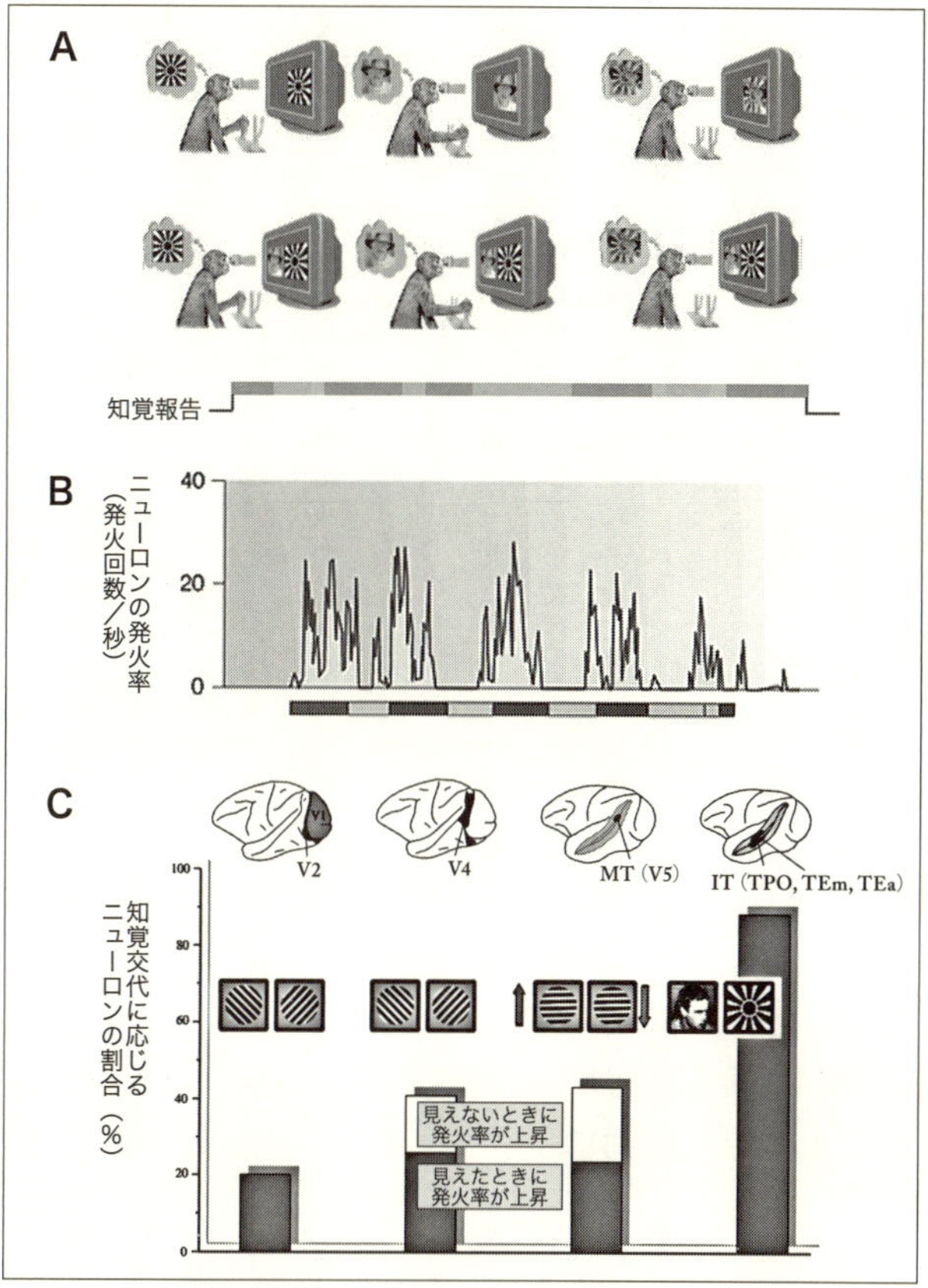

図2-17　両眼視野闘争下のサルのニューロン応答　Aは訓練下（上段）および両眼視野闘争下（下段）の知覚報告。上段右と下段右は、それぞれ物理的に混ぜ合わせた刺激と両眼視野闘争中に知覚的に混ざりあった知覚に対して、サルが両レバーとも離した様子（Logothetis 1998を改変）。Bはサルの知覚報告に合わせて顕著に発火率を変化させる下側頭葉のニューロン（Blake & Logothetis 2002を改変）。Cは視覚部位ごとの知覚交代に連動するニューロンの割合（Logothetis 1998を改変）

けで、意識を過不足なく説明できる。

その意味においてITは、意識の座の定義にあてはまりそうにない。残りの十数%のニューロンは、サルの意識と一切関係なく、淡々と同じ頻度で発火し続けるからだ。

このことに関連して、もう一つ重要なポイントは、たとえその刺激が意識から消失している瞬間であっても、刺激自体が提示されない条件に比べれば、ニューロン活動が上昇していることだ。この特徴は、知覚交代に連動しないニューロンのみならず、連動するニューロンの大半にあてはまる。

すなわち、腹側経路の最高次の視覚部位といえども、そこに表現されている視覚情報は、見えるか見えないかの二者択一的な意識からは大きく乖離していることになる。無意識の情報がかなりの部分を占めているのだ。

どうやら、意識と無意識の境界を、視覚部位のスケールで線引きすることはできそうにない。視覚部位の最高次であるIT(下側頭葉皮質)ですら、意識と無意識が明らかに共存しているからだ。

では、この意識と無意識の共存は、視覚経路の最初期にまで遡ることができるのだろうか。それとも、低次のいくつかの視覚部位は、純粋に無意識の視覚処理に割り当てられ、そこには意識の入り込む隙はないのだろうか。

二つの仮説の分水嶺となったのは第一次視覚野である。

〔コラム〕　意識と無意識の境界　「エリートニューロン」は存在するか？

意識と無意識の境界は定まっているのだろうか。それともゆらゆらと揺れ動いているのだろうか。

そんな疑問に答えようとした野心的な研究がある。ロゴセシスの一番弟子で、現在アメリカ国立衛生研究所のデイヴィッド・レオポルドが、マックス・プランク研究所で彼の学生であったアレクサンダー・マイヤーと行った研究だ（図2－18）。

彼らが注目したのは、MT野と呼ばれる視覚部位で（図2－11）、背側経路の高次に位置し、視覚対象の動きに反応することが知られている。ロゴセシスが、両眼視野闘争下でニューロン計測を行っており、知覚交代に連動するニューロンが、ほぼ五〇％の割合で存在することがわかっていた。

そんな中で彼らが問うたのは、この五〇％が固定しているのか否か、ということだ。固定していた場合、一つの意識内容に対して、それを常に担うエリートニューロンのようなものが存在することになる。そうでない場合、刺激条件に応じて、多くのニューロンが持ち回りで意識を担うことになる。

彼らは、このことを問うために、同じ意識内容を異なる刺激条件で発生させることにした。具体的には、片方の目に提示する刺激は、計測しているニューロンがもっとも強く反応する運動方向の縞模様に固定した。そのうえで、もう片方の目に提示する刺激を二種類用意した（図2-18）。この工夫により、意識にのぼる刺激は同じまま、その裏で、意識から消失している刺激だけを変えることができる。

実験の結果、意識を担うニューロンは持ち回りであることがわかった。たとえ意識内容が同一であっても、一つの刺激条件（図上）では意識に連動し、もう一つの刺激条件（図下）では連動しないようなニューロンが多数見つかったのだ。

意識と無意識の境界がニューロンレベルで揺れ動いていることになり、意識の神経メ

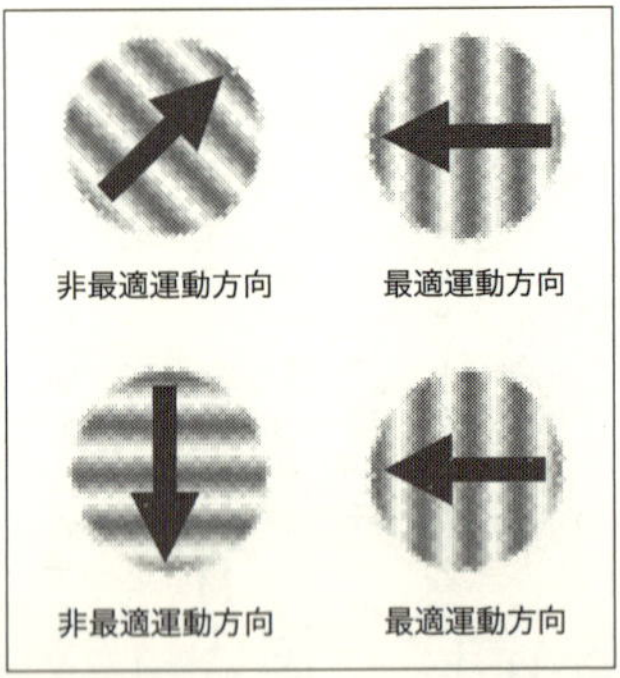

図2-18　レオポルドらがサルの両眼視野闘争に用いた二組の視覚刺激
計測中のニューロンの最適運動方向（ニューロンの発火率が最大化する運動方向）の刺激を右目に提示しつつ、それと組み合わせる左目の刺激を二種類用意した（Maier et al. 2007を改変）

カニズムを考えるうえで、とても示唆に富む実験結果となっている。

第一次視覚野をめぐる仁義なき戦い

第一次視覚野が意識を担うかどうかで、意識と脳のあり方は大きく変わってくる。意識を担うと結論づけられれば、大脳皮質の全域にまたがって意識が存在している可能性が高まる。一方、担わないとの結論が出れば、無意識の前線は第二次視覚野、第三次視覚野へと前進し、意識は脳の片隅へと追いやられかねない。

ちなみに、第一次視覚野が、何十年もの長きにわたって意識の科学の主戦場であり続けたことには、もう一つ大きな事情がある。一九九五年にフランシス・クリックとクリストフ・コッホ（一九五六〜）がネイチャー誌に発表した一本の論文だ。二人はこの論文の中で、「第一次視覚野は意識を担わない」と大胆にも予想してみせた。そして、これが多くの科学者の反発を生んだ。

彼らが論文中であげた理由は主に次の二つだ。一つは、第一次視覚野が前頭前野（後述）への直接の神経配線をもたないこと。もう一つは、第一次視覚野には意識にのぼることのない情報が多数存在すること、である。

ホムンクルスの無限後退

第一の理由からは、当時の二人が、意識を一手に担う「ホムンクルス」を脳の中に想定し、前頭前野と呼ばれる部位をそれにあてていたことがうかがえる。

前頭前野は、意思決定を担う脳の中の最高次の脳部位で、腹側経路と背側経路の両視覚経路の最高次よりも、さらに高次に位置する。二人はこの前頭前野を意識の在り処と仮定した。そして感覚意識体験を担う視覚部位であれば、直接の神経配線を通して、この前頭前野に視覚世界を「見せて」いるはずだと考えたのだ。

この考え方には、端的に言って二つの問題がある。まず、意識を一手に引き受けるホムンクルス（小人：ここでは前頭前野）を脳の中に想定すると、ホムンクルスの中にもホムンクルスが必要となり、無限後退へと陥ってしまうことだ。そして、前頭前野が損傷しても、視覚の感覚意識体験が失われないとの臨床例が多数報告されたことだ。コッホは後に考えを改め、前頭前野が視覚の感覚意識体験には関係しないことを認めている。

意識がアクセスできない第一次視覚野の情報

より本質的で、今日でも議論が多いのは、「第一次視覚野には意識にのぼることのない情報が多数存在する」という第二の理由のほうだ。

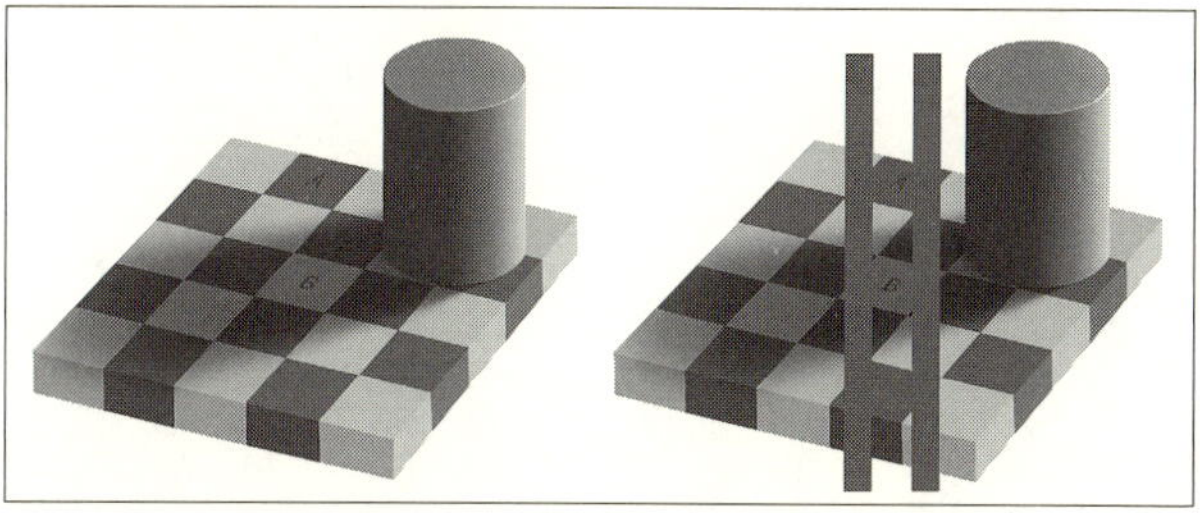

図2-19　色恒常性による錯視　（Edward H. Adelson ©1995）

確かに第一次視覚野には、意識にのぼることのない情報があふれている。図2-19左に示す錯視はこのことを顕著に物語っている。

にわかには信じられないだろうが、図のA部分とB部分は、まったく同じ明るさをもつ同色の灰色だ（図2-19右）。我々の目に明るさが異なって見えるのは、右奥の円柱が落とす影の影響を排除して、物体固有の色を見せようとする働きが脳にあるからだ。

簡単に言えば、Bが円柱の影に入っているにもかかわらず、Aと同じ明るさの光を反射するのは、Bのほうが物体固有の色としては明るいから、と脳が推測していることになる。この推測の結果が意識にのぼり、我々の目にはBのほうが断然明るく見えるのだ。

このように、光の違いや影の有無の影響を排除して、物体固有の色を見せようとする視覚の働きは「色恒常性《いろこうじょうせい》」と呼ばれる。

そして、この色恒常性が、ニューロン応答にあらわれるのは、腹側経路の第四次視覚野以降である。よって、それより前段にある第一次視覚野は、我々の意識には否応なく違って見えるAとBを、そこから反射される光の強度に忠実に、同じものとして扱っていることになる。逆の見方をすれば、第一次視覚野には、我々の意識がアクセスすることのできないナマの明るさ情報が存在するのだ。

他にもこんな例がある。

我々の眼球は、視線が一点に留まっている最中にも高速で揺れ動いている。しかもその揺れ幅は相当に大きい。これは「固視微動《こしびどう》」と呼ばれる現象で、カメラを持つ手がガタガタと震えているような状態だ。

しかし、固視微動による視覚像の揺れを私たちが意識することはない。意識したくてもできない。つまり、何らかの補正機構があって、補正済みの視覚像が我々の意識にのぼっていることになる。

ところが、第一次視覚野のニューロン活動は、この固視微動の影響をもろに受ける。眼球の細かな動きに合わせて、その活動を一斉に上げ下げしているのだ。仮に、第一次視覚野のニューロン活動がそのまま我々の意識にのぼっていたなら、あまりの揺れの大きさに本書を読むことなどできないはずだ。

つまり、第一視覚野には、我々の意識にのぼることのない、固視微動による視覚像の揺れに忠実な、ナマの視覚情報が存在していることになる。

以上、第一次視覚野に、意識がアクセスできない情報が存在することは、誰の目にも明らかで、このこと自体に異論を挟む余地はない。クリックとコッホの主張が論争を巻き起こしたのは、そこからさらに一歩踏み込んで、第一次視覚野のすべての情報に意識がアクセスできないと主張したからだ。

これは明らかな論理的誤謬である。一部にアクセスできないからといって、そのすべてにアクセスできないとは限らない。

ロゴセシスの「答え」とその後

ロゴセシスは、この論争に終止符を打とうと、虎の子の実験パラダイムを用いて第一次視覚野に挑んだ。そして、そこで計測されたニューロン活動は、高次の視覚部位とはだいぶ様相の異なるものであった。

まず顕著に異なるのは、両眼視野闘争の知覚交代に連動するニューロンの割合であり、わずか一割程度にすぎなかった（図2－17C左端：ただし第二次視覚野も含む結果）。しかも、連動すると判定されたニューロンにしても、その度合いは小さく、何百回もの知覚交代を平均してはじめて、変化が検出されるようなものであった。

逆の見方をするなら、第一次視覚野の大半のニューロンは、サルの意識などまったくお構いなしに、ただひたすら、物理的な刺激に忠実に応答していることになる。そこに表現されている視覚情報は、サルの視覚意識体験とは似ても似つかないものだ。仮に、第一次視覚野のニューロン活動が、全体として意識にのぼっていたなら、両眼視野闘争中に左右の目に与えられた二つの視覚刺激は半透明に重ね合わさり、知覚交代などそもそも生じないだろう。

しかし、ここで思い出してほしい。クリックとコッホの主張が批判を浴びたのは、まさにすべてのニューロンを十把一絡げにして、全体として扱ってしまったからである。

その文脈で捉えると、ロゴセシスが発見した、知覚交代に応じる一〇%のニューロンは、まったく異なる意味合いを帯びてくる。一〇%の知覚交代に応じるニューロンだけが、意識にのぼる可能性を示唆しているからだ。

事実、ロゴセシスが自身の論文のタイトルとして選んだのは、"Activity changes in early visual cortex reflect monkeys' percepts during binocular rivalry (両眼視野闘争中のサルの第一次視覚野のニューロン活動は知覚を反映する)" である。

ヒトｆＭＲＩによる追い打ち

さらに輪をかけてクリックとコッホの立場を悪くしたのは、その後に続いたヒトの研究結果だ。フランク・トングらは機能的核磁気共鳴（fMRI：コラム参照）を用いて、ヒトで両眼視野闘争中の脳活動計測を行った。

当然ではあるが、健常者の脳に電極を入れることはできない。ヒトに対しては、脳や頭蓋を傷つけることなく脳計測を行える非侵襲の手法が用いられる。中でもfMRIは、最高の空間解像度を誇る。

とは言っても、その解像度は一ミリ程度だ。これを大きいとみなすか、小さいとみなすかは、研究目的にもよる。ただ一つ確かなのは、一ミリ角の立方体の中には、数千万個のニューロンがひしめき合っており、信号として得られるのは、この膨大な数のニューロン活動の総和にすぎないことだ。

両眼視野闘争で言えば、右目に与えた刺激に応答するニューロン群の活動と、左目に与えた刺激に応答するニューロン群の活動とを分離できない。よって、ロゴセシスが行ったような、意識にのぼる脳活動と意識にのぼらない脳活動に分けての解析は不可能になる。

そこでトングらは、会心の一工夫として、盲点を活用した。盲点とは、視野内に存在する見えない領域で、網膜の神経線維の引き込み部分に、視細胞が存在しないことから生じる。本書を一〇センチメートルほど離して、図2-20の点Aを左目だけで見てみよう。そこから

図2-20　**盲点**　左目で点Aを見つめながら紙面を前後させるとBに示す円形の領域が見えなくなるポイントがある

本書を前後させると、どこかで点Bが消えるはずだ。

次に、同じことを右目で試してみよう。今度は、どんなに本書を前後させても、点Bは消えない。

このように左右の目で結果が異なるのは、網膜上の神経線維の引き込み部分がそれぞれ鼻側に位置するからだ。

よって、網膜座標依存性が厳格な第一次視覚野には、片方の目からは入力を受けるが、もう片方の目からは入力を受けない領域が存在することになる（図2-21左）。

第一次視覚野の盲点に対する領域の大きさは一センチメートル程度であり、fMRIの空間解像度をもってすれば、その部分の活動だけを抽出することは十分に可能である。トングらは、盲点を利用することにより、左目の刺激に対応する脳活動と、右目の刺激に対応する脳活動とを分離することに成功したのだ。

そしてトングらの結果は、事前の予想、つまり、ロゴセシスの結果からの予想をはるかに超えるものであった。彼らの論文から図を拝借しよう（図2-21）。刺激が意識にのぼっているときの

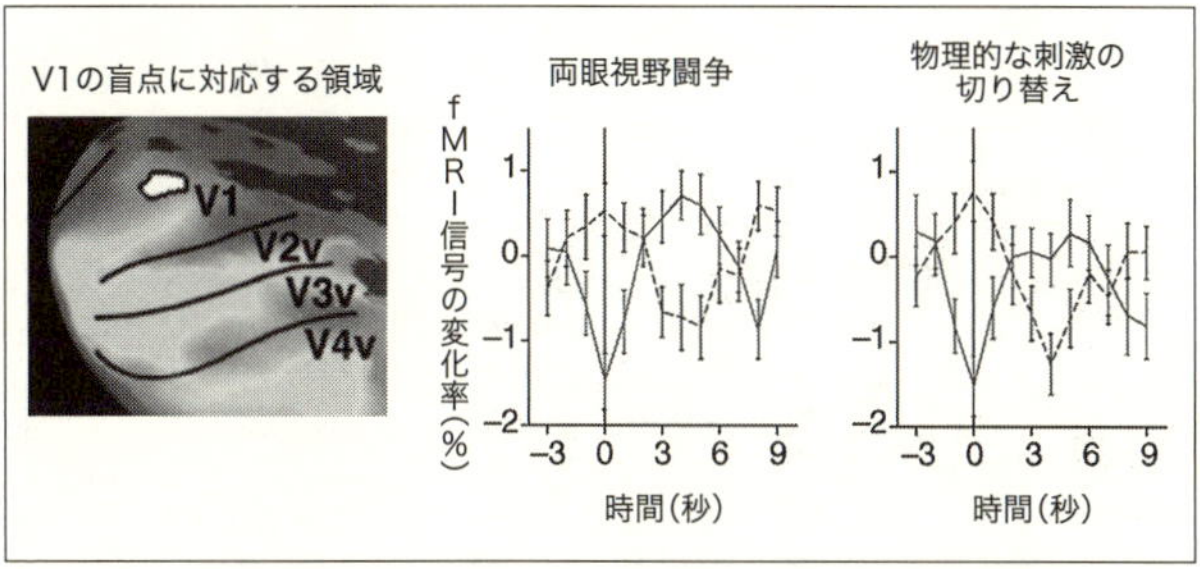

図2-21　両眼視野闘争のヒト第一次視覚野のfMRI計測　左図の白い領域は、第一次視覚野の盲点に相当する領域。中（両眼視野闘争）および右（物理的な刺激の切り替え）のグラフは、この盲点に相当する領域のみの脳活動をグラフ化したもの。それぞれのグラフの二つの線は、時刻0を知覚の切り替わるタイミングとして、右目刺激から左目刺激、左目刺激から右目刺激へと知覚が切り替わったときの脳活動（Tong & Engel 2001を改変）

脳活動が、そうでないときに比べてほぼ倍増していることがみてとれる。

この変動の度合いは、時には左目のみの刺激、時には右目のみの刺激と、物理的に切り替えてしまった刺激条件のものに匹敵する。つまり、意識の有無が、刺激の有無に匹敵する脳活動の変化を生じさせていたことになる。

トングらの結果は、ロゴセシスのものに輪をかけて、クリックとコッホの仮説に対して不利に働くものであった。すでに第一次視覚野において、意識と脳活動が完全に一致することを指し示している。そして、ヒトとサル、どちらの結果を尊重するかと問われれば、やはりヒトということになる。

種の違いか、計測法の違いか？

では、ロゴセシスの結果とトングらの結果との違いは、何に起因していたのだろうか。ロゴセシスの計測では、知覚交代に連動するニューロンの割合は一〇%程度であり、その変動量もごくわずかであった。対するトングらの結果は、物理的に刺激を切り替えた条件と同程度の変動量を示している。

差異を生む理由として考えられるのは次の二つだ。

一つは、サルとヒトの種の違いである。ヒトとサルでは、第一次視覚野の意識への関わりが異なる可能性がある。もう一つは計測法の違いだ。ロゴセシスがニューロン計測を行ったのに対して、トングらはfMRIを用いている。

アレクサンダー・マイヤーとデイヴィッド・レオポルドらはこの問題に興味を持ち、両眼視野闘争中のサルに対して、ニューロン計測とfMRI計測の両方を執り行った。

そして実験の結果、ロゴセシスとトングらの結果の違いが、計測法の違いによって生じていたことが明らかになった。ニューロン計測の結果はロゴセシスのものと一致し、fMRI計測の結果はトングらのものと一致したのだ。つまり、二種類の計測は、脳活動の異なる要素を捉えていたことになる。

ニューロン計測が、ニューロンの発する電気スパイク、すなわちニューロンの出力を捉えていることは明らかだ。では、彼らのｆＭＲＩ計測は、何を捉えていたのだろうか。

実はこの当時すでに、ｆＭＲＩ信号がニューロンの出力よりも、むしろニューロンへのシナプス入力を反映するものであることが知られていた（コラム参照）。

このことを使って、マイヤーらの結果を素直に解釈すれば、両眼視野闘争中の意識の有無が、第一次視覚野への入力を大きく変化させながらも、その出力にはほとんど影響を及ぼしていなかったことになる。第一次視覚野へのシナプス入力の大部分が、知覚交代にあわせて大きく活動を変化させる高次の視覚部位に由来すると考えれば辻褄は合うが、いまのところ、その証拠は得られていない。

〔コラム〕　ｆＭＲＩの原理とその信号の由来

ｆＭＲＩの原理は、当時、米国ベル研究所の特別研究員であった小川誠二（一九三四〜）が発見したものだ。ｆＭＲＩが果たした科学的貢献と今後の臨床応用の可能性などを加味すれば、ノーベル賞に値する大発見であり、筆者も含め、日本の脳科学者の多くが毎年吉報を待ち望んでいる。

一方、本章の主役であるロゴセシスもfＭＲＩ信号の解明に大きく貢献している。以下、二人の研究者の歩みに沿って、fＭＲＩの原理とその信号の由来について見ていこう。

時はバブル末期の一九八八年、小川は、磁気共鳴装置による脳解剖画像の撮像法の研究に取り組んでいた。そんなある日、計測した脳の断面に黒い斑点が映りこんでいることに気がついた。よくよく調べてみると、黒い斑点の正体が血管であり、しかも、その斑点の濃さが血中の酸素濃度に依存することが明らかになった。生物学や医療用途では、解剖画像専門であった磁気共鳴装置が、脳の活動状態をも計測できるツールへと大変身を遂げた瞬間である。

ちなみに、ニューロン活動に応じて脳の血流量が変化することは、二〇世紀初頭から知られていた。少々乱暴ではあるが、被験者の頭部に聴診器をあて、数学の難問を解いてもらうと、血流音が明らかに増大したのだ。その後、ＰＥＴ（放射性同位元素を使って脳血流量を測定する手法）などにより、血流量の増大が、ニューロン活動のごく近傍に限られることが明らかになっている。

ただ、fＭＲＩの捉える信号が、ニューロン活動の上昇に伴う血流量の増大に関係することは予想できたが、ニューロン活動の一体何が、血流量の増大を生じさせているかについては謎に包まれていた。小川によるｆＭＲＩの発明以来、脳科学へのその寄与がますます大きくなる中で、信号の起源の解明は急務となっていた。

そんなところへロゴセシスが登場する。

ロゴセシスのサルの両眼視野闘争を用いた研究は、世界的に大きな反響を呼び、彼は多くのジョブオファーを受けた。最終的には、チュービンゲンのマックス・プランク研究所と米国ボストンのマサチューセッツ工科大学の二択となり、大いに悩んだらしい。最終的にマックス・プランクに軍配が上がったのは、六七歳の定年まで保証される莫大な研究予算と、ロゴセシスの仰天の研究計画をマックス・プランクが受け入れたことによる。

その仰天の計画とは、電極による同時のニューロン計測が可能な、サル専用のｆＭＲＩ装置の開発であった。

ｆＭＲＩの最大の利点はその非侵襲性にあり、あえてサルを使うというのは、並の科学者には理解しがたいものであった。実は先ほど、「その信号の起源の解明が急務」と書いたのは言葉の綾で、当時の風潮としては、ｆＭＲＩの信号強度はニューロンの発火率に当然依存するものと考えられていた。「ｆＭＲＩ信号の五％の上昇は、三〇ヘルツの発火率の上昇に相当」などと、まことしやかに換算式が提案されていたくらいだ。

ロゴセシスをロゴセシスたらしめるのは、他の科学者の気づかない問題に気づき、それを解くための努力を惜しまないことだ。ロゴセシスが答えを出したあとになって、他の科学者は、事の重大さに気がつき、感嘆の声をあげることになる。

ただし、サル専用のfMRI装置の開発は一筋縄ではいかなかった。九七年には、fMRI装置が完成をみたものの、同時のニューロン計測は困難を極めた。fMRIが巨大な変動磁場を利用して血中酸素濃度を三次元的に捉えるのに対し、電極によるニューロン計測は、わずか数十マイクロボルトの電気スパイクを計測しようとするものだ。前者から後者への影響をいかに抑えこむかが成功の鍵を握る。

そして、苦節三年、総勢一〇人以上からなる専門のハードウェア開発チームを擁して、ようやく同時記録に成功した。その結果は、fMRIの捉える信号が、ニューロンの出力よりも、ニューロンへのシナプス入力に依存するという、予想を大きく裏切るものであった。

ロゴセシスの研究を皮切りに、ニューロン活動と脳血流量増大の仕組みに注目が集まり、脳科学の一大分野として「ニューロ・バスキュラー・カップリング（神経血管連携機構）」が立ち上がった。現在では、シナプス入力を受けるグリア細胞（出力をもたないためニューロンではない）が、微細な動脈を取り巻く筋肉を動かして、血流量を調整しているとの仮説が有力視されている。

「連動」することと「担う」ことの違い

大きな枠組みで捉えれば、ロゴセシスの結果もトングらの結果も、第一次視覚野のニューロン活動が知覚交代に連動することを示していることになる。では、これをもって第一次視覚野が意識を担っていると結論づけてよいものだろうか。実は、連動することと、担うこととは、必ずしも等価ではない。

一つ、身近な例をあげよう。夏の電気使用量とかき氷の売れ行きは連動する。片方が上がれば、もう片方も上がる。しかし、そのどちらかが、どちらかを担っているわけではない。

確かにかき氷が売れれば、氷を砕くための電気使用量がわずかながら増加する。しかし、全体の電気使用量からみれば、その量は微々たるものだ。

実は、電気使用量とかき氷の売れ行きとの間には、共通の要因がある。ずばり気温だ。気温が上昇すれば、エアコンがフル稼働し、電気使用量は跳ね上がる。また、気温が上昇すれば、人々は涼を求めてかき氷屋に列をなす。

この例にあるように、両者の間に因果性がなくとも、共通の要因などによって、両者が連動してしまうことがままある。

実は、この「連動」と「因果性」をどう扱うかは、科学全般に共通する課題だ。ただ、脳科学の場合、因果性を検証する手段が限られていたため（第3章参照）、これまで問題にされることはあまりなかった。これにならい、意識の科学でも、意識と連動する脳活動を探索することにその主眼が置かれていた。

だが、意識の科学の最終目標は、意識の神経メカニズムを解き明かすことにある。そのためにまず必要なのは、意識の担い手をつきとめることであり、意識と連動する脳活動の探索はその前哨戦にすぎない。「連動」の先にある「因果性」こそが重要なのだ。

クリックとコッホは、一九九〇年代初頭にいち早くこの問題を予見し、見事な予防線を張っていた。二人の不人気な第一次視覚野の仮説とは裏腹に、二人が意識の実験科学の研究ターゲットとして提案した「NCC」は広く受け入れられている。

NCCと『AKIRA』

一九八〇年代の長編アニメ映画『AKIRA』をご存じだろうか。かつて、強大な超能力を発揮した少年アキラの体はバラバラにされ、その脳片だけが人工的に生かされている。アキラの脳片を生かし、同時にその超能力を封じ込めるために、無数のパイプが張り巡らされた醜悪な装置がそれを取り巻く。

クリックとコッホのNCC（Neural Correlates of Consciousness）の定義を目の当たりにした筆者がまず思い浮かべたのは、このアキラの姿である。

二人はNCCを次のように定義している。"The minimal set of neuronal events and mechanisms jointly sufficient for a specific conscious percept"。直訳すれば「固有の感覚意識体験を生じさせるのに十分な最小限の神経活動と神経メカニズム」だ。

通常、"correlate"は「相関」と訳され、本書で言うところの「連動」を意味する。しかし、"The minimal set of . . . jointly sufficient for . . .（〜するのに十分な最小限の〜）"の文言が加わることにより、単なる「連動」の枠を超えて、「因果性」や「担い」へと大きく踏み込んだものに、その意味が様変わりする。

NCCの意味を明らかにするために、目の前に置かれた赤いリンゴのクオリアを例に考えてみよう。はたして網膜は、NCCに含まれるだろうか。

目をつむれば、リンゴはおろか、視覚世界のすべてが意識から消失する。また目をあければ、リンゴは再び視界に入り、そのクオリアが成立する。これだけを見れば、脳の出先機関とも言える網膜は、リンゴのクオリアの成立に必須であり、NCCに含まれるべきもののように思える。

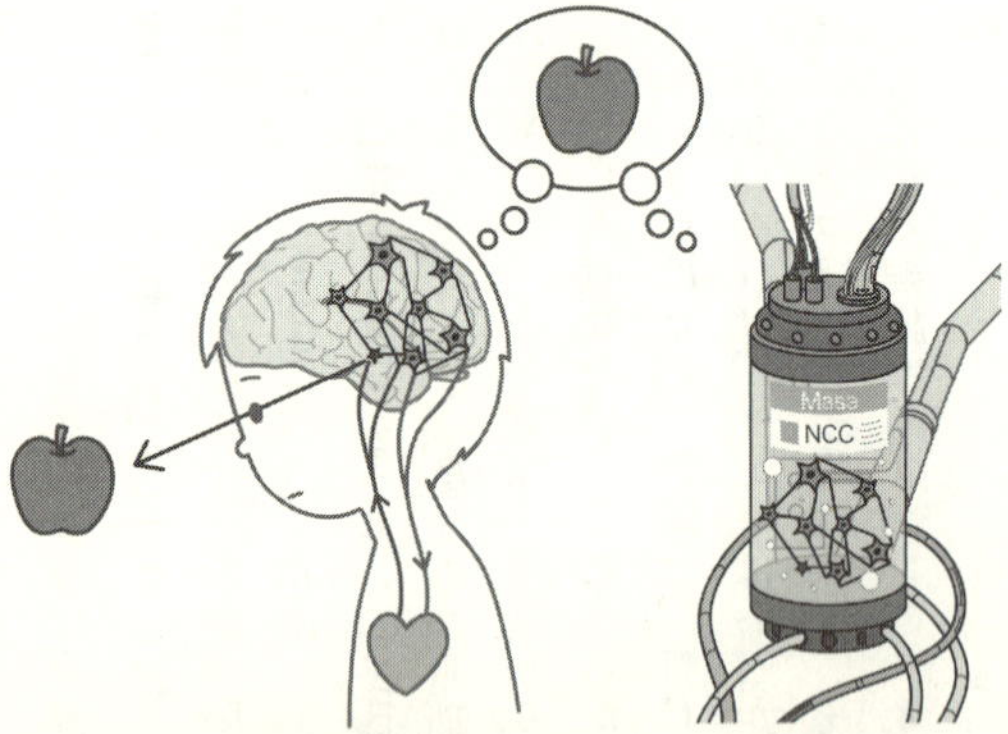

図2-22　脳に収められたNCCと瓶詰めのNCC

しかしながら、私たちはリンゴの夢を見る。そして、夢を見ている最中の脳は、環境から完全に遮断されている。夢の中のリンゴは、眼球の助けを一切借りずに、脳がゼロから創りだしたものだ。

よって、網膜はNCCから除外される。NCCの「最小限」の条項に抵触するからだ。

その意味で、NCCはアキラの脳片に似ている(図2-22)。アキラの脳片は、少年アキラの頭蓋に収まっていた昔も、醜い装置に生かされる今も、その中に特殊な状態が生まれさえすれば、恐るべき超能力を発揮する。本質的なのは脳片の状態であり、それを囲む醜悪な装置も、かつての少年の体も、それを手助けする容れ物にすぎない。

リンゴのNCCも同様だ。NCCを構成する神経回路網に特殊な状態が生まれさえすれば、リンゴのクオリアが発生する。本質的なのはNCCであり、覚醒中の網膜も、脳に蓄えられた記憶の中のリンゴも、それを手助けしているにすぎない。

このNCCの定義に従えば、たとえニューロン活動が知覚交代に連動していたとしても、それがNCCに含まれるとは限らない。覚醒中の網膜が知覚に連動するにもかかわらず、それがNCCから除外されたように。

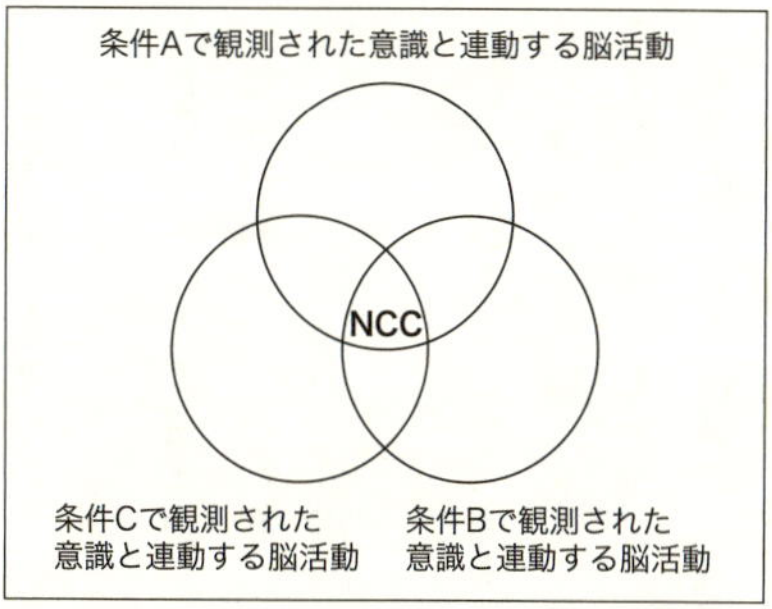

図2-23　NCCの位置づけ

消去法でNCCに迫る

はたしてNCCに迫るためのうまい方策はあるだろうか。そのヒントとなるのが、網膜をNCCから除外した夢の存在だ。

図2-23に示すように、NCCに含まれれば、いかなる条件においても意識の変化と連動するはずだ。一方、NCCに含まれなければ、網膜にとっての夢がそうであるように、連動が解かれる条件が存在するかもしれない。よって、新たな実験条件を次々と試し、非NCCを一つずつつぶしていけば、いずれNCCに辿り着く可能性がある。言わば、消去法によるNCCの探求だ。

この方策にもとづいて行った、筆者らのヒトのｆＭＲＩ実験を本章の最後に紹介したい。

NCCをたずねて三千里

我々が狙いをつけた新たな実験条件とは、「視覚的注意」の統制《コントロール》である。聞きなれない言葉かもしれないが、日常的に使われる「注意」の意味からそれほどかけ離れているわけではない。

図２‐24の中心から目を逸らさずに、縦と横の文字列を一文字ずつ読んでみよう。ここで感じてほしいのは、文字を読もうとしたときにそこへと特殊な注意が向くことだ。視野の中の注意、これこそが視覚的注意である。

対象に対して視覚的注意が向くと、知覚認識の精度や速度が向上する。また、視覚的注意が目線と独立に動くことは図２‐24で感じてもらったとおりだ。面白いのは、目線の向く対象があくまで一つであるのに対して、視覚的注意は、同時に四つのものまでトラッキング（追うこと）ができることだ。

この視覚的注意の統制を、新たな実験条件として選んだのには二つの理由がある。

一つ目の理由は、視覚的注意を統制しないと、見えた刺激にそのまま注意が向いてしまうことだ。両眼視野闘争で言えば、縦縞が意識にのぼったときには縦縞へと視覚的注意が向き、横縞が意識にのぼったときには、横縞へと視覚的注意が向いてしまう。

そして二つ目の理由は、視覚的注意の有無によっても第一次視覚野のニューロン活動が増減してしまうことだ。

言うなれば、これまで第一次視覚野の意識の効果として報告されていた脳活動変化の中に、視覚的注意の効果が紛れ込んでいたのではないかと我々は疑ったことになる。その疑いを晴らす、もしくは、疑いが単なる疑いではないことを証明するためには、注意と意識を独立に操作することが必要になる。

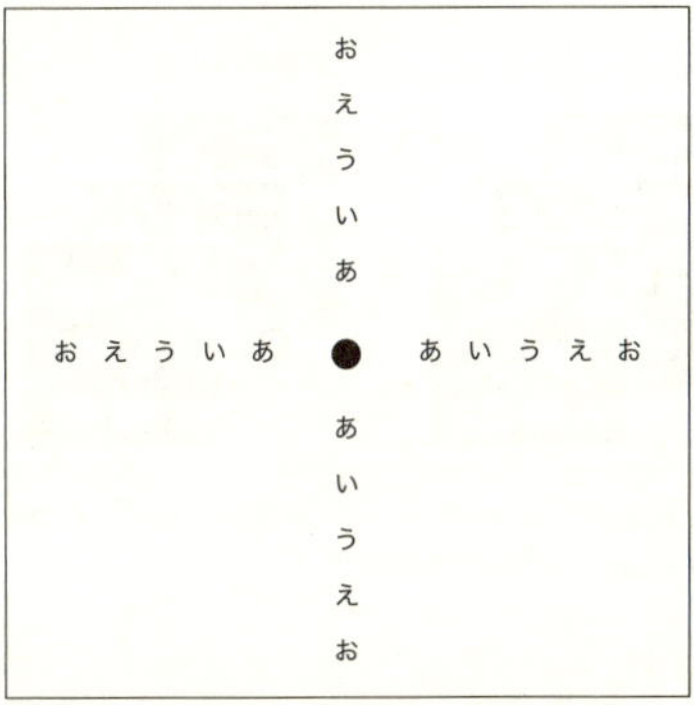

図2-24　視線固定のもと自在に動き回る視覚的注意

非対称な両眼視野闘争　CFS

注意と意識を独立に操作するうえで、両眼視野闘争を用いることはできない。両眼視野闘争では知覚交代が生じるため、後々の解析には、被験者の知覚報告を得ることが不可欠となる。問題は、この知覚報告により、被験者の注意が視覚刺激へと否応なく向いてしまうことだ。つまり、被験者の知覚報告に頼らずとも、被験者の見えの有無を、実験者が確実

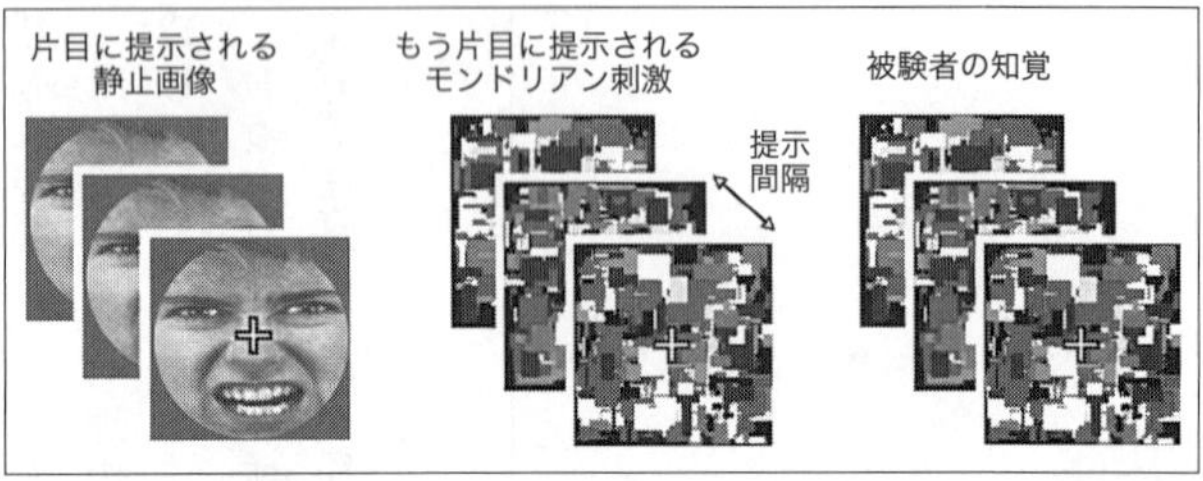

図2‐25　コンティニュアス・フラッシュ・サプレッション（CFS: Continuous Flash Suppression）（Tsuchiya & Koch 2005を改変）

に把握できるような特殊な刺激が必須となる。

土谷《つちや》尚嗣《なおつぐ》博士とコッホが開発した、コンティニュアス・フラッシュ・サプレッション（CFS）と呼ばれる革新的な手法は、まさにその目的にうってつけである（図2‐25）。左右の目に異なる刺激を提示すること自体は両眼視野闘争と変わりないが、CFSでは知覚交代は生じず、片方の視覚刺激だけが意識にのぼりつづけることになる。

その知覚の非対称性は、左右の目に与える刺激強度の非対称性によって引き起こされる。片方の目には濃淡の淡い静止画像を提示するのに対し、もう片方の目へは、毎秒一〇回ほどの速さで、一〇〇個ほどの四角形を場所を変えながら提示する。CFSの発明者である土谷は、画家モンドリアンの抽象画にちなんで、後者の強い視覚刺激を「モンドリアン刺激」と命名した。

ターゲット刺激に対する「意識」と「注意」の操作

ここで、実験で用いた刺激を説明するために、「ターゲット

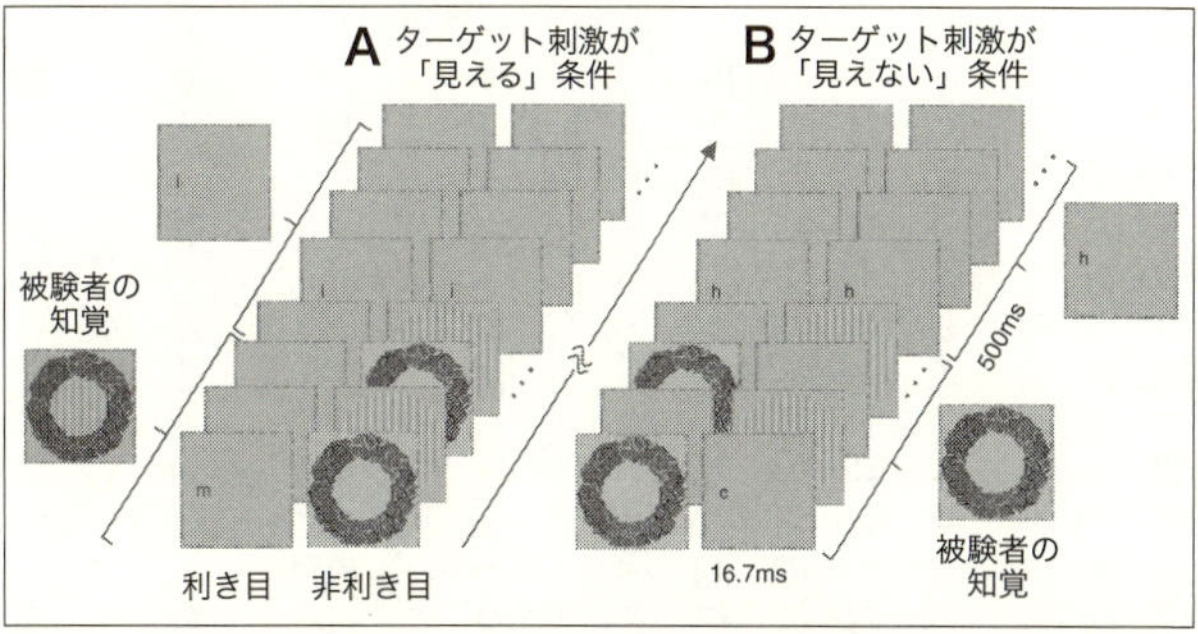

図２-26　意識と注意を独立に操作するための視覚刺激　ターゲット刺激（円形の縦縞模様）が見える刺激条件（A）と見えない刺激条件（B）。両者の刺激強度を揃えるため、プロジェクタ（60Hz）の奇数フレームはモンドリアン刺激、偶数フレームではターゲット刺激を提示する（Watanabe, Cheng et al. 2011を改変）

刺激」と呼ばれる視覚心理学用語を導入したい。ターゲット刺激の「ターゲット」は「目標」を意味しており、この「ターゲット」刺激に対して、さまざまな操作が行われる。

我々の実験の場合、ターゲット刺激は、図２-26に示した円形の縦縞であり、これに対して「意識」と「注意」の操作が行われることになる。

そのターゲット刺激の見えを操作するにあたっては、先述のとおり、土谷らのCFSを用いた。ターゲット刺激を片目に提示し、もう片目にモンドリアン刺激を提示することによって、ターゲット刺激を意識から完全に消失させることが可能になる。

また、「見え」の効果を評価するためには、ターゲット刺激が見える実験条件も必要である。そこで、ターゲット刺激と同じ目に、モンドリアン刺激を与えることにした。この条件では、両眼視野闘争のもととなる「眼球間の意識の奪い合い」が生じないため、ターゲット刺激とモンドリアン刺激が半透明に折り重なって、両者が見える状態が生まれる（詳細は図キャプション参照）。

次は、ターゲット刺激への視覚的注意の操作だが、これは、被験者に与える課題を切り替えることによって行った。

ターゲット刺激へと視覚的注意を向ける条件では、目線を注視点（視線を向ける対象の刺激）に固定したまま、ターゲット刺激の有無をボタンで報告してもらうことにした。ただ、常にターゲット刺激が提示されたのでは、課題として成立しない。そこで、ターゲット刺激を間欠的に提示し、二〇回に一回の割合で、ターゲット刺激が提示されない回を滑り込ませた。これにより、被験者の注意は否応なくターゲット刺激へと向けられることになる。

一方、ターゲット刺激から被験者の視覚的注意を逸らす条件では、注視点として採用した高速に切り替わるアルファベットの文字列から、特定の文字を探しだすように被験者に指示した。

まとめるなら、見えの有無は刺激条件（モンドリアン刺激をどちらの目に提示するか）で操作し、注意の有無は課題条件（ターゲット刺激の検出課題VS.注視点の文字検出課題）で操作したことになる。これら二つの組み合わせから、合計四つの刺激課題条件が存在することになる。

ターゲット刺激の脳活動のみをｆＭＲＩで捉えるには？

我々が脳計測の手段として選んだのはｆＭＲＩである。よって、トングらが盲点を用いたように、何らかの工夫を凝らさなければ、意識と無意識の脳活動を別々に捉えることはできない。

そこで、ＣＦＳのモンドリアン刺激の真ん中に無地の穴をあけることにした（図２－26）。ターゲット刺激はこの穴の中にも提示されるため、この穴に対応する第一次視覚野の領域を特定することにより、ターゲット刺激の脳活動のみを抽出することが可能になる。

ただ、モンドリアン刺激にあいた穴の中のターゲット刺激までをも意識から消失させなければならないため、ＣＦＳの効果を強めておく必要があった。そこで、土谷らのオリジナルのＣＦＳではなく、以前の研究で我々が開発した、ｄＣＦＳ（dynamic Continuous Flash Suppression）と呼ばれる手法を採用することにした。

ＣＦＳとの違いは、モンドリアン刺激のそれぞれの正方形にある。ｄＣＦＳではただの正方形ではなく、四方八方に波打つ縞模様を用いる。これにより、ターゲット刺激との間の刺激強度の非対称性がさらに高まり、モンドリアン刺激にあいた穴の中まで、安定的にターゲット刺激を意識から消失させることが可能になる。

CFS　はたして結果はいかに？　実験科学の実際

さて、必要な実験条件はすべて満たされた。第一次視覚野が反応していたのは、注意か、意識か、はたまた両方か。その結果は、筆者自身が驚くようなものであった！　とても記しておきたいところだが、事の経緯はだいぶ異なる。

実は、実験をはじめた当初、我々は視覚的「注意」にまったく注意を向けていなかった。プロジェクト開始から遡ること数年前、別の研究プロジェクトのためにモンドリアン刺激の改良を行ったところ、大きな穴をあけてもターゲット刺激をもろとも意識から消失させられることがわかっていた。それを利用して、知覚報告のない条件で、より正確に第一次視覚野の意識の効果を見積もってやろうと考えたのが、最初の研究動機であった。

ところが、実験の結果、困ったことになった。それまで何十本もの論文が繰り返し報告してきた第一次視覚野の意識の効果が、まったくあらわれなかったのだ。ターゲット刺激が意識にのぼろうがのぼるまいが、第一次視覚野の脳活動はまったく動じない。結果としては斬新だが、オチがない。「よくわからないけれど、私たちの実験条件ではこんな風になりました」では通る論文も通らないのだ。

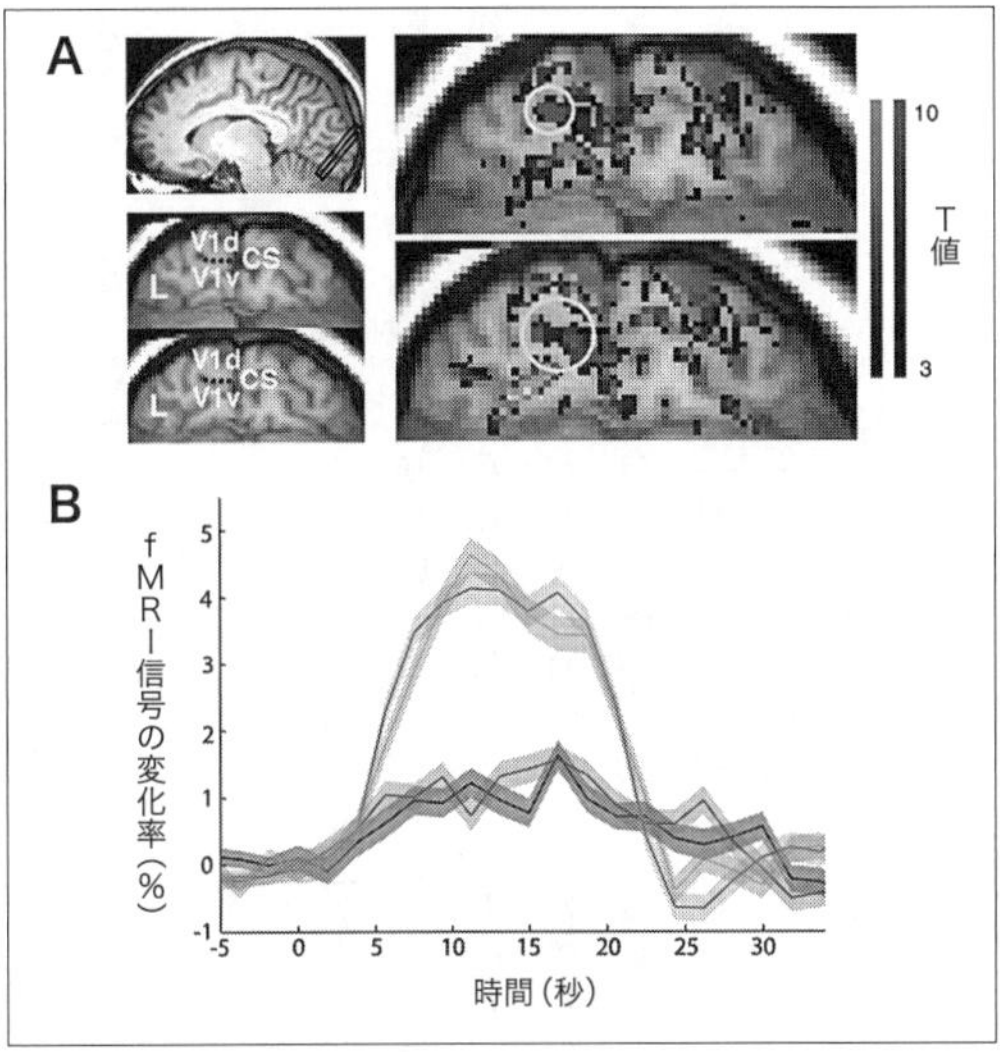

図２-27　視覚的意識と視覚的注意を独立に操作したもとでのヒト第一次視覚野のfMRI脳活動　（A）円形の中で濃くなっている部分は、第一次視覚野の中でターゲット刺激を担当する領域。（B）ややわかりにくいが、先の領域のみの脳活動を、意識有り—注意有り、意識無し—注意有り（上２本の折れ線）、意識有り—注意無し、意識無し—注意無し（下２本の折れ線）の条件について表示したもの（Watanabe, Cheng et al. 2011を改変）

そこで白羽の矢を立てたのが視覚的注意である。注意の有り無しの条件を加えたところ、トングらが報告した意識の効果によるｆＭＲＩ信号の倍増を、注意の効果として再現することができたのだ（図２－27）。

もちろん、論文としてまとめるときには、このような研究経過が表に出るようなことはない。得られた実験結果を総合し、もっともな研究命題をひねり出して、論文を記すことになる。意識か、注意か、ファイト！　といったように。

しかし、実際の研究

の現場は、論文の見かけほどすんなりとはいかないものだ。何かの参考になればと思い、恥を忍んで、事の経緯を記すことにした。

論文発表、その後

先の実験結果をまとめるならば、「視覚的注意をきちんと統制《コントロール》したもとでは、第一次視覚野は視覚的意識の有無に応じない」ということになる。前述の消去法の実験論理からいけば、第一次視覚野はNCCから除外されることになる。

この筆者らの論文が発表された日、土谷氏から連絡が入った。コッホとともに、学会で訪れているワシントンDCで祝杯をあげている、と。長年、やり込められていたコッホからすれば、さぞや会心の一撃に映ったのだろう。

ただ筆者にとって一つ残念なのは、クリックの反応を見ることが叶わなかったことだ。クリックは二〇〇四年にこの世を去っている。

その後、筆者は、後述するネズミの研究でコッホと共同研究をはじめた。打ち合わせのため、シアトルの彼のオフィスを訪ねたとき、壁にかけられたクリックの写真がとても印象的だった。そこには、クリックの直筆で"I will be looking after you.（天国から見守っている）"と記されていた。

第3章　実験的意識研究の切り札　操作実験

NCCのさらなる探求と操作実験

第2章の後半で、意識の実験科学が最初に取り組むべき研究テーマとして、クリックとコッホの提案するNCC（Neural Correlates of Consciousness：意識の神経相関）を導入した。

ここでは、このNCCを探求する手段として「操作実験」に着目する。

操作実験とは、脳活動を人工的に改変し、それが脳機能に及ぼす影響を調べることで、両者の間の因果的関係性を明らかにする手法だ。この操作実験を意識の実験科学に持ち込むことにより、前章で扱った「意識に連動する脳活動」の枠組みを超えて、NCCへとより一層迫っていくことができそうだ。

本章では、この操作実験によるNCC探求の過去と未来について見ていきたい。

手始めに、非侵襲の脳活動の操作を実現し、心理学のあり方を根本的に塗り替えたTMS

を紹介する。

革命的なツール、TMS（経頭蓋磁気刺激）

TMSとは、経頭蓋磁気刺激（Transcranial Magnetic Stimulation）の頭文字をとったものだ。その名のとおり、強力な電磁石によって、頭蓋の上から脳に磁場を加え、そこから発生する電流でニューロンを直接刺激するものである。もっぱら感覚刺激と知覚報告に頼って心の仕組みを紐解こうとしてきた実験心理学にあって、その自由度を広げる革命的なツールとして、一九九〇年代中盤以降から広く用いられるようになった。

しかし、その歴史は意外にも古い。すでに一九世紀後半には、ジャック＝アルセーヌ・ダルソンバール（一八五一～一九四〇）やシルヴァヌス・トンプソン（一八五一～一九一六）がその初号機を完成させている。図3-1左の写真はトンプソンのもので、二つの巨大な電磁石の間に、人の頭を挟み込むという異形の装置となっている。

勇気を出してその装置に入り込み、溜めこんだ電流を一気に解放すると、被験者はかすかな幻覚を体験したという。ただし、でかい図体の割には、ニューロンの発火に十分な磁場は発生しておらず、今日では、網膜が刺激されることによって生じた幻覚だと推測されている。ニューロンの発火にいたったのはずっと後になってからのことで、一九八五年のアンソニ

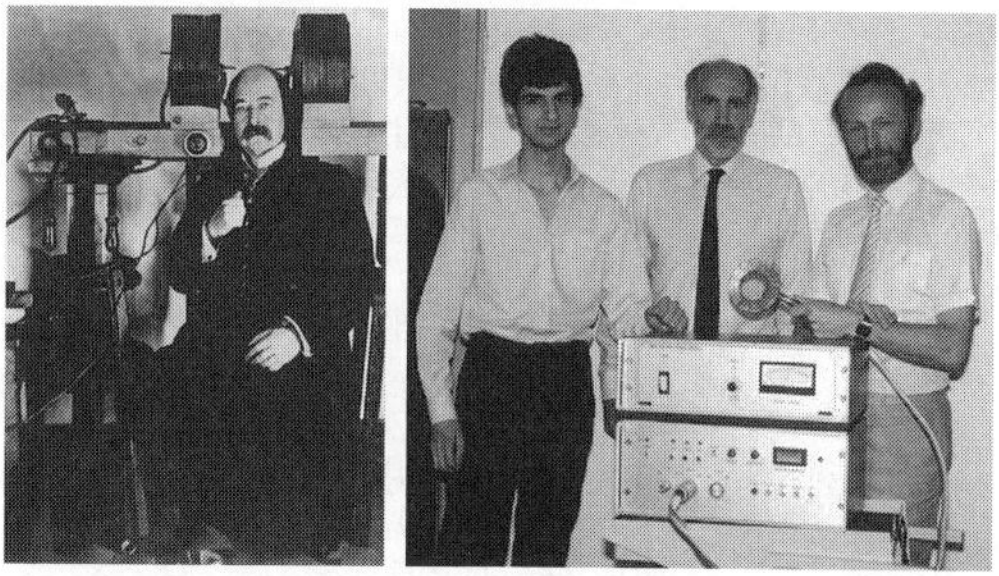

図3－1　TMS（経頭蓋磁気刺激）の変遷　左はトンプソン（1910）、右はバーカー（1985）らの装置（Scholarpediaより）

ー・バーカーのものが最初だ（図3－1右）。

著者も、カリフォルニア工科大学の下條信輔博士（一九五五〜）の研究室に一年間在籍した際に、TMSの洗礼を受けた。いまだ住処も定まらず、パサデナ市街の外れのモーテルから通っていたある日、当時、博士過程の学生だったダウアン・ウ氏に暗い部屋へと手招きされた。

招き入れられた部屋の片隅には禍々しい電子機器が積まれ、そこから伸びた太いケーブルの先には8の字型のコイルが覗いていた。これが噂に聞くTMS装置かと思ったのも束の間、手始めに身体運動にかかわる部位から刺激してみようと、コイルを頭頂部にあてがわれた。彼がスイッチを入れると、電圧表示のLEDゲージがかすかな唸り音とともに上昇していった。その様子は、一九七〇年生まれの私に、『宇宙戦艦ヤマト』の波動砲を彷彿とさせた。そして、最後のLEDが点灯し、待ってましたとばかりに彼がボタンを押すと、「バンバン！」という盛大な破裂音とともに、私の腕は肩より高く振り上がっていた。

せいぜい指がちょこっと動く程度だろうと、完全に見くびっていた私は、本当にびっくりした。ただ、それに驚いたのは私だけではなかったらしく、ダウアン氏は「アジア人は、電圧を低めに設定しなければいけないのを忘れていた」と悪びれずに言い放った。だが、彼自身もアジア人であることを私は見逃さなかった。

彼は次に、部屋の明かりを消してコイルを私の後頭部にあてがい、私の第一次視覚野に狙いを定めた。電圧を充塡しボタンを押すと、今度は、何もないところに白い閃光(フォスフィン)が走った。頭では理解していたつもりでも、我々の意識が、脳の電気活動にすぎないことをまざまざと見せつけられた瞬間であった。

TMSの陰と陽

筆者が下條研究室に在籍したのは二〇〇三年の一年間であった。そこから遡ること四年前、一九九九年に、TMSを用いた重要な研究成果がこの研究室から発表されている。後にfMRI計測の可能性を大きく広げることに貢献した神谷之康《かみたにゆきやす》氏の出世作でもある。

その研究成果とは、さきほどの幻覚とは正反対のTMSの効果を報告したものだ。

モニタ画面に格子模様を一瞬だけ提示し、そのタイミングに合わせてTMSで視覚部位を刺激する。すると、図3-2左のように、提示された視覚刺激の片隅が欠けて知覚される。下條と神谷はこの効果を「TMS誘導性スコトマ」と名づけた。

スコトマはもともと医学用語で、脳損傷によって生じる視野の欠損を意味する。二〇世紀初頭にライフルの弾速が上がり、頭部を撃たれても弾が貫通するようになった。それにより兵士が救命されるケースが増えたのはいいものの、脳損傷により後遺症があらわれることも少なくなかった。特に、視覚部位を弾が貫いた場合には、部分的にものが見えなくなるスコトマが出現した。

日露戦争当時、眼科医であった井上達二（一八八一〜一九七六）は、この視野欠損に関連して、興味深い報告を行っている。頭部への弾丸の射入口と射出口から視覚部位の損傷箇所を多くの患者で推定したところ、その損傷箇所と、患者の訴える視野欠損の位置との間に、対応関係があることを彼は見出した（図3-3）。

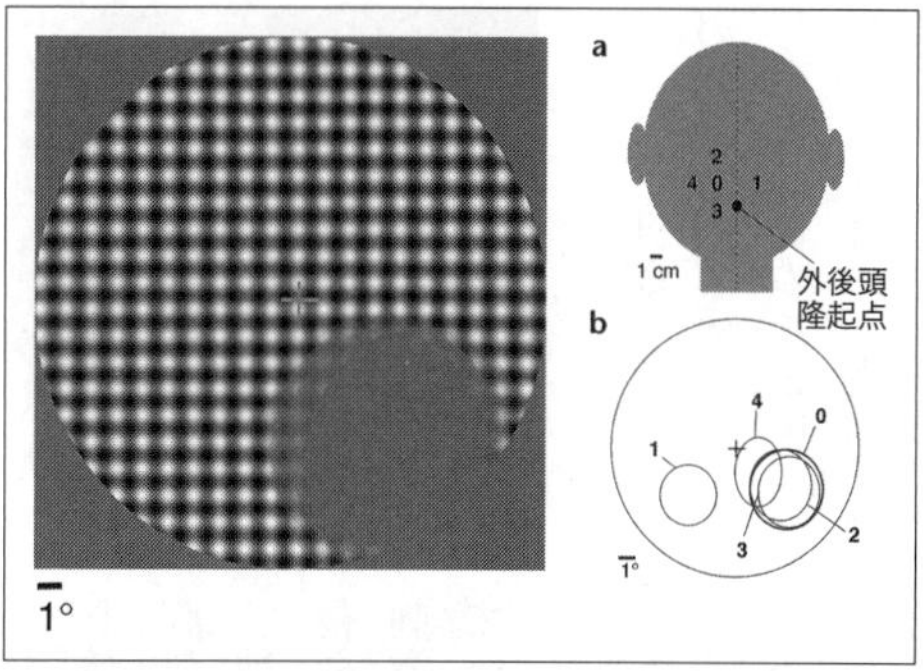

図3-2　TMSによるスコトマ　左は被験者の知覚を再現したもの。右は刺激箇所とスコトマの視野内の位置の対応関係（Kamitani & Shimojo 1999を改変）

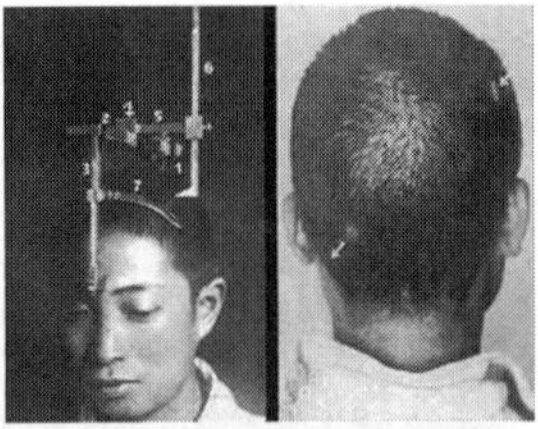

図３－３　井上達二による銃創痕の位置測定　（井上達二 1909）

実は、前章で取り上げた視覚部位の網膜座標依存性は、この井上が最初に発見したもので、彼は国際的に認められた日本人初の脳科学者となった。

神谷と下條は、この弾丸によるスコトマを、ＴＭＳを用いて非侵襲的に再現したことになる。実際のスコトマと同様に、ＴＭＳ刺激の位置をずらすと、スコトマの位置が移動することも確認している（図３－２右）。

さて、ここからが「下條流心理学」の真骨頂であるが、二人は次に、ＴＭＳ刺激であいた穴の中身が何であるかに興味を抱いた。あいた穴は、格子模様の背景と同じ灰色に知覚されるが、それは、過去と未来、どちらからきているのだろうか。

二人はこのことを調べるために、縞模様の前後で、赤から緑、もしくは緑から赤へと背景色を切り替えて実験を繰り返した。その結果、縞模様の後に提示される背景色が、ＴＭＳ誘導性スコトマの穴を埋めることがはっきりとした。同時に提示されない二つの視覚刺激が、我々の意識の中で融合されていること自体驚きであるが、なんと、スコトマの中身は未来を先取りしていたことになる。

いったい、どのような仕組みで、未来の背景が知覚像の穴に滑り込んだのだろうか。そもそも、意識と時間の関係性はどうなっているのだろうか。両者の関係性は、本章の最後に取り上げる実験と深くかかわり、また、最終章で意識のメカニズムを議論するうえでも重要な要素となるため、ページを割いて取り上げたい。まずは、我々の意識の時間の概念を根本的に変えたベンジャミン・リベット（一九一六～二〇〇七）の実験を二つほど紹介しよう。

意識の時間の遅れ

意識の時間と実際の時間との間には、どの程度のズレがあるのだろうか。第1章を思い起こしてもらえばわかるとおり、あらゆる神経処理には一定の時間がかかる。たとえば、視覚情報が高次の視覚部位に到達するまでには〇・一秒超の時間を要する。このことからも、〇・一秒程度の意識の時間の遅れは避けられそうにない。しかし、リベットが計測した時間の遅れは、この予想をはるかに上回るものであった。

リベットは、開頭手術中の患者の脳に電極を挿入して、電気刺激を与える実験を行った（図3－4）。皮膚感覚を担う脳部位の腕に相当する部分を刺激すると、腕に何かが触れたような感覚が生じる。リベットの当初の実験目的は、この皮膚感覚を発生させるのに必要な電気刺激の条件を求めることであった。

そこで、電気刺激の強度と持続時間をさまざまに変えながら、患者に知覚報告させた。も

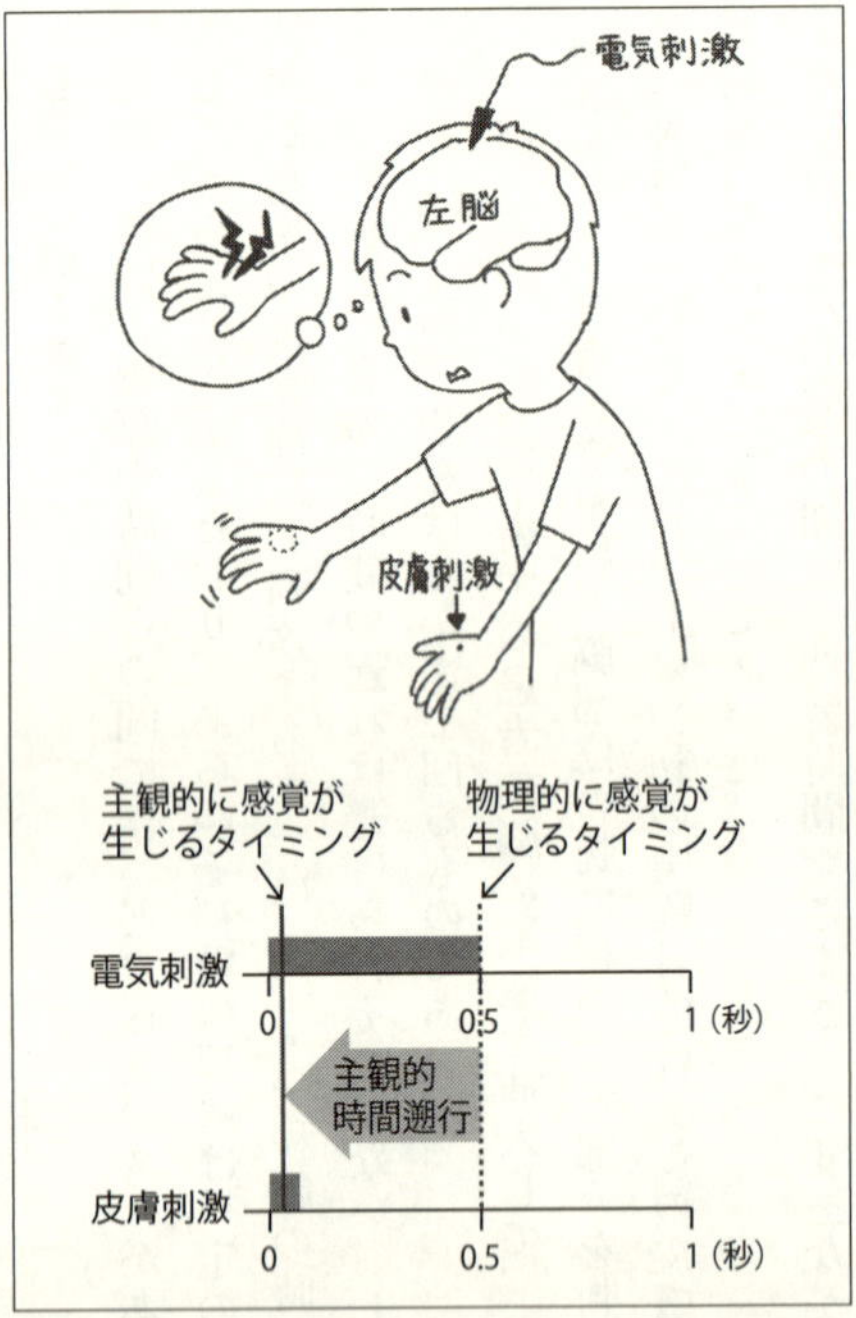

図３－４　リベットによるヒト脳への電気刺激実験

ちろん、神経細胞が焼け焦げない範囲での実験にはなるが、その結果、面白いことがわかった。中程度の電気刺激強度では、刺激が〇・五秒以上持続しなければ、一切の皮膚感覚が生じないことが明らかになったのだ。

では、〇・五秒以上の電気刺激が脳に与えられたとき、それに対する知覚が、いつ生じるのかを考えてみよう。被験者からすれば、次に与えられる刺激の持続時間は知る由もない。〇・五秒未満の持続時間では知覚が一切発生せず、〇・五秒を超えてはじめて発生するということは、いざ知覚が発生したときには、刺激開始から少なくとも〇・五秒は遅れていることになる。

この知覚が発生するまでの〇・五秒という時間は、脳の知覚にまつわる時間としてはだいぶ長いが、脳への電気刺激という特殊性から、これだけなら「そんなこともあるかもしれない」といった程度のものにすぎない。問題は次の実験である。

リベットは次に、さきほどの電気刺激と皮膚への刺激を同時に行い、患者にどちらが先に感じられるかを問うた。図3－4の例では、左腕には通常の皮膚刺激、右腕には電気刺激を通して皮膚感覚を起こしている。

二つの刺激を同時に開始した場合、素直に考えれば、皮膚刺激のほうが早く感じられるはずだ。電気刺激に対する知覚は、刺激の開始から〇・五秒後にようやく発生することがわかっているのだから。

しかし、驚くべきことに、両者は同時に知覚される。これはいったいどう解釈すればよいだろうか。リベットは、皮膚刺激に対する知覚も、電気刺激の場合と同じく、刺激時点から〇・五秒遅れて発生すると考えた。つまり、電気刺激の場合のみならず、我々の知覚一般が、世界から〇・五秒も遅れていると主張したのだ。

皮膚刺激と電気刺激の唯一の違いは、前者が、一瞬の短い刺激でもきちんと知覚を生じさせることだ。リベットは、通常の皮膚刺激の場合には、神経活動を持続させるための何らかの脳メカニズムが働くと予測し、その後の実験により、それが正しいことが証明されている。

リベットは一連の結果をもとに、次の三つの結論を導いた。第一に、神経活動が意識にのぼるためには、それが〇・五秒以上持続する必要があること。第二に、意識の時間が現実から〇・五秒も遅れていること。第三に、いざ知覚が発生したときには、刺激発生のタイミングまで遡って感じること、である。

この第三のポイントを彼は「主観的時間遡行」と名づけた。ただ、ここまでの受動的な枠組みでは、その必要性を説明することができない。そこで次節では、能動性を導入する。

主観的時間遡行

世界を受動的に知覚するだけであれば、我々が知覚の遅れに気づくことはない。地球の反対側で行われるオリンピックをテレビ観戦しているのと同じで、知覚の遅れに気づかせてくれる、「遅れのない基準」を我々が持たないためだ。

だが、我々が環境に対して能動的に働きかけた途端、話は大きく変わってくる。自らの環境への働きかけを、その「遅れのない基準」として用いることができるからだ。

野球を例にこのことをみてみよう。

プロ野球の投手が一六〇キロメートル／毎時の速球を投げると、ボールはわずか〇・四秒で打者に到達する。打者がスイングして、バットがボールを捉えた瞬間、「誰」が「何」を

「どのように」感じるかが、ここでのポイントになる。

まずは、問題の生じない受動的な場合について見ていこう。

先の状況を、第三者の視点から観測するだけであれば、〇・五秒の知覚の遅れに気づくことはない。投手の投球も、打者のスイングも、すべて他者の行動であり、それらに対する知覚が同じように遅れていれば、何の問題も生じない。

問題は、打者の視点から先の瞬間を捉えたときだ。バットを振る判断をしたのは、あくまで自身である。この判断の時刻は、当たり前ではあるが、ボールが自身のもとに到達する以前、すなわち、投手の投球から〇・四秒以内ということになる。また実際のスイングの開始時刻も同様に〇・四秒以内だ。ボールが自身に到達する以前にスイングを開始していなければ、バットがボールを捉えることは到底ありえない。

実際には、スイング開始からバットがボールを捉えるまでの時間差を考慮に入れれば、スイングの開始時刻は投球から〇・三秒くらいと見積もるのが妥当だろう。そして、当然、スイングを行う判断はそれよりも前に行ったことになる。

では、打者の知覚としてはどうだろうか。バットがボールを捉えた瞬間、視覚、聴覚、触覚、身体感覚と、あらゆる知覚がインパクトの衝撃を伝えてくる。しかし、リベットの結果を信じるなら、これらすべての知覚は、実際に事が起きてから〇・五秒も遅れている。

この知覚の発生時刻を単純計算すれば、投手の投球から〇・九秒後ということになる。その内訳は、ボールが打者に到達するまでの〇・四秒と知覚の遅れの〇・五秒だ。

問題は、先述の「遅れのない基準」となる「スイング開始の時刻」と、バットがボールを捉えたと知覚する時間差、〇・九－〇・三＝〇・六秒である。これがそのまま意識にのぼるのだとしたら、スイングがとうの昔に終わり、自身が一塁へと走り出したころになってようやく、バットがボールを捉えたと感じることになるはずだ。

しかし、実際の感覚は一筆書きのように滑らかだ。自身がスイングを開始し、バットが肩口からまわり、それがボールを捉えた瞬間、奇妙な遅れを伴うことなくインパクトが感じられる。

リベットは、彼自身の発見した「知覚の絶対的な遅れ」と、それに反して得られる「自身の能動的な働きかけとの関係で成立する一筆書きのように滑らかな時間感覚」を説明するために、主観的時間遡行を導入したのだ（図3－4）。彼の言う、「いざ知覚が発生したときには、刺激発生のタイミングまで遡って感じられる」の意味がわかってもらえただろうか。

意識は未来の影響を受ける？

意識の時間には、もう一つ面白い特性がある。現実の時間からは遅れているものの、意識の時刻の未来、しかし実際には過去の影響を受けるのだ。

ただ、言葉ではなかなか伝わらないだろうから、身をもって体験してもらうことにする。

まずは相手を見つけてほしい。

目をつむった後、相手に、自身の腕の二ヵ所をＡＡＢもしくはＡＡＣの順で素早く三回叩いてもらう（図３－５）。そのとき、二回目に叩かれる位置がどこであるかに意識を集中する。

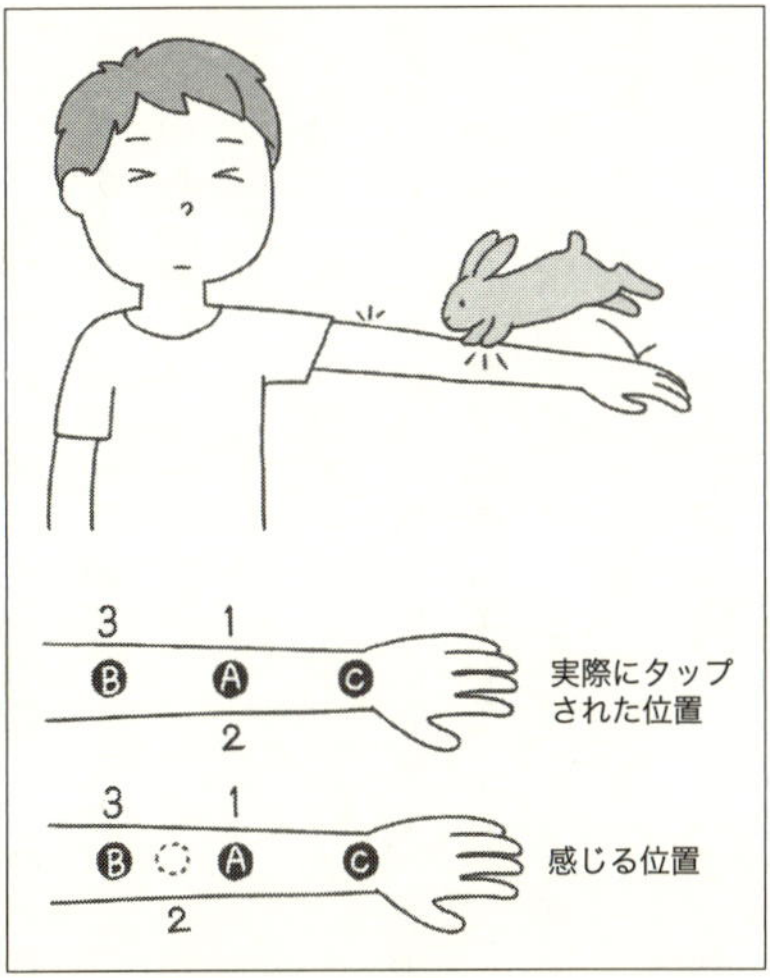

図3-5　触覚ラビット錯覚

どうだろうか。ＡＡＢと叩かれた場合にはＡとＢの中間に、ＡＡＣと叩かれた場合にはＡとＣの中間に、二回目の位置が感じられなかっただろうか。だとすれば、いずれの場合も、二回目に感じる位置が、三回目の方向へと引きずられたことになる。

仮に、知覚の時間遅れが無視できるほど小さく、叩かれるそばから感じていたとしたら、三回目の方向への位置のズレは決して生じないはずだ。二回目が叩かれた時点では、三回目のタップは未来にあり、CとBのどちらにくるか予測がつかないからだ。

裏をかえせば、二回目の感じる位置が三回目の方向へと常に引っ張られるということは、知覚の時間遅れが十分に大きく、二回目の知覚のタイミングが、三回目に叩かれるタイミングの後にあることを意味する。

この知覚の位置のズレは、叩く間隔が〇・〇四秒から〇・二秒の間で生じる。リベットの実験の〇・五秒には及ばないにしても、意識の「今」が、現実から少なくとも〇・二秒は遅れていることを強く示唆している。

これは「触覚ラビット」と呼ばれる錯覚であるが、その面白さは意識の時間の遅れだけに収まらない。

実は、我々の感覚意識体験が、意識の「今」からすれば「未来」の影響を受けることを示している。二回のタップを感じた意識の「今」からすれば、三回目のタップは「未来」に相当するからだ。ただ、ここで注意が必要なのは、意識の「今」からの「未来」は、現実には、すでに過ぎ去った「過去」であるということだ。

つまり、意識の時間は、現実から遅れているだけではなく、そこから未来の方向へと雲のように広がっていることになる。それにより、いまだ意識にのぼっていない事象（三回目のタップ）が意識の今の事象（二回目のタップ）の知覚に影響を及ぼすことになるのだ。

私たちに自由意志はあるか

さて、私たちの感覚意識体験が現実世界から〇・五秒も遅れているとなると、存在の危ぶまれるものが一つある。それは、私たちの自由意志だ。英語で言うところの conscious free will で、より正確には、意識のもとの自由意志ということになる（以下、「自由意志」）。

さきほどのプロ野球の例をいま一度、思い起こしてみよう。投手が投げた時速一六〇キロメートルの速球を、打者が打ち返したとする。このとき、打者にボールが到着するのにたったの約〇・四秒。つまり、意識の時間では、いまだボールが投手の指を離れていないうちに、バットがボールを捉えたことになる。

では、球筋を見極め、スイングすることを決め、バットにボールを当てたのはいったい「誰」なのだろう。すくなくとも、自身の意識ではない可能性が高い。なぜなら、それでは、とても間に合わないからだ。

「果たして我々に、意識のもとの自由意志はあるか」。リベットのもう一つの問題作は、まさにこの疑問に答えようとしたものだ。

まず、被験者の頭に、脳の発する電気信号（脳波）を頭蓋の上から拾う脳波計を装着する。

さらに、被験者の手首には、筋肉のわずかな動きをも検知する筋電計を取り付ける。そして、被験者の前に、高速で回転する時計の針のようなものを用意する。

そのうえで、被験者には、好きなタイミングで手首を動かすように指示を出す。その際、自身が手首を動かそうと思い立った時刻を、針の位置で覚えておいてもらうようにする。

図3-6のグラフは、被験者が手首を動かそうと思い立った時刻、実際に手首が動いた時刻、そして被験者の脳波を重ねて記したものだ。

最初に注目してほしいのは、被験者が手首を動かそうと思い立ってから、実際に手首が動き出すまでに、〇・二秒ほど時間の遅れがあることだ。これは、被験者が思い立ってから、脳から筋肉へと信号が伝わり、実際に手首が動き出すまでの時間の遅れと考えることができ、別段不思議なことはない。

物議を醸したのは、脳波の立ち上がりの時刻だ。被験者が手首を動かそうと思い立った時刻のはるか〇・三秒も前から、脳波の捉える脳活動が上昇しはじめている。

つまり、被験者が手首を動かそうと意識するずっと前から、「手首を動かす」準備が、無意識のうちに、脳の中で進められていたことになる。これを素直に解釈すれば、私たちは、意識のもとの自由意志をもたない。

リベット自身は、何とか自由意志を担保しようと、自由非意志（free won't）なるものを導入した。たとえ意識の与り知らないところで、ひっそりと手首を動かす準備が進んでいたとしても、土壇場になって自らの意志でキャンセルできるはずだと考えたのだ。

しかし、よくよく考えてみれば、この「ドタキャン」にしても、それ自体に準備期間が必要なはずで、同様に、意識の与り知らないところで決まっている可能性が高い。

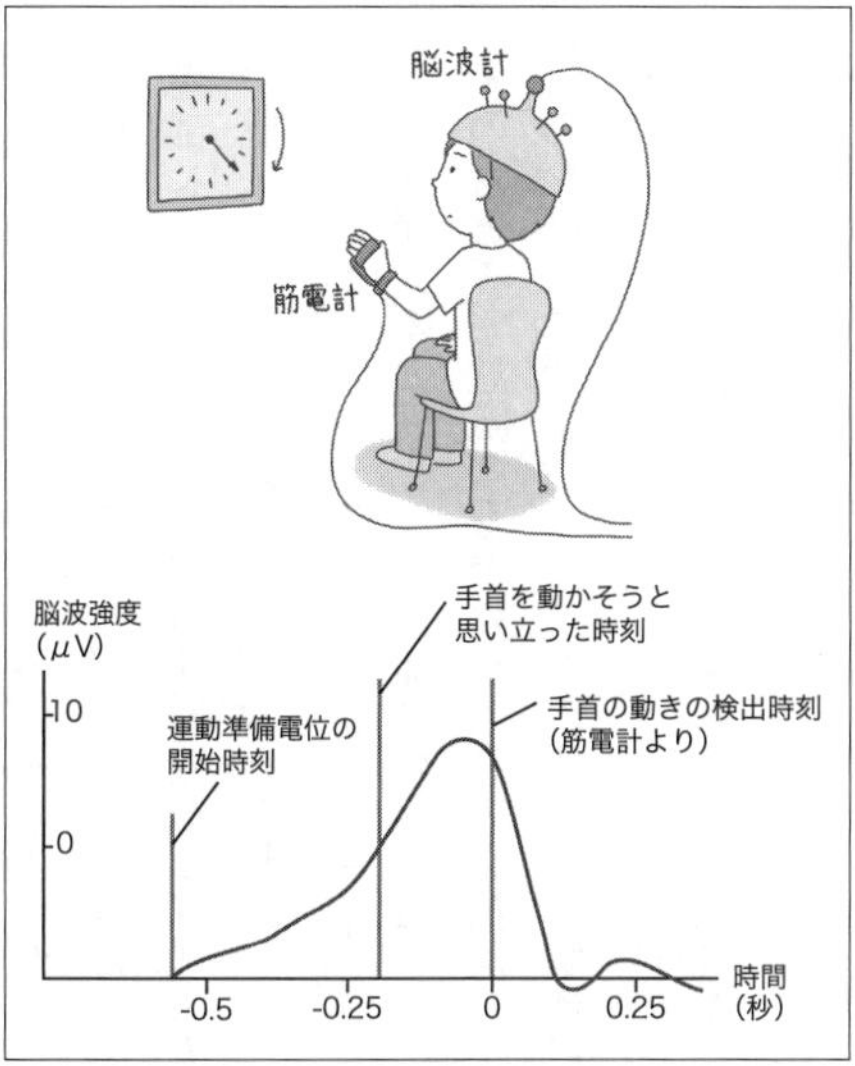

図3-6　リベットの自由意志の実験　（下の図は『マインド・タイム』をもとに改変）

現在では、自由意志を手放すまいと無理に解釈するよりも、素直に、我々はそれをもたないと認めてしまう方向へと議論が向かいつつある。逆に、意識のもとの自由意志を無理に仮定すると、過去の亡霊を呼び覚ますことになりかねない。

過去の亡霊とは何か。リベットの実験を遂行中の被験者の脳の中を想像してみよう。

被験者が自身の選んだタイミングでボタンを押すためには、脳の中で何らかのきっかけが必要になる。そのきっかけはおそらく、ごく少数のニューロンに生じる、ほんのわずかな発火率の変化だ。この小さなきっかけが、徐々に大きくなり、どこかの時点で意識にのぼり、最終的には手首を動かすような信号に成長する。図3-6の脳波の上昇は、この成長の様子を捉えたものと考えられる。

ポイントは、この最初のきっかけ、すなわち、「ごく少数のニューロンに生じる、ほんのわずかな発火率の変化」が意識にのぼることは、ほぼありえないということだ。

そのもとで、意識のもとの自由意志を担保しようとすると大変なことになる。意識とは、脳活動を自在に変化させることのできる、脳活動以外の何か、ということになってしまうからだ。

これはまさに心と身体が別物であると考える「心身二元論」に他ならない。この場合の「身」には当然、脳も含まれる。心身二元論とは、我々の意識の正体が、脳とは別の何か、この世の物ですらない何かであり、それが何らかの形で、脳と交信していると仮定する考え方だ。

さきほどの過去の亡霊とは、まさにこの心身二元論のことである。

実を言えば、第1章の冒頭に登場したデカルトは心身二元論者であった。彼は、この世のものではない意識との交信役に、脳の松果体をあてている（図3-7）。大半の脳部位が左右二つずつの対構造をなしているのに対し、松果体は脳の真ん中に一つだけ鎮座している。意識が一つなのだから、脳側の交信役も一つであるに違いない、とデカルトは考えたのだ。

ただし、デカルトが生きたのは、ニューロンの存在すら知られておらず、脳髄液を通して脳が身体を支配しているとまことしやかに信じられていた時代である。デカルトが心身二元論を唱えたとしても、彼を責めることはできない。ただ、特筆すべきは、今日でも、決して無視できない数の哲学者がこの心身二元論を支持している点だ。意識の哲学はなかなかに懐が深い。

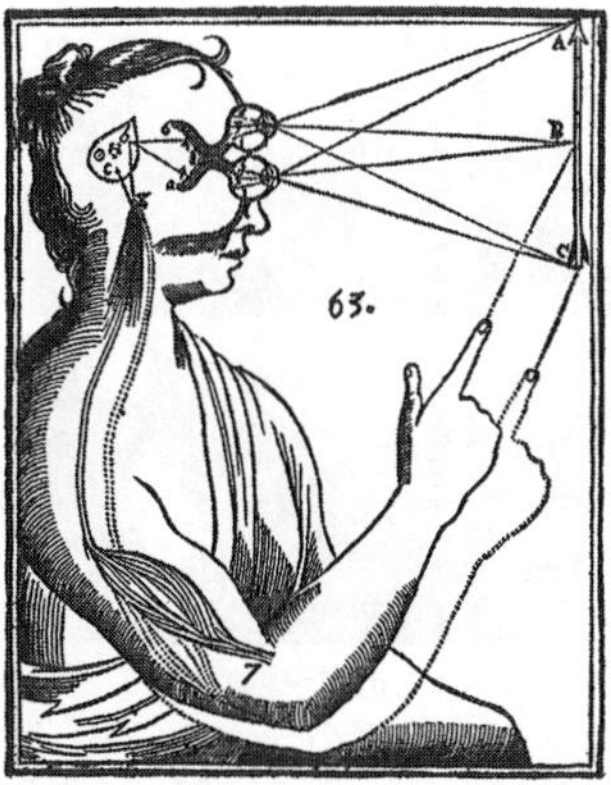

図3-7　デカルトの心身二元論と脳の松果体　(『情念論』より)

無意識の意志決定の意識の後づけ解釈

あなたには、意識のもとの自由意志がないと言われても、なかなか納得できないだろう。自身の意識がものごとを決めている、との揺るがし難い感覚が、我々にはあるからだ。

ところが、その感覚自体が錯覚であることを示唆する興味深い心理実験がある。次にそれを紹介したい。

ペーター・ヨハンソンとラース・ホールらが行った実験は次のとおりだ（図3－8）。

はじめに、被験者に二枚の顔写真を見せる。そして数秒のうちに、好みの顔を選択し、それを指で差してもらう。その後、被験者が指差した顔写真を渡し、なぜそちらを選んだのかを口頭で報告してもらう。

これだけなら、何の変哲もないアンケート調査のようだが、顔写真を被験者に手渡す際にあっと驚く仕掛けがある。数回に一回、二重底の写真カードの仕掛けを使って、選ばなかったほうの顔写真を被験者に手渡してしまうのだ。

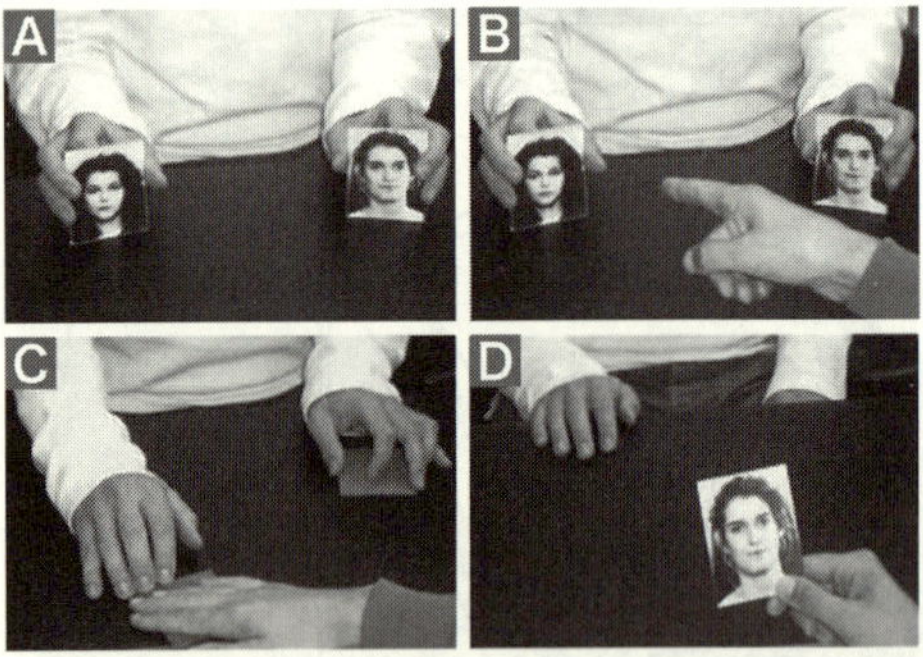

図3－8　ヨハンソンとホールらの選択盲の実験　（A）好感度の調整された顔写真を被験者にみせる。（B）指差しにより好感度の高い顔写真を被験者に選んでもらう。（C）（D）二重底の写真フレームのトリックを用いて被験者に選んでいないほう（！）を渡してしまう。そのうえで、なぜそちらを「選んだのか」を口頭で報告してもらう（Johansson et al. 2005）

ただ面白いことに、ほとんどの場合、被験者はそのすり替えに気づかない。それればかりか、選ばなかったほうの顔写真を相手に、選んだ理由を滔々と語り出してしまう。

曰く、「伯母に似ていて優しそう」「顔と顎の形が自分の好みだ」「顔が輝いていてイヤリングも素敵。二人がバーにいたら、彼女のほうに声をかける」といったように。

そして極めつきは、口頭報告のあらゆる特性が、すり替えのない試行とまったく同じであることだ。選んだ理由が現在形で語られたか、過去形で語られたか、曖昧な理由の頻度、理由の長さ、これらすべての特徴が、すり替えのない条件と一致していた。

二人の結果は、短時間のうちになされる意志決定の脳メカニズムと、その意志決定の理由を語る脳メカニズムのつながりが、極めて希薄であることを物語っている。あたかも、最初に選択を行う無意識と、後づけで選択の理由を語る意識が、二人羽織りをしているような状態だ。

ヨハンソンとホールらは、この心理効果を選択盲（Choice Blindness）と名づけた。

選択盲は、実際には存在しないはずの「意識のもとの自由意志」を、我々がなぜ信じて疑わないかを説明してくれる。答えは簡単だ。脳が、自由意志という「壮大な錯覚」を我々に見せているからだ。

TMSによるNCC探求の操作実験

さて、TMSによる意識の操作実験へと話を戻そう。ここで登場するのは、TMS研究の第一人者、アルバロ・パスカル＝レオーネとヴィンセント・ウォルシュだ。

第一次視覚野をＴＭＳで刺激すると、筆者が体験したような「白い光の幻覚（フォスフィン）」があらわれるが、パスカル＝レオーネとウォルシュが用いたのは、動きを処理する視覚部位（ＭＴ野）を刺激することで得られる「モーション（動く）・フォスフィン（光の幻

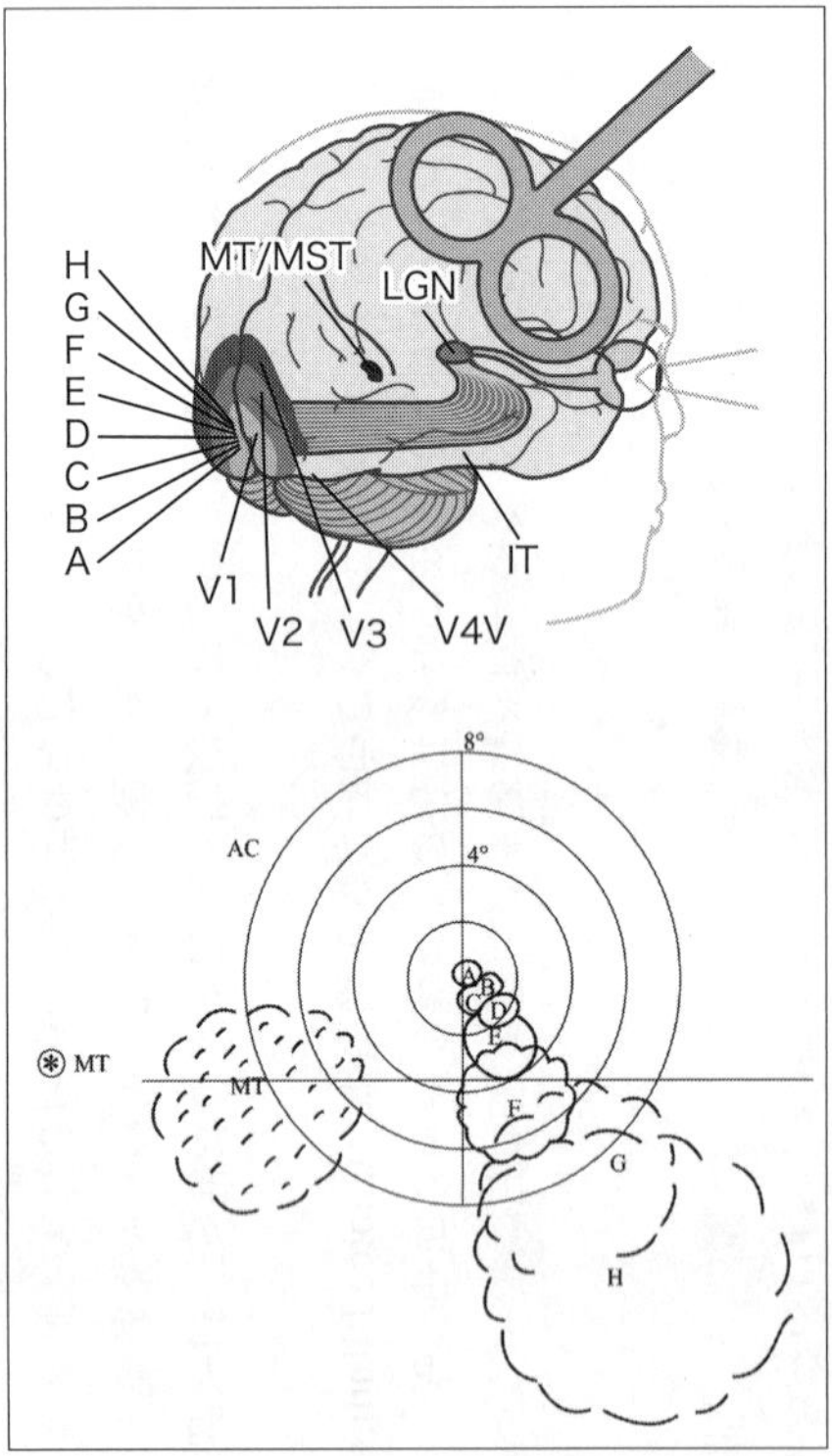

図３-９　TMS 刺激による二種類のフォスフィン（光の幻覚）　第一次視覚野を TMS 刺激すると、その刺激位置（上図Ａ～Ｈ）に応じて視野の異なる位置（下図Ａ～Ｈ）でフォスフィンが生じる。一方、MT/MST 野を刺激すると、モーション・フォスフィンが生じる。下図で、フォスフィンとモーション・フォスフィンが反対視野にあるのは、脳の反対半球を刺激しているためである（Cowey 2005を改変）

覚）」と呼ばれる特殊な幻覚だ。

MT野は物の動きを処理する視覚経路の高次の視覚部位にあたり（図3－9上）、ここを損傷すると、視覚世界から一切の動きが失われる。あたかも、ストロボ（カメラのフラッシュ）を高速で焚いたダンスフロアのような、静止像の連続として世界が知覚される。

このMT野を、TMS刺激することで得られるモーション・フォスフィンでは、幻覚の光の中に、動きを伴った細かな模様があらわれる（図3－9下）。

モーション・フォスフィンとNCC

NCCの復習がてら、モーション・フォスフィンについて考察してみよう。

高次の視覚部位への直接のTMS刺激で、感覚意識体験（モーション・フォスフィン）が生じることは、いったい何を意味するだろうか。

通常なら、眼球から第一次視覚野、その後、中低次の視覚部位を経て、高次の視覚部位へとニューロンの発火の連鎖が伝わることによって、はじめて感覚意識体験が成立する。その途中段階をすべて飛ばして、高次の視覚部位へのTMS刺激のみで感覚意識体験が成立するのだから、眼球を含め、飛ばされた中低次の視覚部位は意識の発生には寄与しない、すなわち、NCCに含まれない、と結論づけたくなる。

しかし、そうはいかないのが、脳の面白いところだ。ここまで触れる機会がなかったが、脳の神経配線には、行きがあれば必ず帰りがある。つまり、低次の視覚部位から高次の視覚部位へと視覚信号が流れるのみならず、その逆、高次から低次への逆行性の視覚情報の流れも存在するのだ。

この高次から低次（以下、トップダウン）の視覚情報の流れにより、高次の視覚部位を刺激すれば、中低次の視覚部位もその活動を上昇させることになる。

パスカル＝レオーネとウォルシュが目をつけたのはまさしくこれで、このトップダウンの視覚情報の流れと、それに伴う中低次視覚部位の活動の上昇がＮＣＣに含まれるかを問うたのだ。とりわけ、二人が注目したのは、第一次視覚野である。

二人の実験は、なかなか趣向を凝らしたものであった。ＭＴ野へのＴＭＳ刺激で生じるモーション・フォスフィンに、第一次視覚野へのＴＭＳ刺激で生じるスコトマ（視覚像にあく穴）があらわれるかを確かめたのだ。

仮に、モーション・フォスフィンの知覚に、第一次視覚野の活動が必要であるなら、その知覚像には「穴」があくはずだ。逆に、第一次視覚野の活動が必要ないのであれば、それにどのような操作を加えようが、知覚には、一切影響が及ばないはずだ。

実際の実験では、さまざまなタイミングでＭＴ野と第一次視覚野をＴＭＳで刺激しながら、その都度、被験者にモーション・フォスフィンの強度を四段階で評価させた。一番下から、「何も見えない」「幻覚は見えるけれど止まっている」「幻覚は見えるけれど、動いているか自信がもてない」「幻覚が見え、たしかに動いている」である。

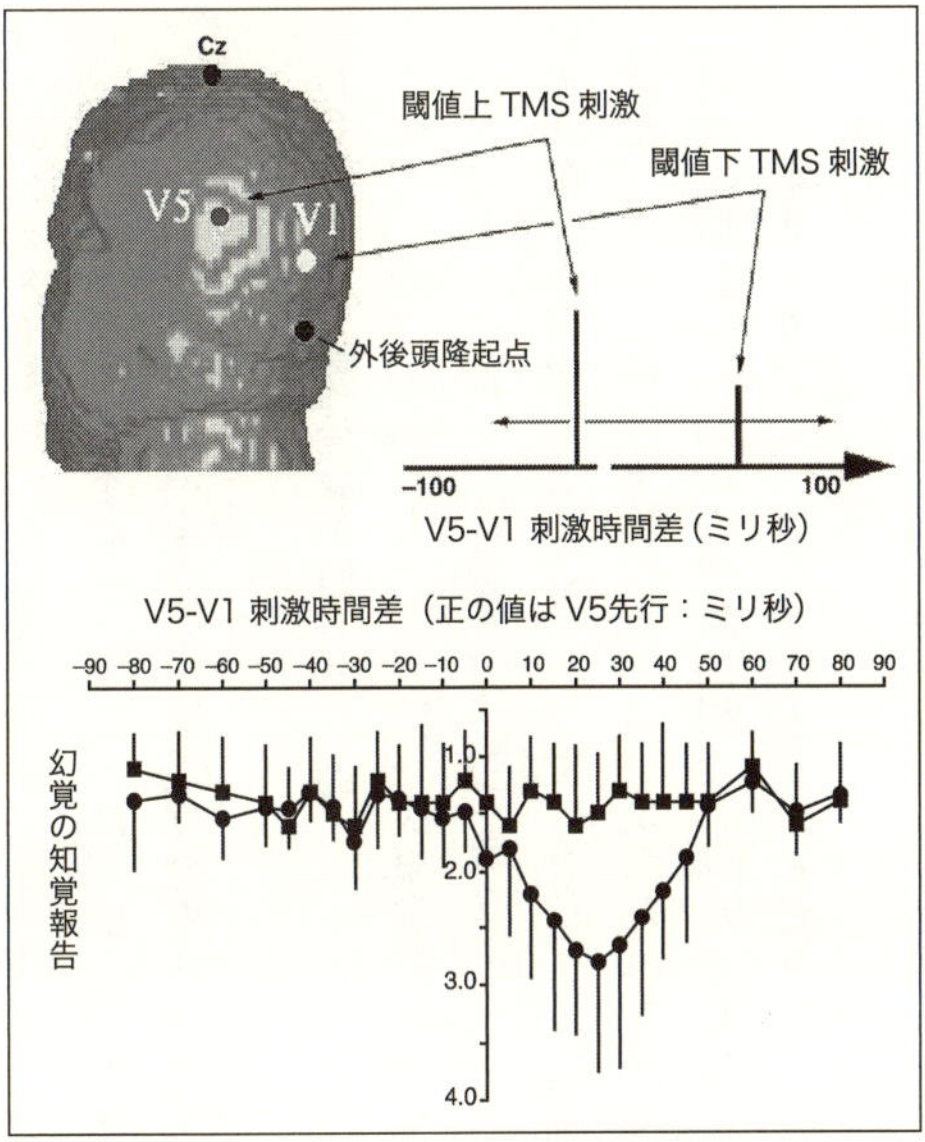

図3-10　パスカル＝レオーネとウォルシュによるTMSを用いた意識の操作実験　グラフの落ち込んでいる部分（＋25ミリ秒付近）は、MT（V5）へのTMS刺激によって生じた幻覚（モーション・フォスフィン）が、V1へのTMS刺激で阻害されたことを示している（Pascual-Leone & Walsh 2001を改変）

図3-10にその結果を示した。第一次視覚野へのTMS刺激が、MT（V5）野へのTMS刺激に二五ミリ秒ほど遅れる条件において、モーション・フォスフィンの知覚強度がもっとも低下している。この二五ミリ秒は、MT野で生じた活動が、トップダウンの神経配線を介して第一次視覚

野に伝わるタイミングと見事に一致する。

パスカル＝レオーネとウォルシュは、以上の実験結果をもって、感覚意識体験には、トップダウンの視覚情報による第一次視覚野の活動が不可欠であると、結論づけた。

NCC探求の操作実験の難しさ

では、二人の結果をもって、第一次視覚野がNCCに含まれると結論づけてよいものだろうか。二人の結論、「感覚意識体験の成立には、トップダウンの視覚情報による第一次視覚野の活動が不可欠」と、「NCCに含まれる」は等価だろうか。

実は、ここに操作実験の難しさがあらわれている。

何かを壊して、何かの機能が損なわれたとしても、その何かが機能の本質であるとは限らない。電池を外して、ラジオが鳴り止んだとしても、ラジオの本質が電池にあるとは言えないように。

ラジオの本質は、コイルとコンデンサからなる共振回路であり、それを駆動する電源であれば、いくらでも替えがきく。共振回路が所望の状態になりさえすれば、電圧を供給するのは電源アダプタであろうと、電池であろうと、手回し発電機であろうと、何であってもかまわない。しかし、その一方で、電池を抜いてしまえば、ラジオがうんともすんとも言わなくなるのもこれまた事実だ。

操作実験の難しさは、ある機能の本質ではない何かに操作を加えた場合にも、その機能へと影響が及んでしまうことにある。特にNCCを探求する操作実験には注意が必要だ。NCCの定義自体に「本質」の意味合いが深く込められているからである。

第1章で取り上げた「盲視」を例に考えてみよう。

第一次視覚野を損傷すると一切の視覚体験が消失する。しかし、これをもって、第一次視覚野が視覚体験に本質的な役割を担っていると結論づけるのは早計だ。第一次視覚野は、その後に続く視覚経路の入り口部分にあたり、主たる情報供給源の役割を担っている。第一次視覚野が損傷すれば、仮にそれ自体がNCCに含まれなかったとしても、視覚経路の下流にあるかもしれないNCCへの重大な影響は避けられない。

このように、盲視は、第一次視覚野がNCCであるか否かについては、完全にニュートラル（中立的）である。

ただ、第一次視覚野の寄与については中立的であっても、そこから感覚意識体験の神経メカニズムについて学べることははてしなく多い。主観的にはモノが見えないながらも、客観的には見えているように振る舞う奇異な現象は、いかなる場合に我々の脳に意識が成立しないかを、ぎりぎりのラインで示す貴重な研究材料となる。

さて、パスカル＝レオーネとウォルシュの実験に話を戻そう。ここで懸念されるのは、第一次視覚野の活動を阻害したことが、それとは別個に存在するＮＣＣへと影響を及ぼしてしまった可能性だ。つまり、ＮＣＣにとって、ＭＴ野から第一次視覚野を介しての入力が必要ではあるが、第一次視覚野自体はＮＣＣに含まれない可能性が残る。

操作実験による消去法

では、反対に操作実験によって、ＮＣＣの可否について明確な結論を下せるのは、いかなる場合だろうか。

一つ確かなのは次のような場合だ。再びラジオにたとえるならば、ある部品を外したときに、それでもラジオが鳴り続けていたとしたら、その部品は、ラジオの本質からは除外することができる。同様に、特定のニューロン活動を操作したときに、感覚意識体験が阻害されなかったならば、その特定のニューロン活動はＮＣＣから外すことができる。

つまり、操作実験によるＮＣＣの探求の場合にも、前章の「意識に連動する脳活動」によるものと同様、一つひとつ非ＮＣＣを潰していく「消去法」を採用しなければならないことになる。

この操作実験による消去法には、緻密な操作が要求される。操作を行う対象に対してのみ、ピンポイントで操作が及ばなければならない。操作実験としては逆説的であるが、「感覚意識体験に影響を及ぼさない操作」を見出すのがその目的であるからだ。次節以降、従来手法からは想像もつかないようなレベルの「緻密な操作」を可能にする新たな手法を導入し、これを用いたNCC探求の試みを紹介したい。

操作実験の新たな展望「オプトジェネティクス」

その新たな操作手法とは、オプトジェネティクス（光遺伝学）と呼ばれる手法である。オプトジェネティクスは、「光刺激で開閉する人工のイオンチャンネル（光感受性イオンチャンネル）をニューロンに形成し、ニューロン種ごとに自在に活動を操作する手法」と定義される。

面白いのは、実はこの定義が、定義というよりはむしろ願望としてスタートしたことだ。フランシス・クリックが、亡くなる数年前の一九九九年に、自身の考えた理想の操作手法を説明する際に用いた言葉なのだ。

それからわずか数年後、ボリス・ゼーメルマンとゲロ・ミーゼンボックは、遺伝子操作によってショウジョウバエの中枢神経細胞に光感受性イオンチャンネルを発現させ、光による刺激でニューロン活動を操作することに成功している。そして、カール・ダイセロスらが遺伝子発現手法を大幅に簡略化したことで、オプトジェネティクスは広く用いられるようになった。

筆者の実体験としても、オプトジェネティクスは拍子抜けするほど簡単だ。マウスの頭蓋骨に小さな穴をあけ、ガラスピペット（薬品を導入するのに使われる極細のガラス管）で、人工の光感受性イオンチャンネルのもととなる物質を数十分ほどかけて導入する。その数週間後、光ファイバーを通して脳に光をあてるだけで、ニューロンの発火を自在にオン・オフできるようになる。

オプトジェネティクスの最大の特長は、その操作の時間精度と空間精度にある。

時間精度という意味では、光をあてて一ミリ秒未満の時間遅れで、ニューロンを発火させたり、発火を抑えたりすることができる。また、光をあてるのを止めてしまえば、即座にニューロン活動は元に戻る。

空間精度という意味では、狙ったニューロン種のみに操作を加えることが可能になる。

ここまで説明する機会がなかったが、実は、ニューロンにはいくつもの種類があり、大脳皮質だけでも、数十種類が存在する（図3‐11はほんの一例）。面白いのは、このニューロン種ごとに、神経回路網の中での位置づけが異なることだ。その種類によって、どのニューロ

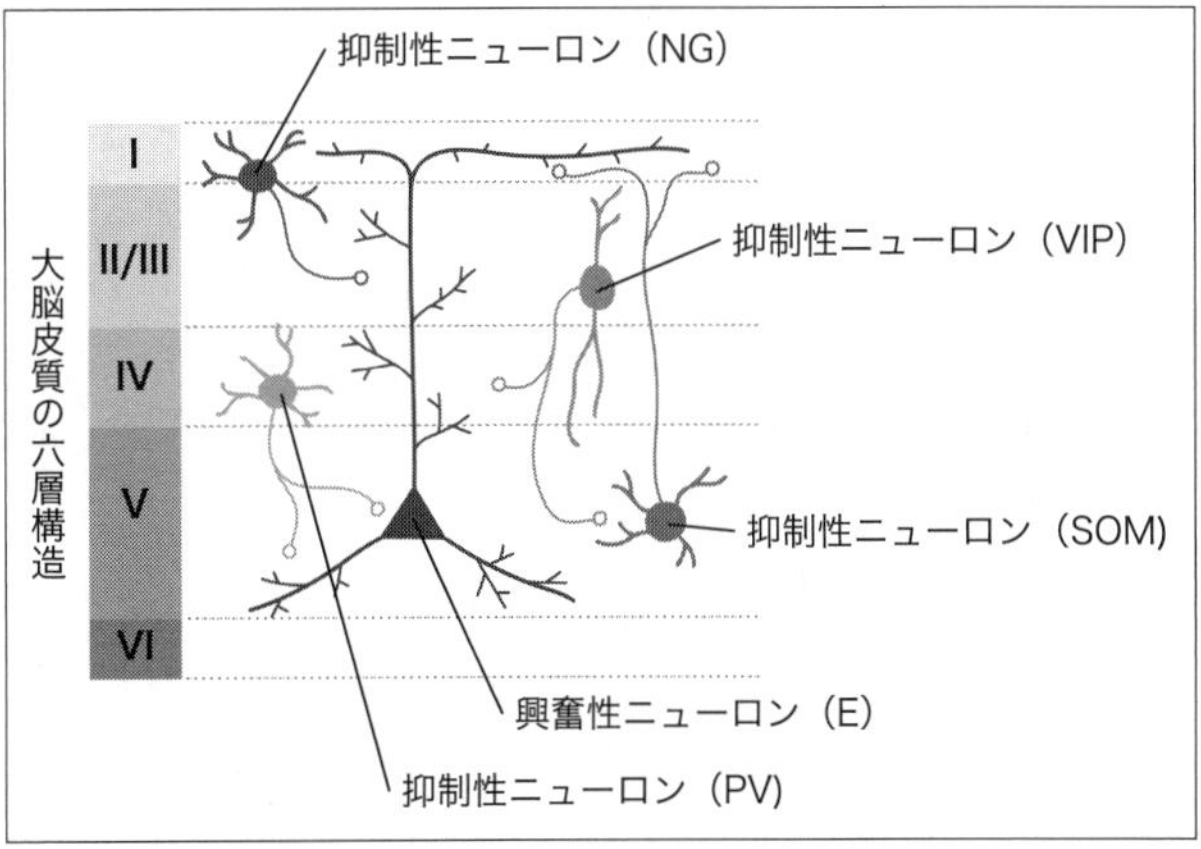

図3-11　大脳皮質の異なるニューロンの種類　興奮性ニューロン（E：錐体細胞）と抑制性ニューロン（PV：パルブアルブミン発現細胞　SOM：ソマトスタチン発現細胞　VIP：血管作動性腸管ペプチド発現細胞　NG：ニューログリアフォーム細胞）

ン種に出力を送り、どのニューロン種から入力を受けるかが決まる。また、ニューロン種ごとに、出力するニューロンに及ぼす影響が異なる。この及ぼす影響に関しては、大まかに「興奮性ニューロン」と「抑制性ニューロン」に分類でき、前者が、出力するニューロンに対してプラスのシナプス応答をもたらすの対して、後者はマイナスのシナプス応答をもたらす。

ここで述べたオプトジェネティクスの二つの特長は、NCC探求のための「緻密な操作」を可能にする。その時間精度を有効利用すれば、脳の情報処理の流れの中で、ある特定の段階だけを選択的に操作することが可能になる。

また、その空間精度を有効利用すれば、特定のニューロン種だけに直接的な操作を及ぼすことができる。

唯一オプトジェネティクスの欠点をあげるとすれば、そのポテンシャルをフルに引き出せる動物種がまだまだ少ないことだ。幅広いニューロン種で操作が可能なのは、いまのところ、ショウジョウバエ、ゼブラフィッシュ、マウスなどに限られる。

これまで意識の実験科学の主役を張ってきたサルでは、使えるオプトジェネティクスの幅がぐっと狭くなってしまう。

この制約ゆえ、次に紹介する自身の研究プロジェクトでは、まずは意識の科学の実験動物を、サルからラットやマウスへと、移行させるところからはじめざるをえなかった。

ラットは両眼視野闘争を体験するか？

二〇一一年の夏、まずは、視覚的意識研究のお作法に則り、ラットやマウスでも効く「視覚刺激を意識から消失させる」錯視を探すことからはじめた。最初に試したのは、ロゴセシスがサルに用いた両眼視野闘争である。

そのために、半年がかりで、ラットに用いるものにしては大掛かりな装置を開発した（図3-12：詳細はキャプション参照）。しかし、それが組み上がり、丸々一年にもわたる試行錯誤の結果、明らかになったのは、ラットがどうやら両眼視野闘争には向かない、ということだけであった。動物実験の宿命で、直接聞きだすことができないため、あくまで推測の域を出ないが、ラットが左右の目を独立に動かしてしまうことにより、両眼視野闘争の二つの視

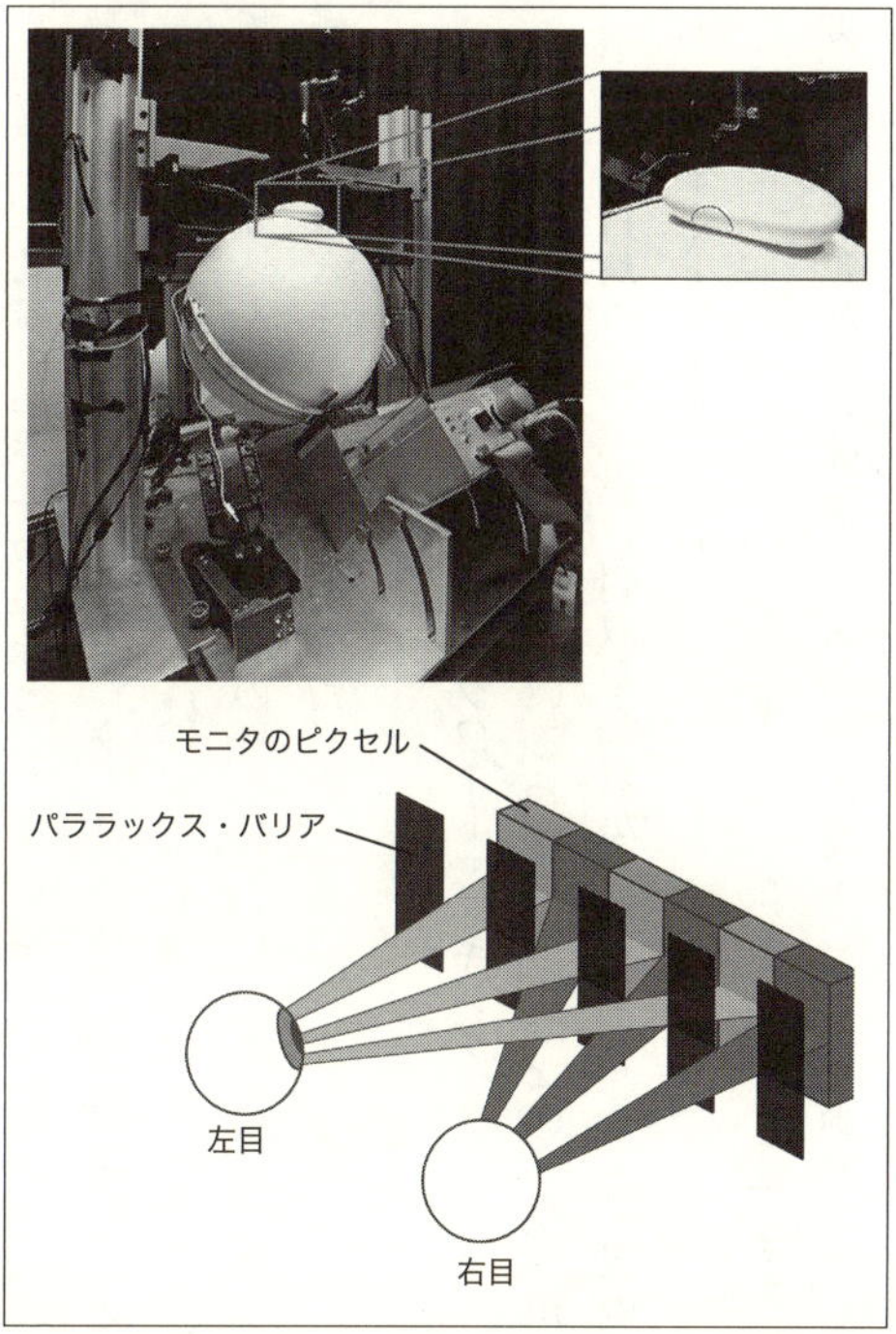

図3-12　著者がラットで両眼視野闘争とビジュアルバックワードマスキングを試すために開発した装置　ラットは頭蓋骨に取り付けられた金具を通して、自由に回転するボールの上に固定され、走る速度と向きによって知覚報告を行った。ボールの向く方向には行動計測のためのパッシブモード（ラット任せ）と正しい行動を教示するためのアクティブモード（モータによって向きを制御）があった。コンピュータマウスを装置のサイズを示すために配置した。両眼視野闘争刺激の提示にはパララックス・バリアを用いた。これは、モニターの前に細かい縦縞を配置することによって、左目と右目に入るピクセルが異なるようにするもの

覚刺激が、意識の中で一つの像として重ならないことが疑われた。眼球運動計測の結果や刺激の変更による行動の変化など、あらゆる観測結果がそのことを指し示していた。

プロジェクトをはじめた当初は、ラット業界のロゴセシスにでもなったつもりで、意気揚々と乗り込んでいったが、その一年後、新たな実験パラダイムに挑戦することのこわさを、嫌というほど味わうことになった。

新たなる希望　ビジュアルバックワードマスキング

ただ、いつまでも落ち込んでいるわけにはいかない。乗りかけた船である。

次に試したのは、「視覚刺激を意識から消失させる」錯視のもう一方の横綱、ビジュアルバックワードマスキングだ。

ビジュアルバックワードマスキング（visual backward masking）とは、その名のとおり、後から提示した視覚刺激が、その前に提示した視覚刺激に対して、時間を遡ってマスクする（見えなくする）錯視である。

図3-13を見てほしい。はじめに、濃淡の薄い縞模様をごく短時間（一六ミリ秒）だけ提示し、その後、ごく短い時間をあけて、濃淡の濃い格子模様を同じく短時間（一六ミリ秒）だけ提示する。ちなみに、前者をターゲット刺激、後者をマスク刺激と呼ぶ。

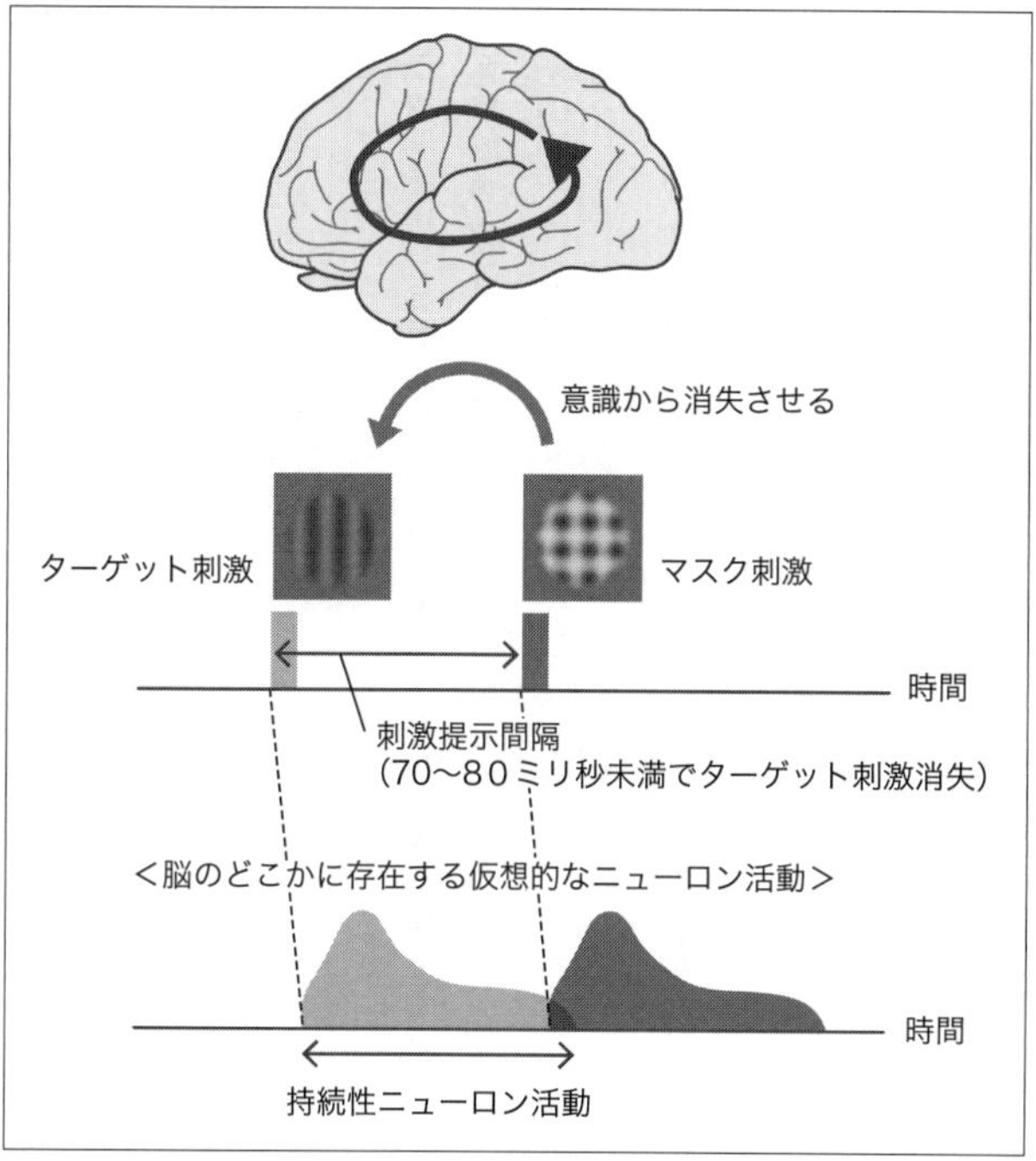

図3-13　ビジュアルバックワードマスキングと持続性ニューロン活動

ヒトの場合、多少の個人差もあるが、両刺激の時間間隔が七〇〜八〇ミリ秒未満の刺激条件で、ターゲット刺激が意識から消失する。

実は、バックワードマスキングの錯視自体が、脳の意識の仕組みについて多くを物語っている。マスク刺激が時間を遡って効果を及ぼすことは、ターゲット刺激の「見え」を担うニューロン活動が、七〇〜八〇ミリ秒の間、持続することを意味している（図3−13）。このことを仮定しなければ、あとからやってきたマスク刺激が、ターゲット刺激の見えに干渉することはありえない。

つまり、意識を担う持続的なニューロン活動のごく一部分が欠けただけでも、ターゲット刺激が丸ごと見えなくなってしまうことになる。このことが、消去法のロジックにおいて後々重要になってくる。

ラットはビジュアルバックワードマスキングを体験するか？

両眼視野闘争のときとは違い、ラットの特殊な目の動きが、問題になる可能性は低かった。かといって、ラットがビジュアルバックワードマスキングを体験するとの保証はどこにもなかった。

ラットの視覚部位の構成が、ヒトやサルのそれとはだいぶ異なることなど、脳の時間特性を用いるビジュアルバックワードマスキングが、ラットでは効かない理由はいくらでも考えられた。それどころか、濃淡が薄く、短時間しか提示されないターゲット刺激が、そもそもラットに知覚されない可能性も十分すぎるくらいにあった。むしろ、経験豊富なラットの専門家が指摘したのは、こちらの懸念であった。

こうした理由から、プロジェクトを進めている最中にも、両眼視野闘争での失敗が何度も頭をよぎった。しかし、三度目の正直ならぬ、二度目の正直で、ラットにビジュアルバックワードマスキングの錯視効果があらわれるとの結果を得るにいたった。しかも、その時間特性がヒトに酷似するとのオマケ付きであった。ターゲット刺激とマスク刺激の時間間隔が七〇〜八〇ミリ秒以下のときに、ターゲット刺激の知覚報告の成績が著しく低下したのだ。

この時点で、プロジェクト開始から、すでに二年の歳月が過ぎていた。

マウスもビジュアルバックワードマスキングを体験するか？

先の結果を最初に得て一年ほど経った二〇一四年の春、アメリカのツーソンで二年に一度開催される意識の国際会議の場で、コッホと議論する機会があった。ラットがビジュアルバックワードマスキングを体験するとの自身の結果を話したところ、彼は目を丸くした。そして即座に、共同研究の話が持ち上がった。

意識の科学の第一人者で、カリフォルニア工科大学から、マウスを専門とするアレン・インスティテュートへと籍を移していた彼にとって、ラットのビジュアルバックワードマスキングは、まさに渡りに船だった。筆者から見ても、アレン・インスティテュートの最新鋭の計測装置は大きな魅力であった。

唯一の問題は、数年がかりで築き上げた意識の科学における動物モデルとしてのラットを捨て、マウスに軸足を移さねばならないことであった。マイクロソフト社のナンバー2であり、研究所の創始者であるポール・アレンの強い意向から、動物モデルはマウスのみと定められていたのだ。

ラットでうまくいったからといって、マウスでうまくいくとの保証はない。ラットに比べて、脳の重さは約一〇分の一にすぎず、その視力も一〇分の一に満たない（図3-14）。しかも、我々のラットでの成功を聞きつけて、後追いするオーストラリアのグループが存在することも、その頃には判明していた。

二〇一四年の北米神経科学学会で筆者がラットの結果を発表した際に、「私たちも最近、ラットのビジュアルバックワードマスキングをはじめたよ」と涼しい顔をして言ってのける学生があらわれたのだ。ボスからテーマを振られた学生に罪はないだろうが、リークの時期、そして経路もほぼ特定できた。話には聞いていたが、はじめてスッパ抜きの恐怖を味わうことになった。

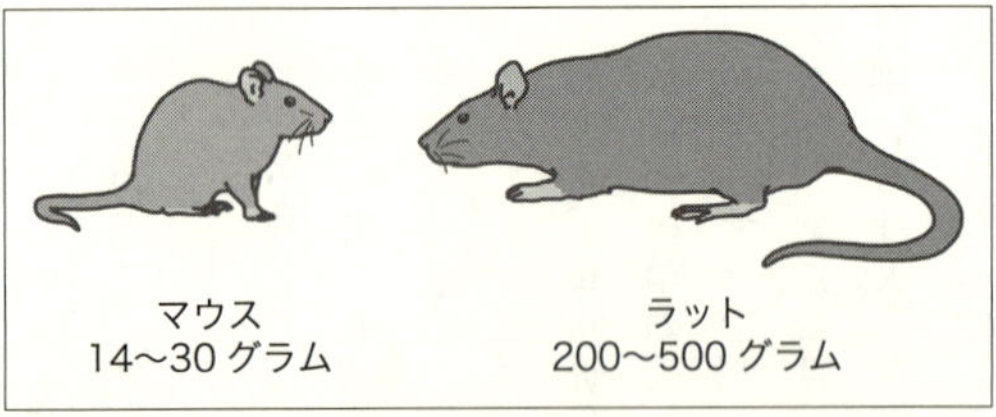

図3-14　ラットとマウス

筆者にしてみれば、紆余曲折の結果、ようやく手にした結果であった。実際に成功するまでは、うまくいく保証もなく、研究生命をかけた賭けであったことは、言うまでもない。

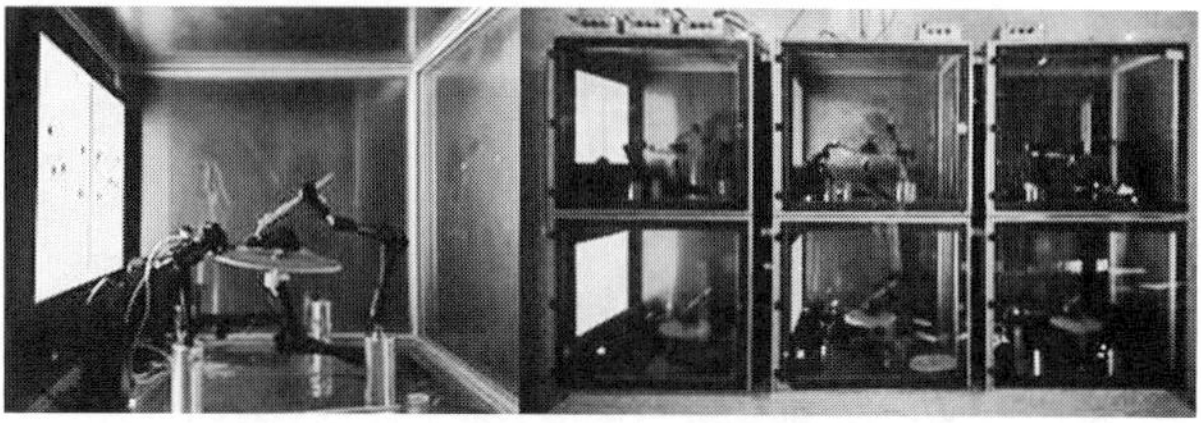

図3-15　著者が用いているマウスの訓練セットアップ　アレン・インスティテュートのシステムをもとに開発。マウスは頭蓋骨に取り付けられた金具を通して自由に回転する円盤（ちょうどコンパクトディスクくらいの大きさ）の上にのせられ、走る速度によって知覚報告を行う。報酬の水はマウスの前に取り付けられたスパウトによって与えられる（左）。同時に複数のマウスを訓練できる（右）

一方、後追いする側からすれば、あらかじめうまくいくことがわかっているため、何の躊躇もなくリソースを投入することができる。そして、アカデミアのこわいところは、論文の発表時期がすべてであることだ。どちらが先にはじめたかなど、まったくお構いなしである。逆に言えば、後追いであっても、実験設備が整っていて、マンパワーさえあれば、一発逆転の可能性は十分にある。実際に、一発逆転の憂き目にあった研究グループの多くは、それ以降、徹底した秘密主義を貫くという。

オプトジェネティクスによるNCCの探求

しかし幸いなことに、ラットからマウスへの移行は順調に進んだ（図3-15）。それまでラットで蓄積した訓練のノウハウと、チュービンゲン大学のローラ・ブッセとステファン・キャッツナーの協力を得て、半年ほどで、マウスがビジュアルバックワードマスキングを体験することを確認できた。しかも、今度も、その時間特性はヒトやサルと酷似していた。つまり、マウスの場合にも、ターゲット刺激が意識にのぼるためには、七〇〜八〇ミリ秒の持続的なニューロン活動が必要だということになる。そしてこの持続性のニューロン活動こそ、我々の求めるNCCであると捉えられる。当然、次なるステップは、このNCCが脳のどこにあるかを突き止めることだ。

NCCのこの持続的な性質と、オプトジェネティクスを組み合わせることにより、次のような消去法の論理でNCCを探求できる。はじめに、オプトジェネティクスが実現する強力な操作手法の一つである「光遺伝学抑制(optogenetic silencing)」について説明したい。光遺伝学抑制とは、抑制性ニューロンの一種をオプトジェネティクスによって強制的に発火させることで、他の種類のニューロンの発火をほぼすべてゼロに抑えてしまうという手法である。

図3-11を見てもらえばわかるとおり、大脳皮質の脳部位間をつなぐのは、長距離の神経配線をもつ興奮性ニューロンのみに限られる。つまり、この興奮性ニューロンの発火さえ止めてしまえば、外への信号伝達手段がなくなり、その脳部位は、言わばブラックホールと化す。そこへと入る電気スパイクはあっても、そこから出てくる電気スパイクが一切なくなっ

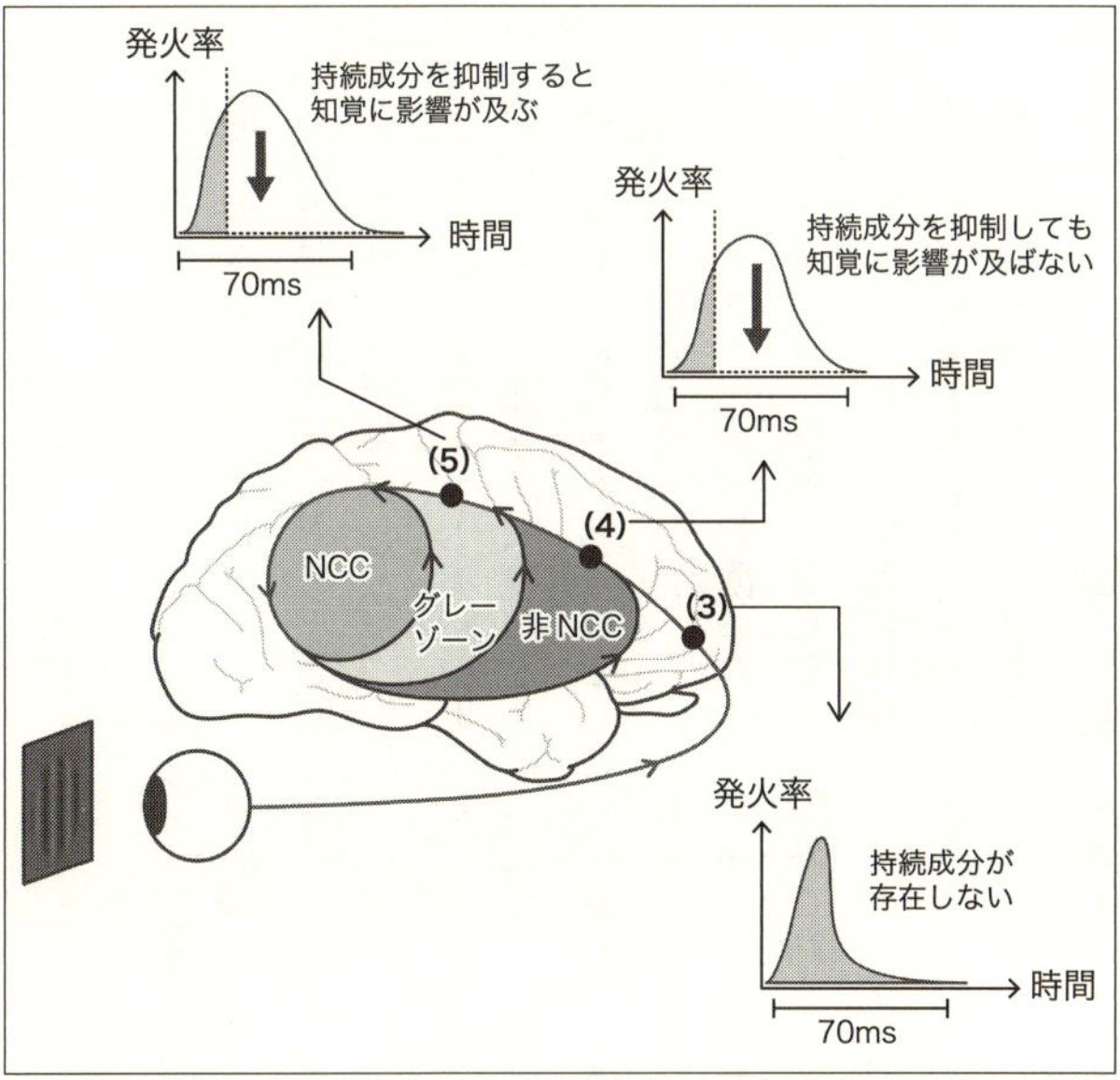

図3-16　マウスのビジュアルバックワードマスキングと光遺伝学抑制による実験論理

てしまうのだ。つまり、他の脳部位からすれば、その脳部位が丸ごとなくなってしまったことに相当する。しかも、オプトジェネティクスの時間精度により、一瞬にしてその視覚部位を亡き者にしてしまうことが可能である。

ビジュアルバックワードマスキングの結果と、この光遺伝学抑制を組み合わせることにより、「消去法によるNCCの探求」が実現する。その実験論理は次のとおりだ。それぞれのポイントを箇条書きとしてまとめるので、図3-16を眺めながらぜひいっしょに考えてみてほしい。

①ビジュアルバックワードマスキングの結果より、ターゲット刺激（一六ミリ秒の持続時間）のNCCに含まれるニューロン活動は、七〇～八〇ミリ秒間持続する。また、NCCの要請（最小限の神経活動）により、その一部分が欠けても、ターゲット刺激の「見え（知覚）」に影響が及ぶ。

②しかし①の逆は必ずしも成立しない。すなわち、ニューロン活動が七〇～八〇ミリ秒持続し、その一部分が欠けたときに「見え」に影響が及んだとしても、そのニューロン活動がNCCに含まれるとは限らない。NCCに対して補助的な役割しか果たしていなかった可能性が残るからだ。

③①より、ターゲット刺激に対するニューロン活動の持続成分が七〇ミリ秒未満の場合は、そのニューロン活動はNCCから除外される（図3-16の⑶）。

④①より、ニューロン活動の持続成分が七〇ミリ秒以上であった場合も、その持続成分を光遺伝学抑制で潰したときに、「見え」に影響が及ばなければ、そのニューロン活動はNCCから除外される（図3-16の⑷）。

⑤②より、ニューロン活動の持続成分が七〇ミリ秒以上あり、その持続成分を光遺伝学抑

制で潰したときに、マウスの知覚報告に影響が及んだ場合は、NCCであるか否かの判断がつかない（図3－16の⑸）。

まずは、オプトジェネティクスの高い時間精度を利用しての操作実験を紹介したが、NCCの探求ツールとしての潜在能力を感じとってもらえただろうか。それと同時に、筆者の提案する「操作実験による消去法」の具体的なイメージが伝わったなら幸いである。実を言えば、通常の脳神経科学では、操作実験の解釈にここまでの厳密性が要求されることはあまりない。ここまで厳密でなければならないのは、我々が相手にしているのがNCCであるからだ。意識の科学の今後において、その正体をつかむことがいかに重要であるかは、第4章、第5章で明らかになる。

NCCをめぐる操作実験の今後

現在、先に示した実験論理をまずは視覚部位単位で適用して、研究を進めている。第一次視覚野が先の④の条件を満たすことが明らかになった一方、より高次の視覚部位が⑤に当てはまることを示す結果が得られている。

今後、第一次視覚野と高次の視覚部位の両側からはさみうちにして、NCCと非NCCの境界を探っていくつもりだ。しかし、この大まかな境界が定まったからと言って、NCCの探求の旅が終わるわけではない。

なぜなら、NCCと非NCCの真の境界は、視覚部位間といった大きなレベルにではなく、個々のニューロンのレベルに引かれている可能性が高いからだ（第2章参照）。

そして、とても頼もしいことに、現在進行形で、オプトジェネティクスの空間精度を上げる挑戦は続いている。レーザー光で個々のニューロンに狙いを定めたり、光の干渉を利用して光を受けるニューロンを制御したり、光に反応する人工のイオンチャンネルの形成を、ある限られた条件下で発火活動を上昇させたニューロンに限定したりと、その進化は目覚ましい。この進展が目覚ましい分野で、NCCの探求に身を置けることを筆者はとても幸運に感じている。

第4章　意識の自然則とどう向き合うか

神経回路網としての脳

まずは、ここまでの内容をおさらいしておこう。

ニューロン単体としての働きは高が知れている。他のニューロンからの電気スパイクを重み付けしながら足し合わせ、それが一定以上の値（閾値）に達したときに自らも電気スパイクを出力する。これらの仕組みは、イオンチャンネルや神経伝達物質などのナノレベルの生体機構によって体現されており、おおよその原理は解明されている。ニューロン単体に、意識の源となるような未知の仕掛けが存在する可能性は極めて低い。

ニューロンが集団として行う演算についても、だいたいの見当はついている。ヒトの脳には、千数百億の神経細胞が存在し、それらが複雑に絡み合い、巨大な神経回路網を成している。この神経回路網による演算の基本は、ニューロン群からニューロン群への発火パターンの変換であり、それはニューロン群どうしの配線の引き回しによって決まっている。

すなわち、脳とは一風変わった電気回路にすぎない。その規模は莫大で、その配線は複雑怪奇を極めるが、その素過程であるニューロンの働きと、そのニューロンが集団となった神経回路網としての局所演算には、何も謎めいたところは見当たらない。

神経回路網の中に見え隠れする意識

次に、意識研究がこれまで明らかにしてきたことに目を向けてみよう。一風変わった電気回路は、意識の変化に合わせて、どのように動作を変化させているだろうか。

ロゴセシスの両眼視野闘争を用いたサルの研究からは、刺激の「見え」の有無に合わせ、ニューロン活動が増減することがわかっている。また、その増減の度合いは、視覚系の高次にいくほど大きくなる。

その一方で、どこまで高次の視覚部位にいっても、意識とそこに表現される視覚情報が完全に一致することはない。視覚体験が、完全なる「見え」と完全なる「見えの消失」を行き来する一方、ニューロン活動がそこまで極端に振れることはない。提示された刺激が完全に意識から消失していたとしても、刺激が物理的に提示されない条件と比べれば、ニューロン活動は確実に上昇している。

すなわち、意識にのぼる視覚世界がそのままの形で表現される脳部位は存在しない。よって、脳のどこかに意識の中枢が存在し、それが意識を一手に担っているとの図式はあてはまらない。

多くの実験結果が指し示すのは、意識と無意識が、脳の広範囲（第一次視覚野はのぞく）にわたって共存しているということだ。意識と無意識の境界は、脳の低次側と高次側を分割するような形で存在するのではなく、それぞれの部位の中に複雑なインターフェース（界面）を織り成しながら存在している可能性が高い。

第3章に登場したもう一つの「見えない」錯視、ビジュアルバックワードマスキングをめぐる研究がもたらす事実も忘れてはならない。意識を担う神経メカニズムが、特定のニューロンや神経回路網といった、脳のハードウェアによってのみ規定されるのではなく、持続的なニューロン活動といった、動的な性質によっても規定されることを指し示している。

NCCを完全に特定できたなら

このように神経回路網としての脳の働きについては、着々と理解が深まっている。一方で、意識を担う脳についてわかっていることは、はなはだ不十分だと言わざるをえない。ただ、実験的意識研究の歴史は浅く、オプトジェネティクスなどの新しい実験ツールの進展により、今後NCCへと迫っていけることが期待される。

　では、仮にNCCが特定されたなら、意識のメカニズムは解明されたと言えるだろうか。想像力を働かせて成果を先取りしてみよう。

　神経回路網aのニューロン群αが活動したときに「赤いリンゴ」の視覚体験が生じ、ニューロン群βが活動したときには「青い梨」の視覚体験が生じたとしよう（図4-1）。この神経回路網aは、視覚部位A、B、Cにまたがって存在し、ニューロン群α、βともに、一〇分の一秒以上の持続的な活動が生じてはじめて視覚体験が生じる。

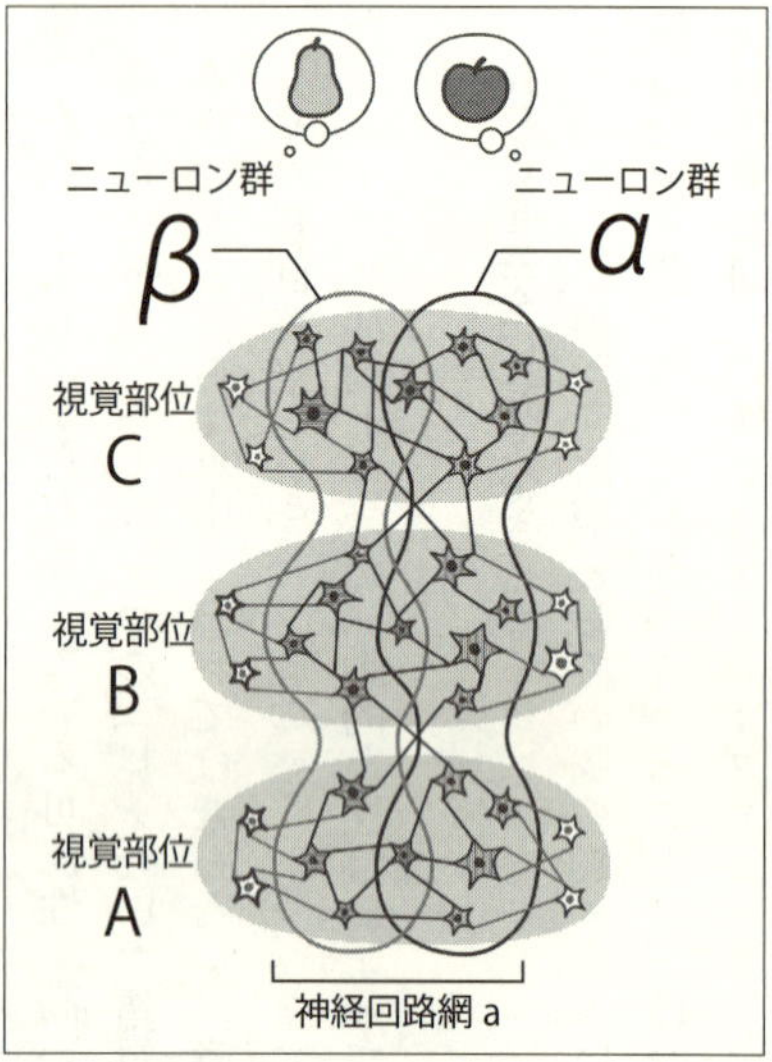

図4-1　リンゴと梨のNCC

　ここまでNCCが特定されたなら、意識のメカニズムは解明されたと言えるだろうか。

もう一歩踏み込んで、ニューロン発火の時間順序およびその因果的関係性をも特定できたとしよう（図4-2）。神経回路網aのなかで感覚入力を受けるニューロン群α1がまず活動し、次にそれを受けてニューロン群α2が活動し、さらにそれを受けてニューロン群α3が活動する。そこにいたって、はじめて「赤いリンゴ」が意識にのぼるとする。

そこまでNCCを特定できたなら、意識の謎が解けたと言えるだろうか。答えは「否」だ。脳がいかにしてリンゴをリンゴと識別し、そのリンゴへ腕を伸ばしているのかを問うているのであれば何ら問題はない。それは、ロボットの電子頭脳が、いかなる計算原理でリンゴを識別し、ロボットアームを伸ばしているのかを問うのと同じことだからだ。感覚入力から運動出力へといたるニューロン群の発火時系列およびその因果性、さらには計算原理が特定できた時点で、脳の感覚運動変換の仕組みは余すところなく解明されたことになる。

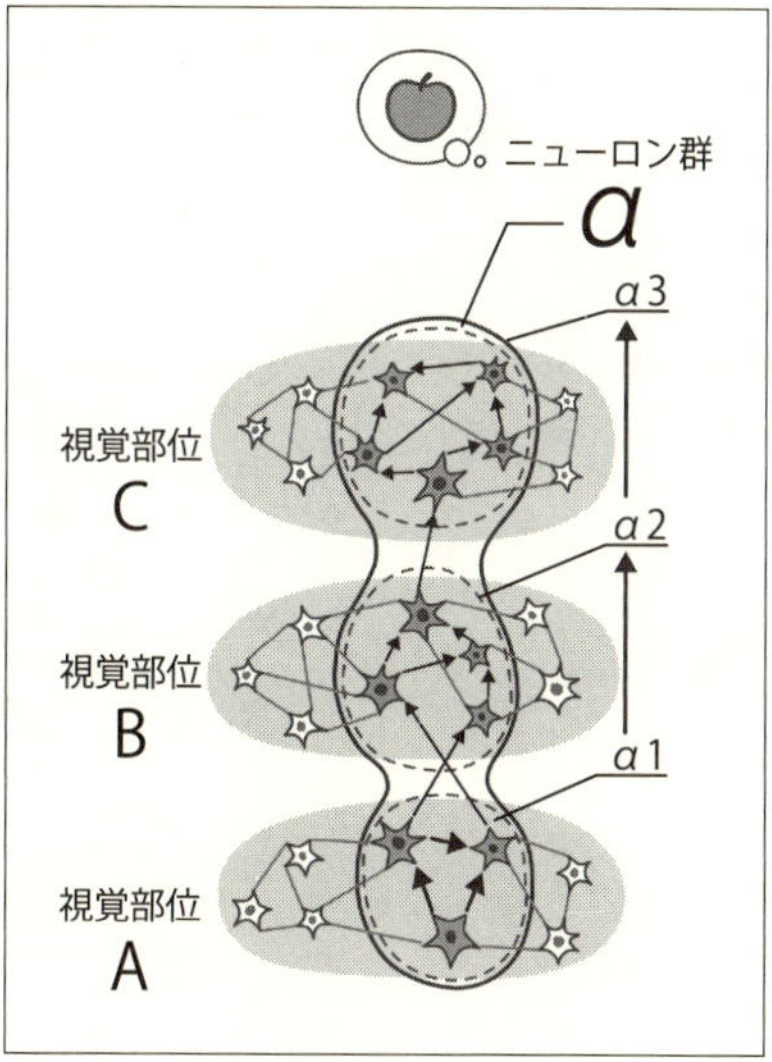

図4-2　より高精細なリンゴのNCC

しかしながら、意識は依然として神

秘のベールに包まれたままだ。感覚信号から運動指令への変換を司るニューロンの発火の連鎖に、いかにして感覚意識体験（クオリア）が伴うのかを解明したことにはならない。お店で真っ赤なリンゴを目にしたときの「あの感じ」、腕を伸ばしたときに感じる「あの感じ」、さらには、リンゴを手にしたときに伝わる「あの感じ」が、なぜに神経回路網の活動から発生するのかについてはまったく手つかずのままだ。

意識を宿す風車小屋

一七世紀の哲学者、ゴットフリート・ライプニッツ（一六四六〜一七一六）は、早々にこの問題の本質を捉え、次のような思考実験を行っている。当時、その仕組みがまったく知られていなかった脳に代え、風車小屋を意識の住居に見立てたところが面白い。

その意識を宿す風車小屋に足を一歩踏み入れると、重々しい音をたてながら回転する鉄製の歯車や木製の臼が薄暗がりから浮かび上がる。風を受けた羽根から発生した回転力は、軸を伝わって風車小屋の内部へと導かれ、大小さまざまの歯車を介して臼の回転力へと変換される。こと風車小屋の目的機能（＝客観）、「風の力で粉を碾《ひ》くこと」に関しては、その気になれば、余すところなくその仕組みを解き明かすことが可能だ。ただ、それを明らかにした後にも、風車小屋の意識（＝主観）はどこにも見当たらない。

まったく同じことが脳の客観と主観との間にもあてはまる。

脳の客観は風車小屋の目的機能と等価だ。目や耳などを通して得られた感覚情報は、電気信号として脳へと伝えられる。脳に入った電気信号は、幾多のニューロン群を通り抜け、やがて筋線維を制御する電気信号へと変換される。その電気信号は頸椎を通り手足を動かす。情報処理機械としての脳は、風車小屋と比較すれば格段に複雑ではあるものの、原理的には解明可能だ。これら脳の客観にまつわる問題を、哲学者チャーマーズは「イージー・プロブレム（容易な問題）」に分類している。

一方、脳の主観は、ライプニッツの風車小屋の意識と同様、どこにも見当たらない。たとえ脳の客観を完全に解き明かしたとしても、脳の主観には一歩も近づかない。

意識のハード・プロブレム

この脳の客観と主観の間の隔たりこそが意識の問題の本質だ。哲学者ジョセフ・レヴァイン（一九五二〜）の言葉を借りれば「説明のギャップ」、チャーマーズの言葉を借りれば「ハード・プロブレム（難しい問題）」である。

脳の客観とは神経回路網の振る舞い、すなわち電気的活動であり、三人称的に観測されるものだ。対する脳の主観とは、私たちの意識、そして感覚意識体験である。ここでの「私たち」とは、先の神経回路網に他ならない。主観とはつまるところ、神経回路網が一人称的に感じていること以外の何物でもない。

最大の問題は、我々が、客観と主観とを結びつける科学的原理を一切もたないことだ。片や、神経回路網を第三者的に観測して得られる物理現象、片や、その神経回路網になりきり、それが一人称的に感じていること。この両者を因果的に説明する術を我々はもたない。

もちろん、脳の「顔」ニューロンが発火すれば、私たちに顔が見えることはわかっている。ここで問うているのは、それを踏まえたうえで、なぜにその顔ニューロンの発火が、顔の視覚体験を生むのかということだ。

客観と主観は、いわば一枚の紙の表と裏のような関係にある。同じ一枚の紙ではあるが、書式がまったく異なる。客観と主観の間の隔たりとは、三人称的視点による神経回路網の電気的活動（表）と、神経回路網に一人称的に生じる感覚意識体験（裏）との間のミッシングリンクだ。

表から裏への書式変換、すなわち、電気スパイクが行き交っているにすぎない神経回路網の動作から、繊細で豊かな我々の感覚意識体験、たとえば、バラの鮮やかな赤色を愛でることができるという、この仕組みは、およそ人智の及ばないところにある。

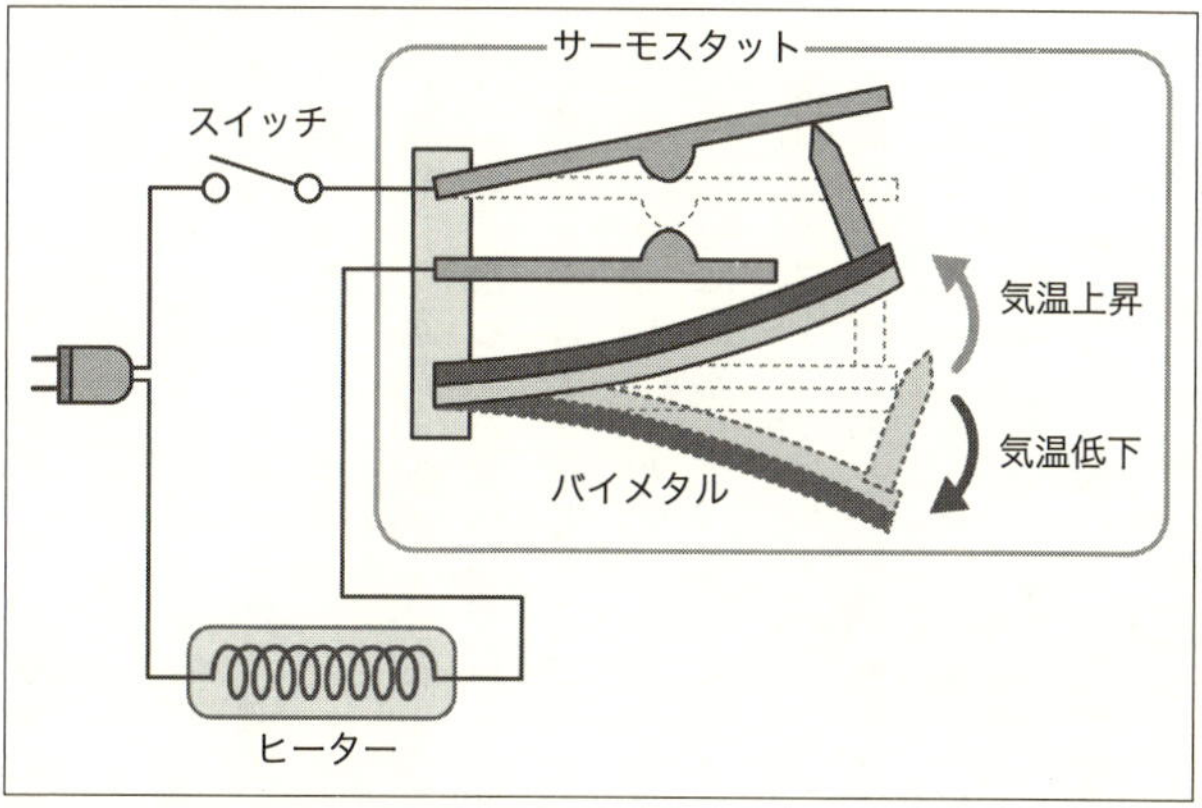

図４－３　サーモスタット

サーモスタットの意識

次に、客観と主観の間の「隔たり」を埋めうるものに思いをめぐらせてみよう。

「サーモスタットに意識は宿るか」。この冗談としか思えない問いかけをめぐり、意識の専門家たちが侃々諤々の議論を繰り広げている。

サーモスタットは、室温にあわせて冷暖房の出力を調整するデバイスだ（図４－３）。熱膨張の度合いの異なる二枚の薄い金属片を重ねあわせると、室温に応じて変形する。それをスイッチとして用いれば、寒いときには片側に曲がってヒーターが入り、暖かくなったときには反対側に曲がってヒーターが切れる。単純ではあるが機能としては必要十分。この「バイメタル（二種類の金属）」と呼ばれる仕組みは、産業革命真只中のイギリスで発明され、実際に用いられていた仕掛けである。

なお、ここでの意識とは、まさに本書で扱ってきた感覚意識体験＝クオリアを指す。言わば、先の問いは単なる比喩ではない。サーモスタットが自らの形態変化に応じて、「寒い・暑い」などと感じているかを実際に問うものだ。

そして、サーモスタットに意識が宿ると主張するのは、ここまで幾度も登場した意識の哲学の第一人者、デイヴィッド・チャーマーズその人だ。彼の哲学の中心にあるのは、「すべての情報は、客観的側面と主観的側面の両者を併せもつ」とする「情報の二相理論」である。これに従うなら、室温情報を自らの曲がり具合として保持するサーモスタットにも、ミニマルな感覚意識体験が宿ることになる。もちろん、弛緩する筋肉や毛穴をもたない以上、我々の「暑い・寒い」とは似ても似つかない代物となる可能性は高いが。

二一世紀にも入って、サーモスタットの意識が大真面目に議論されていることに少々驚いたかもしれない。ただ、何ら不思議なことはない。私たち人類は、意識についてあきれるほどに何も知らないのだ。専門家とそうでない者との一番の違いは、「何も知らない」ことを知っていることだ。

専門家の知る「知らないこと」、これこそが前述の主観と客観の間の隔たりである。知らないからこそ、その隔たりを何で埋められても、論理的に否定はできない。たとえそれが、「すべての情報に意識は宿る」といった一見、荒唐無稽なものであっても。

仮にこれが正しいとしたら、ここまで本書が前提としてきた、「現代の人工物にはいまだ意識は宿らない」は総崩れとなる。チャーマーズの仮説によれば、月の裏側にぽつんと置かれた石も意識をもつことになる。太陽光によって伸び縮みすることで、自らの温度という情報をもつからだ。まさに万物に意識は宿ることになる。

意識は解けるか

主観と客観の間の隔たりを実感してもらえただろうか。私たちは、このような大きな隔たりを越えられるのだろうか。

一部の哲学者は、意識の解明は原理的に不可能であるとする。脳がそれ自体を理解できないといったものから、哲学の専門家でないと辿り切れないような複雑なロジックを要するものまで、その論拠はさまざまだ。

一方で、従来科学の枠組みで過不足なく意識を明らかにすることができると主張する研究者もかなりの数にのぼる。彼らに言わせれば、説明のギャップやハード・プロブレムはまやかしにすぎず、それがまことしやかに語られるのは、現時点で意識の解明への道筋が立っていないからだという。

彼らの多くは意識研究を生命研究の歩みになぞらえる。二〇世紀初頭まで、生命の仕組みは未知の領域にあり、生物と無生物を分け隔てるのは、何らかの神秘的な力であると考えられてきた。それが今日では、生物学上の数々の発見により、生命はミクロな分子機構の組み合わせにすぎないとの見方が確立されている。生命が、既存の科学の枠内で神秘の座から引きずり下ろされたように、意識もまた同じ道を歩むと彼らは主張する。

しかし、哲学者のチャーマーズや科学者のクリックとコッホ、そしてこうした人々の末席を汚す筆者を含め、意識に日々取り組む研究者の多くは、これらの立場に賛同しない。意識が不可侵であるとは考えない一方で、従来科学の枠内では意識を解き明かすことはできないと考えている。それは、次に述べるように、従来科学が客観の中で閉じているからだ。

近代科学が確立されてから、科学者たちは数々の難問に挑み、その多くを解き明かしてきた。アインシュタインは、質量とエネルギーが等価であること、とりわけ、ごくわずかな質量が莫大なエネルギーを生むことを明らかにした。彼の特殊相対性理論から導かれる等式「$E=mc^2$」は、それまでまったく異質のものと考えられてきた質量とエネルギーを見事に結びつけた。

またワトソンとクリックは、DNAの二重らせん構造の発見をとおして、生命の自己複製の営みを生体分子の働きにまで還元してみせた。生命を形作る緻密な設計図が、たったの四文字からなる記号列の中に織り込まれているとする世紀の発見は、我々の生命への理解を大きく塗り替えた。

しかし、これらの発見は、あくまで客観と客観の間の関係性を明らかにしたものだ。質量、エネルギー、自己複製、DNA、すべて客観世界で記述されるものだ。生命もまた然り。既存の科学は、三人称的な視点から現象を捉えてきたにすぎず、すべて客観の中で閉じている。

対する意識の科学は、客観と主観とを結びつけることを宿命づけられている。後者の主観は、神経回路網になりきり、それが一人称的に何を感じているかという、これまでの科学にはない新たな視点だ。その意味において、意識の科学は既存の科学から逸脱する。

［コラム］　心理学および認知神経科学の位置づけ

既存の科学は主観を扱ってこなかった、と言うと語弊があるだろう。当然のことながら、心理学は主観を中心に扱う学問だ。また、心理学と脳計測が組み合わさることにより、認知神経科学と呼ばれる新たな学問領域が生まれ、主観とニューロン活動の関係性が堂々と語られるようになった。

では、この認知神経科学と、主観を科学的に扱うはずの「意識の科学」では、どこが異なるのだろうか。実を言えば、やっていることも、やっている人たちも、少なくとも現時点ではほとんど変わりはない。筆者も、論文を発表するときなどは、認知神経科学者の仮面を被っている。

ただし、認知神経科学では、絶妙な言葉遣いによって、意識のハード・プロブレムを巧妙に避けている。「意識内容の変化とニューロン活動が連動する」「実験操作により当該ニューロン活動を阻害すると、意識に影響が及ぶ」といった物言いまでは許されるが、「このニューロン活動によって意識が生まれる」とは決して言わない。

みな、部屋の片隅に居座る「座敷わらし（意識のハード・プロブレム）」に気づいていながら、見て見ぬふりをしている。既存の科学の枠組みでは扱うことができないから、なかったことにしているのだ、とも言える。学問の主戦場である投稿論文や学会発表の場で正々堂々とそれを語ることが許されるのは哲学者くらいのものだ。

ただし、このような悪しき風潮は次に導入する「意識の自然則」によって確実に変わりつつある。ようやく意識の本丸へと攻め込むときがきた。

あらゆる科学の土台に位置する自然則

意識の科学が、従来科学の枠組みに収まらないとは言ったものの、それらがまったく相容

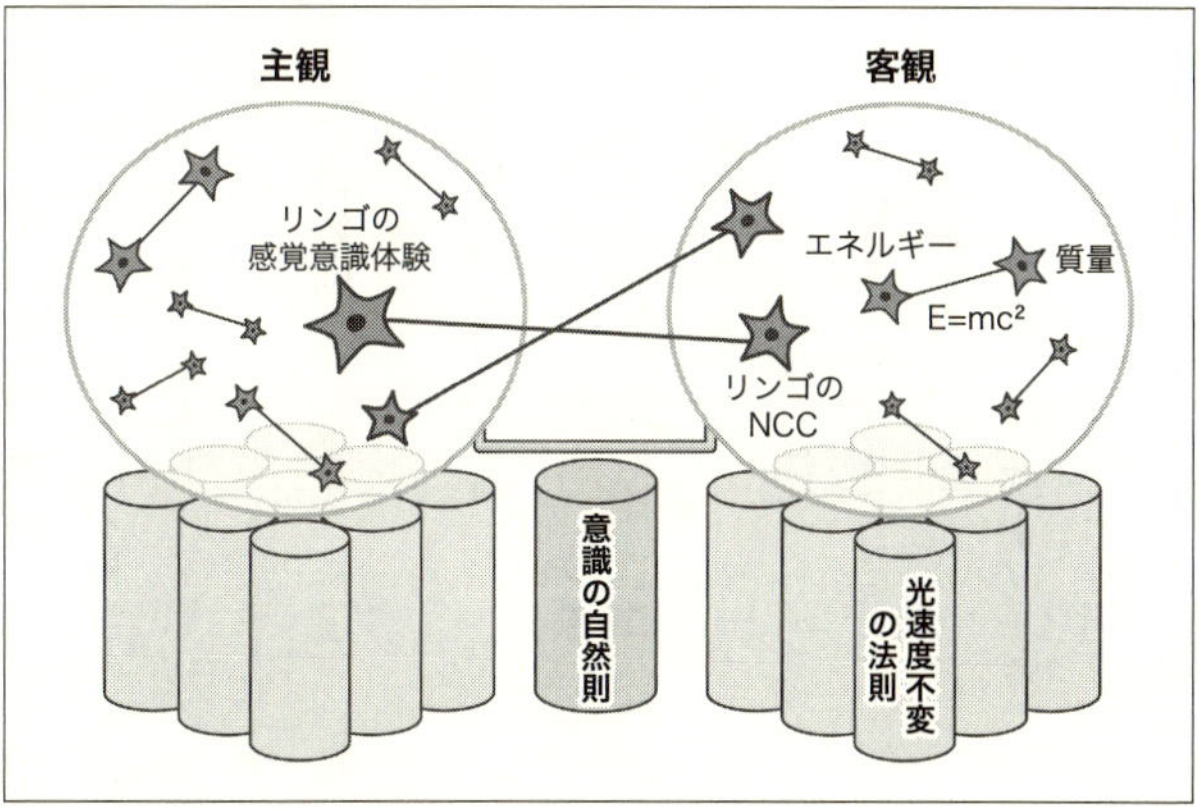

図4－4　意識の自然則の位置づけ

れないわけではない。むしろ、意識の科学は、従来科学の基本的な論理構造を活用すべきだと筆者は考える。

ここで鍵を握るのが自然則である（図4－4）。まえがきでも触れたが、自然則とは、他の法則から導くことのできない、科学の根幹を成す法則のことだ。二つの物体が、それらの質量と距離に応じて引き合うとする万有引力の法則（正確には近似）や、光の速さが一定であるとする光速度不変の原理などがそれに当たる。なぜそうなのかと訊かれても「この宇宙はそうなっている」としか答えようがない。

そして科学に自然則は不可欠だ。いかなる科学理論も、もとを正していけばそれ以上還元できない自然則へと辿り着く。緻密に組み立てられているように見えても、その根幹部分には問答無用の自然則が横たわる。基礎がなければ建物が建たないように、自然則抜きに科学は成立しない。

言うなれば、あらゆる科学の土台部分に、ある種の非科学が存在する。ならば、意識の科学にそれがあったとしても何ら不思議はない。その可能性の一つを提案してみせたのがチャーマーズであり、彼の主張する「すべての情報に意識が宿る」は、一つの仮説としてならば立派な自然則であることに違いはない。

意識の自然則への抵抗

ところがチャーマーズの提案は、意識の自然則として真正面から捉えられるよりも、むしろイロモノとして扱われることのほうが多い。それはなぜだろうか。

先述のサーモスタットの意識に触れたとき、何を思っただろうか。「そんなバカな」というのが、率直な感想ではなかっただろうか。意識とはまさに「我」のことであり、それが「神経回路網上の情報にすぎず、サーモスタットと本質的に大差はない」と説かれても、なかなか納得できないだろう。

まさにここに、チャーマーズの提案が軽んじられる原因があり、意識の科学のつまずきがある。客観的にものごとを考える訓練を受けたはずの科学者といえども、自身の主観の話となると、主観の呪縛から逃れるのは難しい。どうしても、既存の科学の常識の枠内でものごとを考えてしまう。

その点、ＮＣＣの共同提案者であるコッホはさすがだ。二〇〇四年の著書『意識の探求――神経科学からのアプローチ』の中で、チャーマーズの仮説を「検証するのは難しいものの、とてもシンプルで魅力的な仮説」と論評している。実は当時の筆者も、サーモスタットの意識に対して懐疑的な見方をしており、冗談半分に講義で取り上げたりもしていた。コッホの論評を知り、目から鱗が落ちる思いだったのをよく覚えている。

それはさておき、主観の呪縛から逃れるうえでポイントとなるのは、客観から主観への隔たりが、主観から客観への隔たりでもあるということだ。両者を結ぶ仕組みについて皆目見当がついていない以上、主観による予断を一切排除して臨まなければならない。

意識の自然則に求められること

意識の自然則の提案は、チャーマーズよろしく、主観と客観の関係性を思い切りよく仮定するところからはじまる。なぜという問いに答える必要がなく、また、答えることもできない。答えられないからこそ自然則なのだとも言える。しかし、むやみやたらに提案すればよいというものでもない。ある条件を満たしていなければ、意識の科学を前進させる原動力にはなりえない。

その条件とは検証可能性だ。自然則は提案されただけでは意味をなさない。正しいことが証明されなければ、その上に理論体系を築くことはかなわず、仮に築いたとしてもそれは砂上の楼閣にすぎない。また、正しいことを証明するばかりが検証ではない。誤りであることが証明されれば、真の自然則へと一歩近づくことになる。

哲学者からのお叱りを承知であえて言わせてもらうなら、科学と哲学との違いはそこにある。一例をあげるなら、物質である脳と非物質である意識を別個に仮定する心身二元論を実験的に検証することは不可能だ。検証できないからこそ、哲学の聖域にいつまでもとどまり続けることができる。それはそれで哲学の世界では重宝されるのだろうが、自然科学の基盤となるべき自然則は、検証のまな板にのらなければ、その価値を失う。

意識の自然則を検証するには？

自然則の検証の大役を担えるのは、実験のみだ。自然則は、科学の理論体系の土台であるがゆえ、その上に築かれるべき理論を用いては検証できない。そして素直に考えれば、意識の自然則の実験的検証は、意識を宿すことがわかっている脳を用いて行うことになる。しかし、ここに意識の科学の最大の難所が待ち受ける。

自然則の検証実験を成功させるには、その結果に干渉しうる非本質的な要素をすべて排除しなければならない。このことを、ガリレオ・ガリレイ（一五六四〜一六四二）が行ったとされる実験を例に考えてみよう（この実験は、弟子による創作との説もあり）。

ガリレオは、イタリアのピサの斜塔から大きさと重さの異なる二つの鉛の玉を落とした。ここで問われたのは「重いものほど早く落下する」というアリストテレス（前三八四〜前三二二）以来の定説だ。我々の日常感覚としても、あながち間違っていないように思える。鳥の羽根とビー玉を同時に手放せば、当然のことながら後者の方が早く地面に到達する。しかし、ここで本当に知りたいのは重力の作用だ。それを知るためには、重力以外の効果をすべて排除してやらなければならない。

ガリレオが鉛の玉を用いたのは、まさにそのためだ。重力以外の要素として空気抵抗をあげ、これが重力の効果に比べて十分小さくなるよう、重たい鉛の玉を採用したのだ。

はたしてその結果は、ギリシャ哲学以来の定説を覆すものであった。大小二つの鉛の玉はまったく同時に地面に到達したのだ。

現在では、特殊な装置を用いて限りなく真空に近い状態を作り出せる。その中では、羽毛も鉛の玉もまったく同じ速度で落下する。落下速度には、重力が物を引っ張る力と、物がその場にとどまろうとする力（慣性力）が反対方向に働き、両者とも、重たければ重たいほど大きくなる。両者が打ち消し合って、落下速度は重さに依存しなくなる。

ガリレオが、重力による自由落下の本質を、当時の技術で正確に捉えられたのは、重力以外の要素を無視できるほど抑えこめたからだ。

脳による意識の自然則の検証は可能か

脳を用いた意識の自然則の検証を難しくするのは、余計な要素を取り除くことに大きな制約があるからだ。チャーマーズの「情報の二相理論」で言えば、その検証には、ニューロンの発火・非発火といった情報の側面だけを脳から抽出してやる必要がある。しかし、第1章で見たように、ニューロンの発火はイオンチャンネルなどのミクロな生体機構によって体現されており、それらの働き抜きに脳の情報は存在しえない。ガリレオが、自由落下から空気抵抗の効果を排除したようにはいかないのだ。

このことが、自然則の検証において大きな制約となる一例として、ロジャー・ペンローズ（一九三一〜）とスチュワート・ハメロフ（一九四七〜）の手強い対立仮説を紹介しよう。彼らはマイクロチューブルと呼ばれるニューロン内部の微小構造を意識の担い手とみなしている（図4-5）。

マイクロチューブルは直径わずか二五ナノメートルほどの管状の構造体で、細胞の骨格を支えるものだ。ペンローズとハメロフはここに生じる量子力学的効果に意識の源を求めている。ちなみに、このマイクロチューブルは第１章で扱わなかった。情報処理素子としてのニューロンの働きには関与しないからだ。

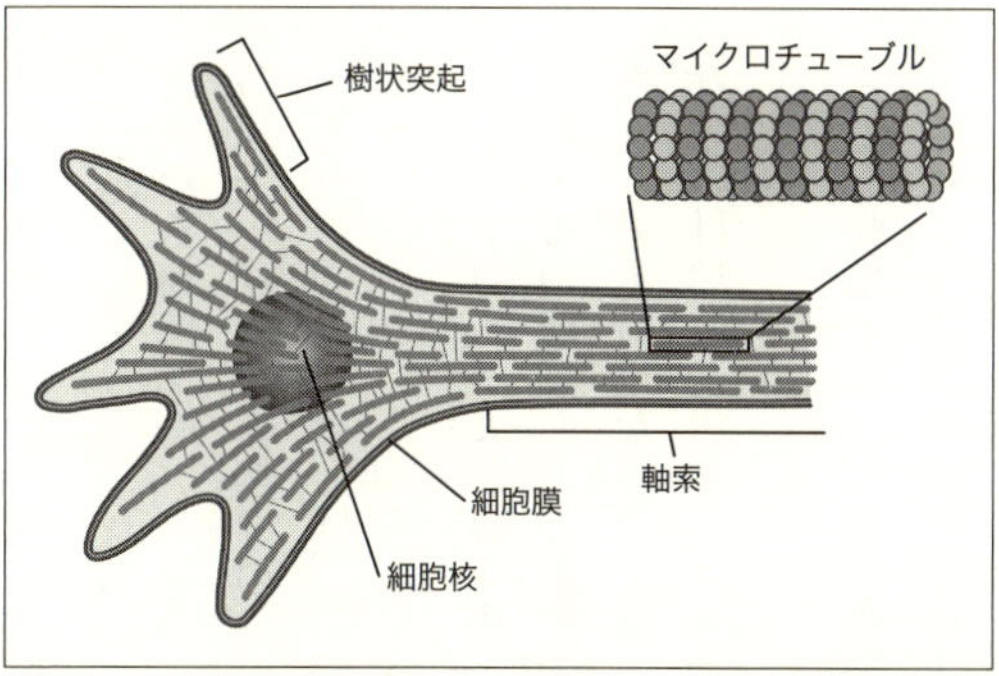

図４－５　ニューロン内のマイクロチューブル　直径約25ナノメートル（１ナノメートルは10億分の１メートル）の管状の構造。細胞としてのニューロンの形状を内側から支える内骨格としての役割の他、細胞体でつくられるシナプス小胞などを軸索を介してシナプスまで運ぶ「レール」の役割などを持つ。その小ささから量子力学的な効果が生じると言われるが、量子脳理論のバックボーンを支えるのに十分であるかについては、懐疑的な見方が大勢を占める。量子力学的な効果は対象が小さいほど大きい

量子脳理論の体系に含まれる二人の仮説は、意識の仕組みを脳の情報処理の仕組みから切り離すため、一般の脳科学者からはあまり歓迎されない。ただ、現在存在する意識の仮説としてはとてもポピュラーで、熱心なファンと同じくらいにアンチファンも存在する。正直なところ、筆者自身は後者に属するが、意識の一つの可能性であることは間違いない。

木からリンゴは落ちたか

このように、脳を用いての意識の自然則の検証には大きな制約がある。

ただ、提案された自然則を検証するうえでの脳の制約と、自然則の提案につながるような、「ひらめき」と「洞察」を得る対象としての脳の役割を混同してはならない。

偉大なる物理学者アイザック・ニュートン(一六四二〜一七二七)は、木からリンゴが落ちる様子を見て、自然則の一つ、「万有引力の法則」にいたるひらめきを得たと言われている。万有引力の法則とは、二つの物体が、その質量と距離に応じて引き合うとする法則だ。

ニュートンは、リンゴが木から落ちる様子を目にして、地球がリンゴを引っ張るだけではなく、リンゴもまた地球を引っ張っているとの洞察にいたった。これにより、普段、私たちが目にする地球表面上での重力の特性のみならず、天体間で働くような重力の特性も明らかになり、惑星軌道などを正確に計算できるようになった。

意識の科学の現状は、ニュートンの逸話になぞらえるなら、いまだリンゴが落ちていない状態にある。

その意味において、脳の中の意識の担い手、すなわちNCCの探求は、その「ひらめき」と「洞察」を得るための手段として、今後ますます重要になってくる。

アナリシス・バイ・シンセシス

さて、NCCの探求から導かれる意識の自然則を、最終的に検証できないことは、意識の科学を前進させるうえで両輪の片方を欠くようなものだ。今後、意識の科学のボトルネック（急所）になることは想像に難くない。

ならば、NCCの探求を進めると同時に、その先を見越して、次の一手を打っておきたい。人工物を用いての意識の自然則の検証だ。

実は、「人工意識」の名のもと、コンピュータやロボットに意識を宿す試みはすでにはじまっている。そのキーワードはアナリシス（解析）・バイ（による）・シンセシス（創成）。創りながら、その仕組みをも明らかにしてしまおうという、ちょっと欲張りな手法だ。

創ることの利点は、まさに、どうとでも創れてしまうことだ。人類の空への挑戦も然り。必ずしもお手本を忠実になぞる必要はない。

人類の空への挑戦は、鳥が羽ばたく様子を真似ることからはじまった。しかし、それらの試みはことごとく失敗に終わった。鳥類の発達した胸筋に比べ、人のそれはあまりに貧弱で、腕に取り付けた翼から十分な浮力を得ることはなかった。

次に白羽の矢が立ったのは、らせん形ローターをもつ足こぎ型のヘリコプターだ（図4-6）。鳥の羽ばたきによって生じ

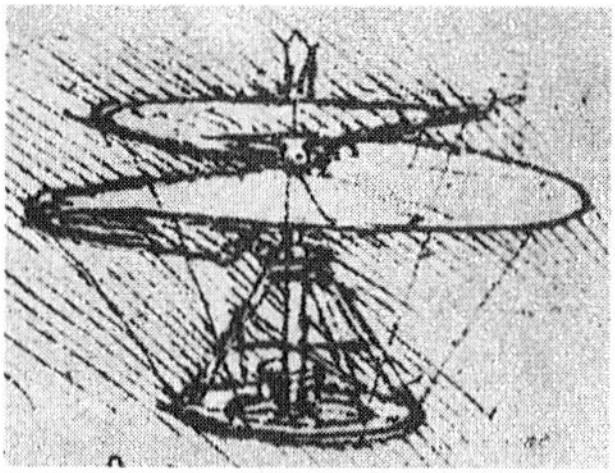

図4-6　レオナルド・ダ・ヴィンチの飛行機械

る下方向の空気の流れをお手本としつつも、デザインそのものは、鳥の翼とは似ても似つかぬものとなった。しかし、これもまた人の筋力頼みでは、一寸たりとも宙に浮かぶことはなかった。

その次に目が向けられたのは、鷹などの大型の鳥類が、羽ばたかずに悠々と空を滑る姿だ。そこでようやく、鳥の翼の上方向への湾曲が、大空への鍵を握ることに気がついた。まずはそれを真似た固定翼のグライダーが生まれ、ついには、ライト兄弟の動力飛行へと結びついた。幾多の試行錯誤によって人類の空への夢がかない、同時に流体力学などの新しい学問へつながった。

いわば、科学実験が完成品＝自然からの「引き算」によって本質を抽出しようとする手法であるならば、アナリシス・バイ・シンセシスは、ゼロからの「足し算」によって本質を創ろうとする手法である。

機械に意識は宿るか——フェーディング・クオリア

しかし、ここで一つ素朴な疑問がわく。意識の宿る機械を作ることなど、そもそも可能なのだろうか。多くの科学者や哲学者は、それが原理的には可能であるとの立場を今日とっている。その理由の一つとしてあげられるのは、ニューロン単体への理解が進み、その振る舞いが明らかになってきたことだ。

少々乱暴な言い方をするなら、ニューロンの機能を見切れるようになってきたのだ。もちろん、ニューロンが千数百億と絡みあう脳にあって、その全体としての振る舞いを理解するまでの道のりは遠い。しかし、そのすべてを理解しなくとも、次の思考実験により、機械の意識の可否を占うことはできる。ここまでに幾度となく登場したチャーマーズによる「フェーディング・クオリア（fading qualia）」と呼ばれる思考実験だ。

まずは、あなたが目の前に置かれたリンゴを見ていることを考えよう。最初のステップは、あなたのニューロンを一つだけ人工のものに置き換えてしまうことだ。仮に、この人工ニューロンが生体のものと寸分違わぬ機能をもち、さらに、元の神経配線を完全に再現することができたなら、他のニューロンはその置き換えに一切気づくことなく、以前とまったく同じように活動を続けるはずだ。

続いて、一つ、また一つと、あなたのニューロンを人工のものに置き換えていったらどうなるだろうか。神経回路網の振る舞いとしては、生体ニューロンだけのものとまったく変わりがない中、リンゴの視覚体験だけが消失するだろうか。だとしたら、途中のどこかで、どれか一つのニューロンが置き換わった途端、パタリと感覚意識体験は消失するのだろうか。それとも、夕闇がせまるがごとく、徐々に薄れていくのだろうか。

チャーマーズは、どちらの可能性も低いと考え、脳が完全に人工のものに置き換わった後にも、視覚体験は残ると結論づけた。すなわち、人工物にも意識が宿ることになる。

ここで興味深いのは、仮にチャーマーズの論考が正しければ、必ずしも、生体ニューロンのすべての機構を人工ニューロン上に再現する必要がないことだ。乱暴な言い方をすれば、他のニューロンにバレさえしなければ、いくらチョンボしてもかまわないことになる。電気スパイクを発生させるために、各種のイオンチャンネルを実装する必要はない。シナプス間隙を用意して、その間の信号伝達を神経伝達物質に担わせる必要もない。電気スパイクの入出力特性さえ再現されていれば、他のニューロンが気づくことはない。

その意味で、チャーマーズのフェーディング・クオリアは実に示唆に富んでいる。その仮定や推論が正しければ、相当にニューロンを抽象化しても、それによって構成される人工神経回路網には意識が宿ることとなり、機械の意識は夢ではなくなる。

ノイマン型コンピュータに意識は宿るか

チャーマーズの論考が正しければ、脳を模した機械に意識は宿ることになる。ただし、その機械は、やはり非常に複雑なものだと言わざるをえない。フェーディング・クオリアのプロセスにもとづいて出来上がるその機械は、個々のニューロンが抽象化されているとはいえ、ニューロン同士の接続関係という意味では、元の脳をそのまま再現したものになる。ヒトの脳には、千数百億個のニューロンが存在し、それぞれが数千個のニューロンから入力を受け、数千個のニューロンへと出力している。半導体技術に劇的な進展がない限り、人工物で、ヒトの脳の規模と複雑さを実現するのはほぼ不可能だ。

それならば、コンピュータでシミュレーションされた人工神経回路網に意識を宿すことはできないだろうか。

この場合、ヒトの脳の規模に匹敵するものがすでに実現している。ノイマン型コンピュータ（少数の中央演算素子〔CPU〕が、すべての計算を一手に引き受けるタイプのコンピュータ）で人工神経回路網をシミュレーションする際には、そのニューロンの動作を一つひとつ、代わりばんこに計算していくことになる。ただ、心臓部となるCPUが、我々のニューロンに比べて非常に高速であるため、我々の脳に匹敵するような大規模の人工神経回路網のシミュレーションが可能になるのだ。

ただし、このコンピュータでシミュレーションされた神経回路網に、そのまま、フェーディング・クオリアの結果を当てはめることはできない。ある瞬間を切り取れば、コンピュータの中で仮想的に存在しているニューロンはそのごく一部で、脳のように、すべてのニューロンが同時的に電気スパイクをやりとりしているわけではないからだ。

デジタル・フェーディング・クオリア

では、はたして、コンピュータでシミュレーションされた神経回路網に意識が宿ることはあるのだろうか。チャーマーズのフェーディング・クオリアをもとに、ここでは考察してみたい（図4-7）。

わかりやすくするため、演算素子は一つしかないものとする。ただ、その処理速度は十分に高く、ヒトの脳に匹敵するニューロン数を任されても、必要な精度と速度で計算できるものとする。

まずは、チャーマーズのオリジナルの思考実験と同じように、一〇〇％の生体脳からはじめる。そして第一ステップとして、一つのニューロンを、コンピュータ・シミュレーションによるニューロンに置き換える。このとき、置き換えたニューロンが入力を受け、また出力を送っていたすべてのニューロンをコンピュータに接続する必要がある。この接続さえきちんと築ければ、この一個目の置き換えに関しては、オリジナルのフェーディング・クオリアと何ら変わりはなく、他のニューロンがその置き換えに気づくことはないはずだ。

違ってくるのは、二個目のニューロンの置き換えからだ。二個目に置き換えるはずのニューロンが、一個目に置き換えたニューロンと脳の中でもともとつながっていた場合、少々事情が変わってくる。二つのニューロンがともに、コンピュータに取り込まれることになるため、両者の振る舞いおよび両者の間の電気スパイクのやりとりが、コンピュータの中で完結する。

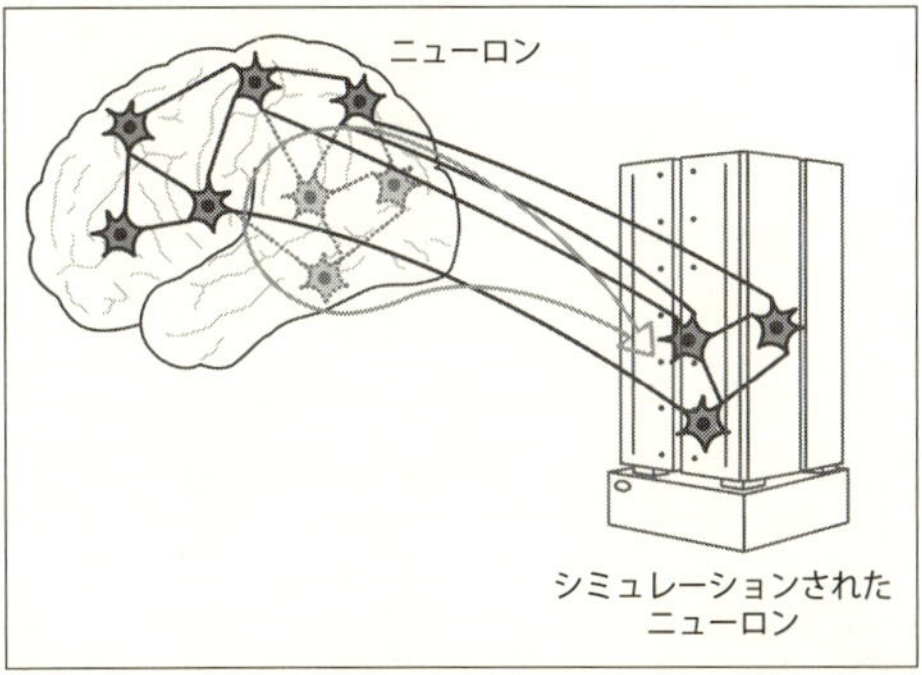

図4-7　デジタル・フェーディング・クオリア

しかし、この場合も、フェーディング・クオリアの基本要件は満たされる。置き換えた二つのニューロンが、両者のやりとりを含め完全にコンピュータの中で再現され、なおかつ、それらがつながっていた脳のニューロンとの間の神経配線が完璧に復元されれば、他のニューロンに影響が及ぶことはない。

同じ要領で、三個目、四個目と、次々にニューロンをコンピュータの中に取り込むことが可能だ。コンピュータに取り込まれたニューロン群が、それらの相互作用を含め、完全に再現されている限り、脳に残ったニューロンがそのことに気づくことはない。チャーマーズの論考によれば、この過程で感覚意識体験がパタリと止んだり、徐々に薄れるようなことはないはずだ。

たとえ、脳に残るニューロンが最後の一つになっても、その最後の一つは、生体脳の中の一員であったときとまったく同じように振る舞う。さらに、その最後の一個を含め、すべてのニューロンがコンピュータの中に取り込まれても、その動作は必要なレベルで元の脳を再現していることになる。

そしておそらく、元の脳に宿っていた意識は、今はコンピュータの中だけに存在する仮想的な神経回路網に、変わらず宿り続けることになる。

［コラム］ 両フェーディング・クオリアから意識の自然則を占う

フェーディング・クオリアの論考が正しければ、ニューロンの中のミクロな生体機構は、意識の成立には一切寄与しないことになる。意識にとって本質的なのは、ニューロン単体で言えば、その入出力特性のみだ。これに従えば、意識の自然則は、無数のニューロンの発火から、また別の無数のニューロンの発火が発生するといった、高度に抽象化された因果性を対象にする可能性が高い。また、前述のデジタル・フェーディング・クオリアの論考が正しければ、意識の自然則の対象は、さらに高度に抽象化されたものになる。

たった一つの演算素子をもつコンピュータによって計算される神経回路網には、物理的な相互作用が一切存在しない。あるニューロンが発火し、その電気スパイクが次のニューロンに到達する頃には、元のニューロンはメモリの中に格納されてしまっている。このイメージをつかんでもらうために、少し詳しく見ていこう。

あるニューロンが発火すると、それが発した電気スパイクが、いつ、どのニューロンに到達するかが計算される。その後、コンピュータの中で時間が進み、電気スパイクが一つのニューロンに到着したと判断されると、シナプス応答の演算が開始される。

つまり、一方のニューロンの発火が、もう一方のニューロンのシナプス応答の発生を、時間を一足飛びに引き起こしていることになる。そこには、両者の間の時間を埋めるような、物理的な相互作用の連鎖は存在しない。

ただ、実際の脳であれば、ニューロンが発火し、そこで発生した電気スパイクが軸索を進み、その電気スパイクがシナプスに到達して神経伝達物質の放出を促し、といったように物理的、そして、同時的な相互作用の連鎖が途切れることはない。

すなわち、コンピュータ・シミュレーションされた神経回路網にあるのは、実際の脳とは異なり、高度に記号化された因果性のみ、ということになる。仮に、デジタル・フェーディング・クオリアの論考が正しければ、意識の自然則は、記号化され、高度に抽象化され、同時性のない因果性に対しても働くような、それ自体、非常に抽象化されたものになるはずだ。

このように考えていくと、ノイマン型コンピュータでシミュレーションされた神経回路網には、本当に意識が宿るのかしらと、疑いの目を向けたくなるのは否めない。そこに意識が宿ると仮定したときに生じる、意識の自然則への要求（高い抽象性）が、科学の常識からあまりに掛け離れているからだ。

しかし不思議なのは、トンネルの反対側、すなわち、デジタル・フェーディング・クオリアを通してノイマン型コンピュータに宿る意識の是非を問いかけたときには、その存在可能性を信じて疑わない筆者がいることだ。

このことに関連して、もう少し掘り進めてみよう。デジタル・フェーディング・クオリアの最終段階で、すべてのニューロンがコンピュータに取り込まれ、その中に意識が成立している状態を考えよう。

このとき、コンピュータの演算速度を上げ下げしたらどうなるだろうか。先の「一足飛びの因果性」は、それが計算される速度には依存しないため、中に宿る意識は、演算速度の変化に一切影響を受けずに、変わりなく存在しつづけるはずだ。ただ、中に宿る意識の時間は、演算速度の変化にあわせて現実の時間から乖離していくことになる。

　ここで興味深いのは、コンピュータの演算速度を極端に遅めた場合だ。時間が凍りつくような極限状態においても、意識の自然則は働きつづけるのだろうか。だとしたら、それはどのような特性をもつのだろうか。


　もう一つ、意識の自然則のあり方にからめて、考えてみたい。

　何らかの方法で、意識の宿る神経回路網のすべてのニューロンの発火時刻を記録する。読み取りの対象は脳であってもよいし、意識の宿る人工の神経回路網であってもよい。

　次に、その全ニューロンの発火時刻を疑似人工神経回路網に読み込ませて「再生」する。この疑似神経回路網は、ニューロンを一通り揃えてはいるが、それ以外の要素（神経配線、シナプス）や仕組み（電気スパイクの発生と伝播、シナプス応答）を一切もたないものとする。そのため、全ニューロンの発火を再現してはいるが、ただ単に、パラパラとニューロンが点滅しているような状態にすぎない。

　はたして、この疑似神経回路網に意識が宿ることはあるだろうか。筆者はないと考える。ニューロンの発火だけを見れば、意識の宿る神経回路網と見分けはつかないが、そこには一切の因果性が存在しないからだ。

実は、これは循環論法に他ならないが、この疑似神経回路網の思考実験から推測されることは、意識の自然則が、何らかの形の「発火の因果性」をその対象としている可能性が高いということだ。

機械の意識のテストを阻む哲学的ゾンビ

意識の宿る機械を目指しつつ、アナリシス・バイ・シンセシスで意識を解き明かしていくうえで一つ大きな問題が立ちはだかる。機械に宿るかもしれない意識をテストする肝心の手法が存在しないのだ。空気のない所で一所懸命に飛行機を創っているようなもので、せっかく創ってもそれを試す術がない。

機械に宿る意識のテストが難しいのは、「哲学的ゾンビ」を仮定する必要があるからだ。哲学的ゾンビとは、チャーマーズが提唱した概念で、外見や行動は人とまったく見分けがつかない中、意識だけをもたない仮想的な存在である。

このご時世、映画などでしかお目にかかれないゾンビなどよりも、ロボットのほうが身近に感じるだろう。現在のロボットはおそらく意識をもたない。また将来、意識をもたないまま、限りなく人に近づけていくことも可能だろう。そのロボットは、人とまったく同じように振る舞い、意識があるかと問われれば、自信たっぷりに「ある」と答えることになる。ただ、チャーマーズの言葉を借りれば、“all is dark inside（中は真っ暗）”で一切の感覚意識体験をもたない。

哲学的ゾンビは仮想的な存在ではあるが、これを仮定しなければいけない以上、刺激への反応や受け答えから、機械の意識の有無を推し量ることは不可能だ。同時に、ライプニッツの「意識を宿す風車小屋」の思考実験を考えれば、機械の中身をどんなに調べても、意識の有無を検証できない。

ここで「チューリングテスト」を思い浮かべた読者もいるかもしれない。チューリングテストとは、コンピュータの父、アラン・チューリング（一九一二〜五四）が考案したもので、人工知能が人の知能に到達したかを確認するものだ。人工知能の見かけや合成音声に惑わされないよう、端末とキーボードを通して間接的に会話を行うことが想定されている。そのうえで、端末の向こう側にいるソレがヒトと見分けがつかなければ、その人工知能はテストに合格する。近年の人工知能の進化には目覚ましいものがあるが、自然言語の理解や発話はまだまだヒトのそれには及ばず、チューリングテストに堪える人工知能はいまだ存在しない。

二〇一九年を舞台にしたリドリー・スコット監督の映画『ブレードランナー』（原作はフィリップ・K・ディック『アンドロイドは電気羊の夢を見るか？』）では、このチューリングテ

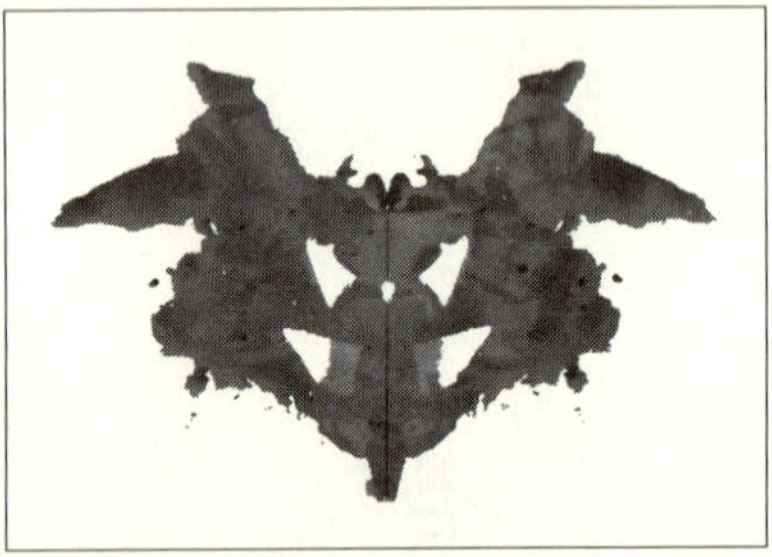
図4－8　ロールシャッハテスト

ストを「レプリカント」相手に行う場面がある。レプリカントとは、生体材料をふんだんに用いた人型ロボットであり、その外見はヒトとまったく見分けがつかない。そのためテストは直接面と向かって行われる。

　また、その場面では、心理テストの一種であるロールシャッハテストも同時に行われる。ロールシャッハテストは、スイスの精神科医ヘルマン・ロールシャッハ（一八八四〜一九二二）によって発案されたものだ。紙に絵の具を塗りつけ、それを折り畳んだ際に得られる左右対称の模様（図4－8）を被験者に見せる。そのうえで最初に思い浮かんだものを報告してもらうことにより、被験者の思考過程や精神状態を詳らかにできると考えられている。

『ブレードランナー』の問題の場面では、両テストを行う際に、瞳孔の変化や発汗などもモニタリングされる。それにもかかわらず、一体のレプリカントが、あやうくテストに合格しそうになる。

　映画の中のレプリカントが真の意識をもつかどうかは明らかにされていない。ただ、機械を精巧に作り込んでしまえば、たとえそれが意識をもたなくとも、これらすべてのテストに合格しうることは想像に難くない。第三者的な観測、すなわち「客観」に頼るかぎり、機械の意識の有無を見破ることはできない。

ここで蛇足ながら、哲学的ゾンビの概念を突き詰めていくと、一つのおそろしい現実に突き当たる。未来の人型ロボットはおろか、実際は、隣人の意識をも疑わねばならない。確実に意識をもつことが保証されているのは、自身の感覚意識体験を自ら体験できる自分のみである。デカルトの「我思う、ゆえに我あり」は、本来「我」にしか適用されない。いわんや機械をや、である。

自らの主観を用いた機械の意識のテスト

客観的な外部観測や中身の分析で、人工意識をテストするのが不可能なのであれば、残る方法はただ一つ。主観を用いるしかない。自らの脳に機械を接続し、自らの意識をもって機械の意識を見極める。そこから感覚意識体験が生じれば、機械に意識が宿ったと結論づけることができる。

だが、ただ単に接続すればいいというものではない。脳に接続して感覚意識体験を生じさせるだけであれば、人工網膜や人工鼓膜で事足りる。実際に、ビデオカメラを直接脳に接続

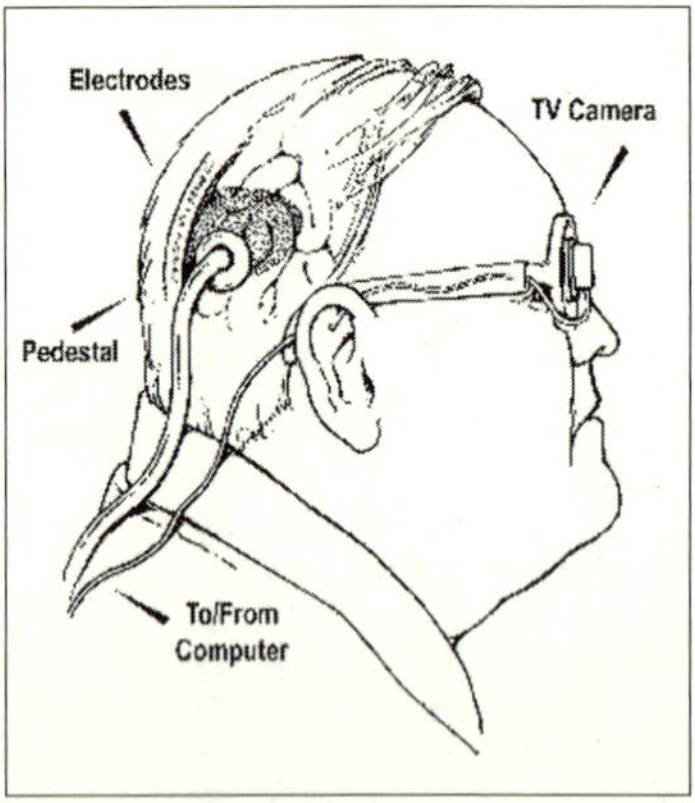

図4－9　脳に直接接続された人工網膜
（ロイター／アフロ）

することによって、おぼろげながらも視覚像が得られたとの臨床例も存在する（図4－9）。

つまり、脳に機械を接続して感覚意識体験が生じたからといって、必ずしもその機械に意識が宿ったことにはならない。

では、機械に意識が宿ったときにのみ、感覚意識体験が生じるような、うまい接続条件はないだろうか。大脳生理学と解剖学によって、そのような接続条件を求めるのが、筆者の提案する「人工意識の機械・脳半球接続テスト」の肝である。いくつかの材料が必要となるため、順を追って説明していきたい。

二つの脳半球　二つの意識

はじめに、ロジャー・スペリー（一九一三〜九四）による分離脳の研究に着目する。スペリーは本業績により、一九八一年にノーベル生理学・医学賞を受賞している。分離脳とは、「脳梁《のうりょう》離《り》断術《だんじゅつ》」と呼ばれる外科手術によって、左右の脳が分断された患者の脳を指す。

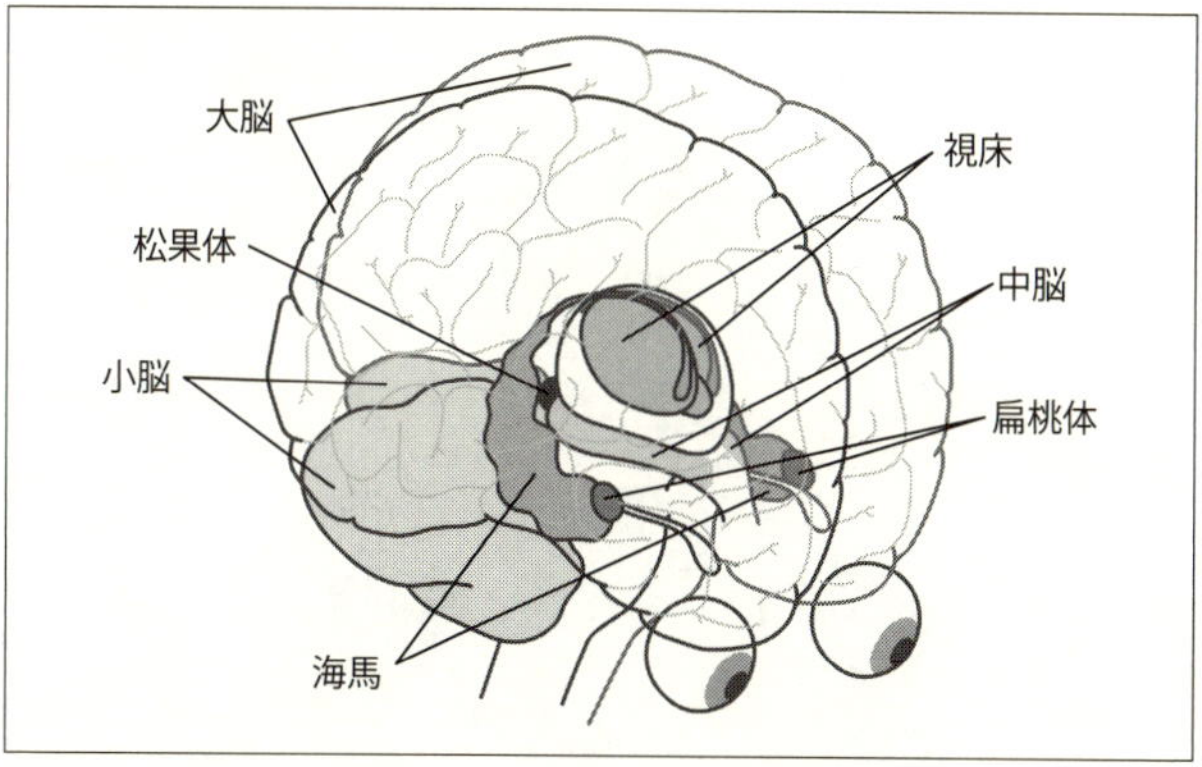

図4-10　ほとんどの脳部位が左右二つずつの対構造をとる　松果体はその数少ない例外

ヒトを含む動物の脳は、左右対称の対構造をとっている。大脳皮質にしろ、小脳にしろ、基本的に、左右の組として二つずつ存在している。図4-10にあるように、それぞれの対が、左右の半球状の構造の中に収まることから、すべての部位をまとめて脳半球と呼ばれる。デカルトが彼の主張する心身二元論で非物質である意識との交信役に選んだ松果体は、二つの脳半球の間に鎮座する数少ない例外だ。

左右の脳半球はそれぞれ身体の右側と左側を担当している（図4-11）。視覚で言えば、目の向いた先を通る垂直な線（垂直子午線：図参照）を境に、左側は右半球、右側は左半球ときれいに担当領域が分かれている。同様に皮膚感覚や運動制御も、身体の左側が右半球、右側が左半球と、真っ二つに「縄張り」が分かれている。

左右に分かれた大脳皮質は、前交連、後交連、そして脳梁の三つの神経線維束によって結ばれている（図4－12）。先述の脳梁離断術では、そのうちの脳梁が外科的に切断される。

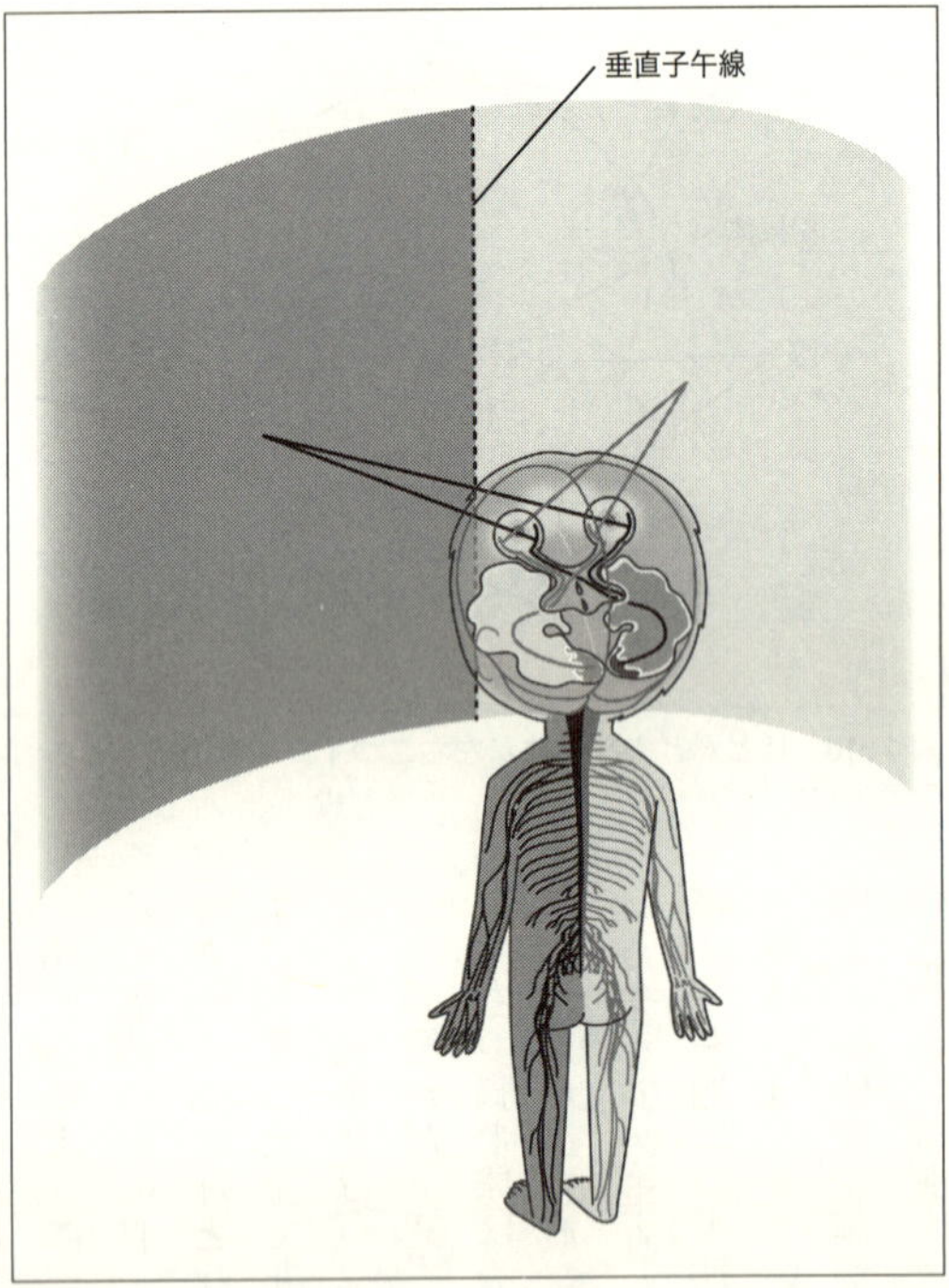

図4－11　脳の反対側支配　視覚、触覚、身体感覚、身体運動制御などにおいて、脳の右半球が左側、左半球が右側を担当する。延髄や脊椎などにおいて左右の神経系が交差するために生じる

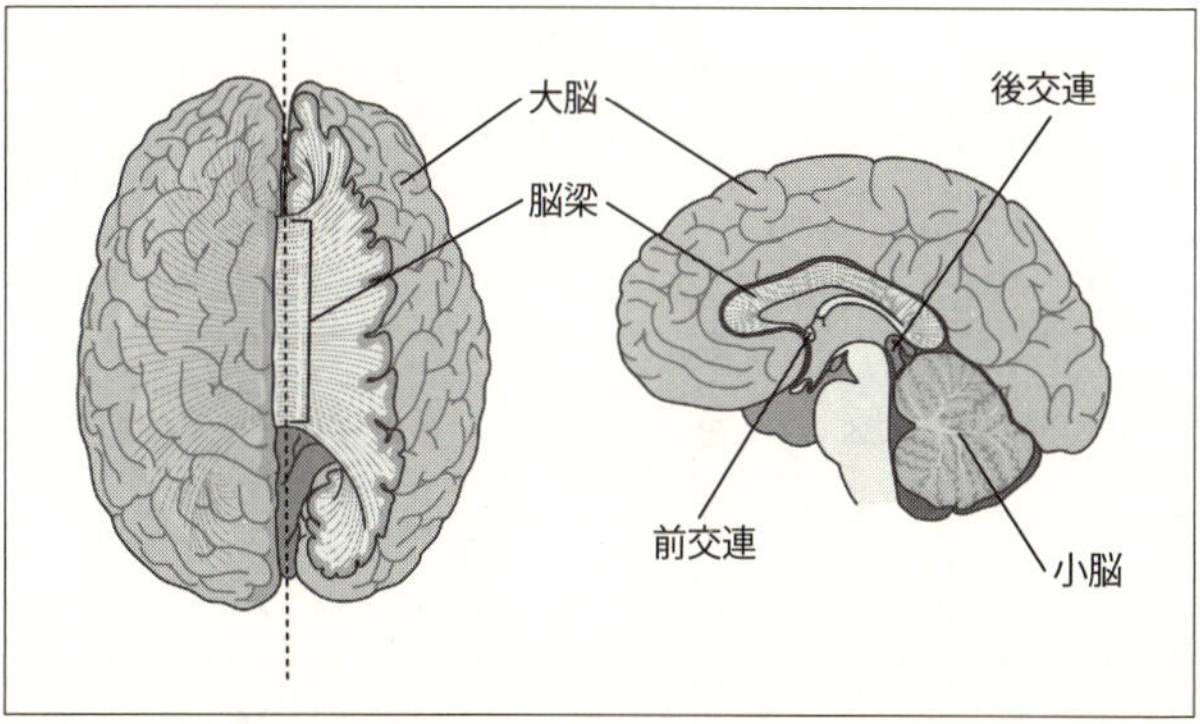

図4-12　左右の大脳皮質を連絡する三つの神経線維束　脳梁、前交連、後交連

この脳梁離断術は、重度の癲癇《てんかん》患者に対する治療として行われる。癲癇は、ニューロン活動の異常な上昇によって起こり、重篤化した場合、左右の大脳皮質を分断して症状を軽減できる。

ただし、明確な縄張りをもつ左右の大脳皮質をほぼ分断してしまうのだから、後遺症は避けられない。特に、前交連と後交連を含め、完全に左右の大脳皮質を分断した術例では、日常生活に支障をきたすような重度の後遺症が報告されている。右手がシャツのボタンをかけるそばから左手が外してしまう。フォークを持つ右手がステーキを口元に運ぼうとした矢先にナイフを持った左手が邪魔をするなどの異常行動だ。

ただ奇妙なことに、これらの行動をとる本人に尋ねると、一方的な答えしか返ってこない。曰く、「着ていくシャツを選んで、右手でボタンをかけても、左手が勝手に外してしまう」「ステーキを食べようと、右手のフォークで口に運ぶと、左手のナイフが邪魔をする」と。なぜか、左半球ばかりが主張し、右半球の声は一切聴こえてこない。

ここで種明かしをするなら、発話と言語理解を担う複数の脳部位（言語野）は左半球に集中している。そのため、左半球の声しか聴くことができないのだ。そして、この左半球による供述のポイントは、赤の他人に左半身を乗っ取られているかのような、その供述内容にある。あたかも、左半身を司る右半球と、右半身を司る左半球に、それぞれ独立した意識が存在するかのごとく。

スペリー、右脳の供述を引き出す

一つの頭蓋の中に存在する二つの意識、これこそがスペリーをノーベル賞に導いた現象である。ただし、左脳はその言語野を通して雄弁に語りかけてくるが、右脳は押し黙ったままだ。片方からの証言しか得られなければ、証拠不十分で、科学の世界では認められない。

そこでスペリーは、なんとか右脳の供述を引き出そうと、それが制御する左手に着目した。左手にモノをつかませることで、その意志を聞き出そうとしたのだ。また、スペリーにとっては幸運なことに、右脳も実験の指示を理解する程度には言語能力をもちあわせていた。

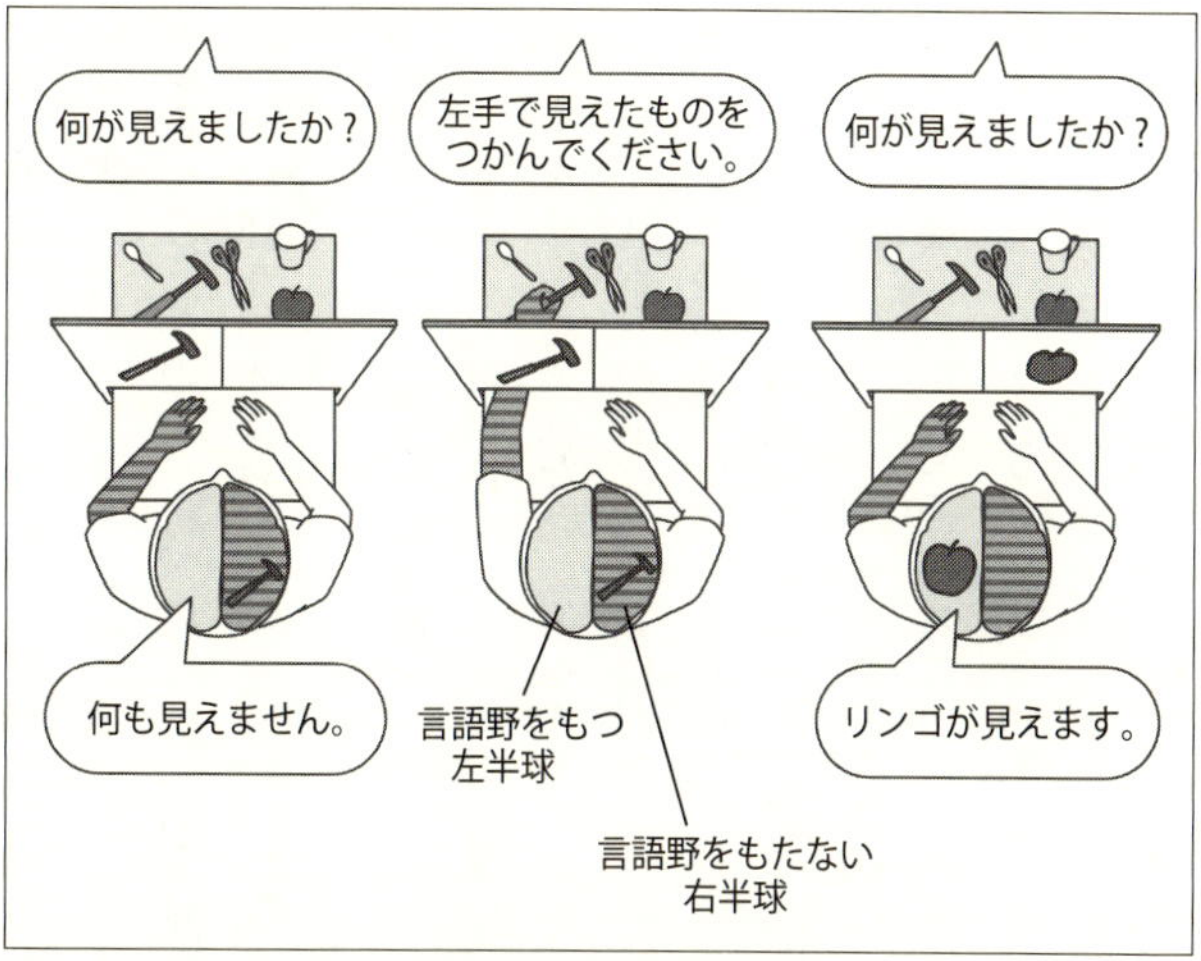

図4-13　スペリーによる分離脳患者の実験

図4-13に、スペリーの実験セットアップを示した。分離脳患者を机に座らせ、画面の中心に目線を固定してもらう。そうすることによって、右半球には画面の左側だけが見え、左半球には画面の右側だけが見える状態が生まれる。さらに机の上には、スパナや鍵などの小物が置かれ、画面の左右にはそれらの写真が一つずつ表示される。そのうえで、画面に表示された写真が何であるかを、左半球には口頭で、右半球には左手で机の小物をつかむことによって答えてもらう。

実験結果は図の通りだ。画面の右側に写真を提示し、口頭で答えを求めると、患者はそれが何であったかを答え、画面の左側に写真を提示し、左手で同じものをつかむように求めると、患者は左手でそれをつかんだ。面白いのは、画面の左側に写真を提示し、口頭で答えを引き出そうとした場合だ（図4－13左）。二つの意識が独立して存在していることを裏づけるかのように、患者は「何も見えない」と答えた。こうしてスペリーは、両半球からの供述を得ることに成功し、一つの脳に二つの意識が存在することを見事に証明した。

視覚部位ごとの脳半球間連絡

スペリーの実験自体は、あくまで分離脳患者を対象としたものであったが、健常者の意識も完全な一枚岩ではないことを物語っている。

では、健常者の脳は、独立に存在しうる二つの意識をいかにして一つにまとめているのだろうか。二つの脳半球間でやり取りされる情報とはいったい何だろうか。

スペリーの分離脳の成果を受け、脳半球間の神経連絡を詳細に分析する実験が広く行われるようになった。中でも最も厳密な手法は、サルの脳梁を外科的に切除し、数日経った後に安楽死させてその脳を調べるものだ。術後に日数をおくのは、シナプスが壊死するのを待つためである。シナプスが壊死するのは、脳梁の切除によって軸索が切断され、細胞体を失うためである。つまり、壊死したシナプスを観察することにより、反対の脳半球からの神経連絡がどこに到達していたかがわかる。図4－14は、取り出した脳を薄くスライスして顕微鏡

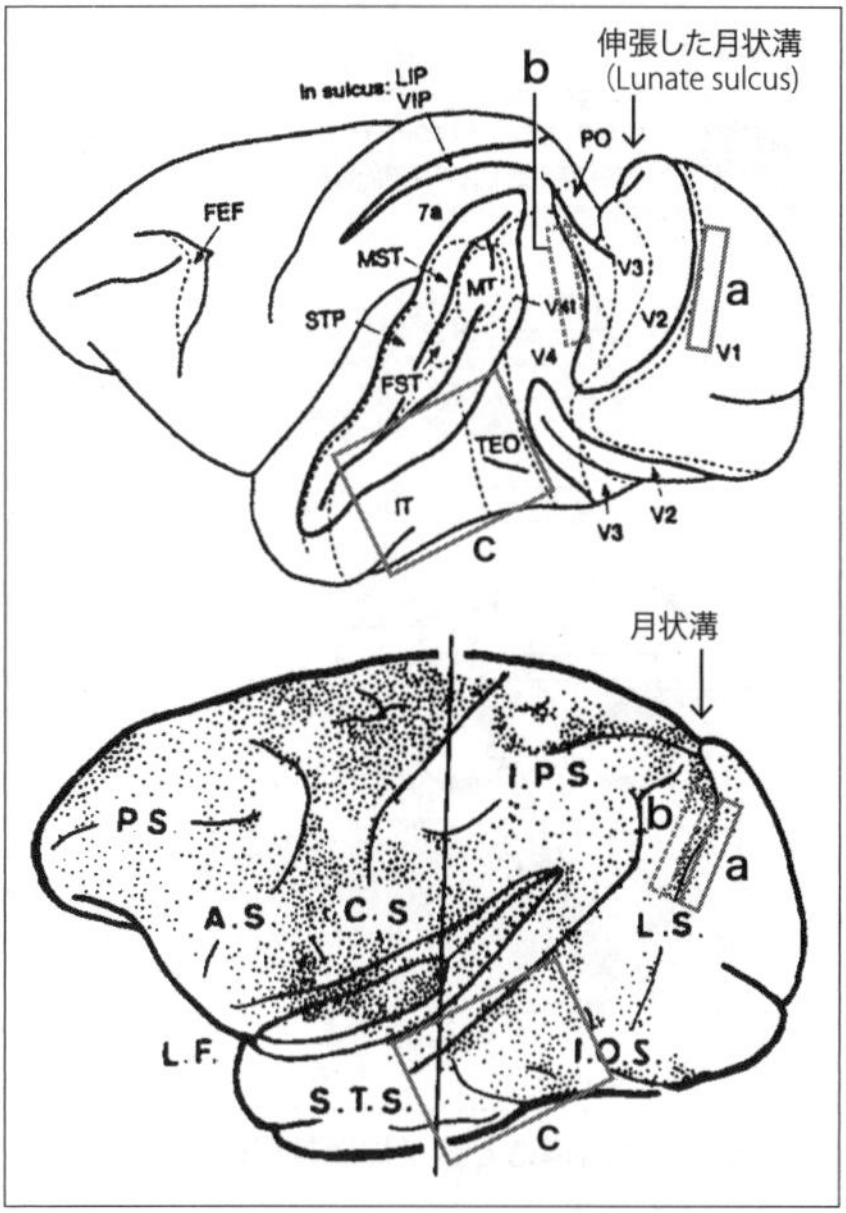

図4-14　半球間神経連絡の様子　（上）サルの視覚部位の階層構造がわかるように脳の溝（脳溝）をいくつか広げたもの。（下）脳梁切断によって壊死したシナプスを表示したもの（上：Gross et al. 1993と、下：Pandya et al. 1971を改変）

下で観察し、壊死したシナプスを一つひとつ目で確認するといった、気の遠くなるような作業を経て作成されたものだ。

図4-14を見てまず気がつくのは、反対半球からの神経連絡（=壊死したシナプス）の密度に大きな偏りがあることだ。まったく半球間神経連絡の存在しない領域があれば、高密度で存在する領域もあり、その差が顕著である。

この神経連絡の多い領域と視覚部位内の視野担当位置を対比させると一つ面白いことがわかる。図4-14上のaは第一次視覚野と第二次視覚野の境界、bは第三次視覚野と第四次視覚野の境界を示している。これらの視覚部位の境界は、視野の位置でいうと、左右視野の境界（垂直子午線）に対応する。そして、壊死したシナプスは、このaとbに集中し、その周りにはあまり存在しない。つまり、第一次視覚野から第四次視覚野までの中低次の視覚部位では、左右視野を縫い合わせるような形でのみ、半球間の神経連絡が存在していることになる（図4-15）。

この特徴的な半球間神経連絡は、より高次の視覚部位にいくと見られなくなる。図4-14のcは、顔ニューロンなどがみつかるIT（下側頭葉皮質）を示しているが、ここではより広域にわたって壊死したシナプスが分散している。

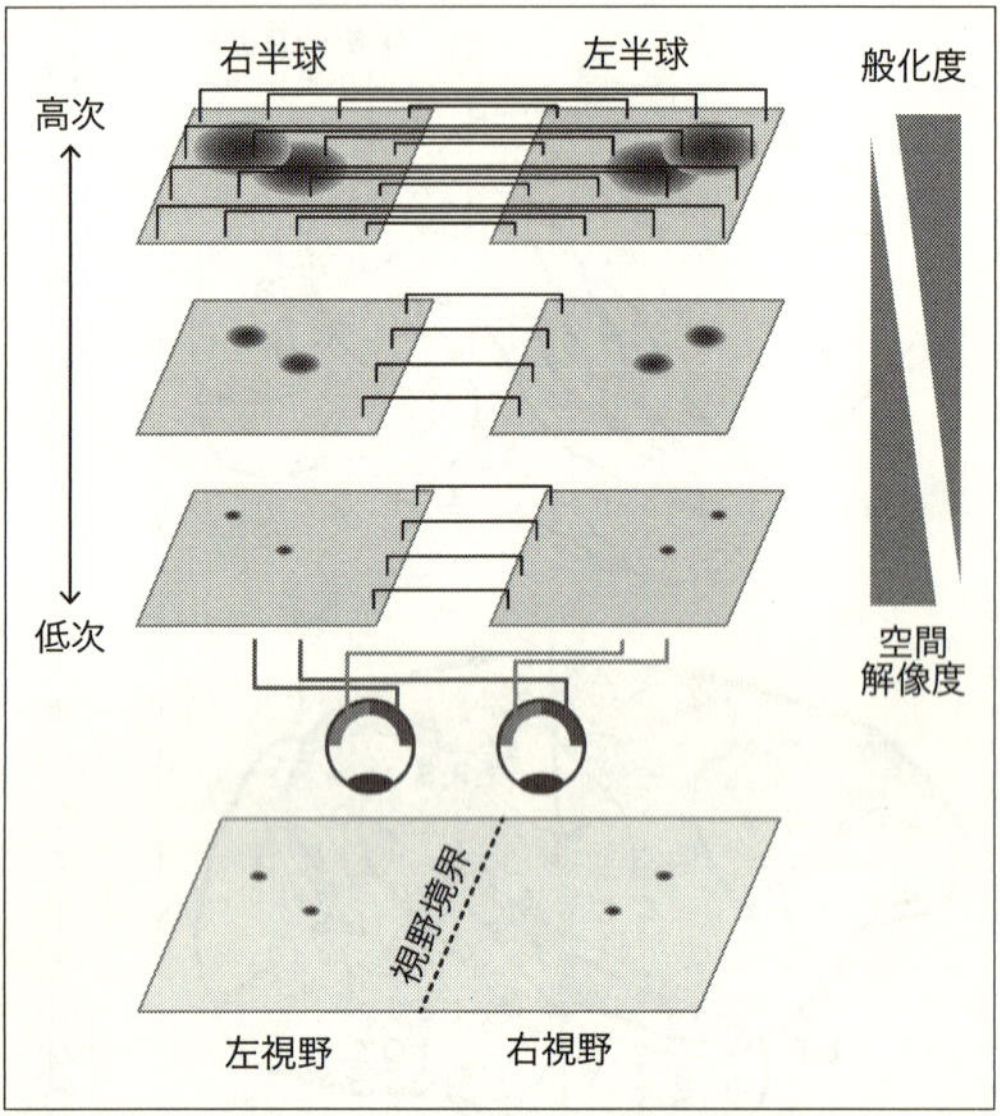

図4-15　視覚部位の階層構造と脳半球間神経連絡

つまり、高次の視覚部位では、視野全体をカバーするような形で半球間神経連絡が存在していることになる（図4－15）。

人工意識の機械・脳半球接続テスト

スペリーによる分離脳患者の実験も、大脳皮質の生理学的知見も、一つの事実を指し示している。こと視覚に関しては、左右の脳半球は対等だ。片方の脳半球に意識が鎮座し、もう片方の脳半球がそこへと視覚情報を提供するような、非対称な関係にはなっていない。視覚情報の提供を可能にするような十分な半球間神経連絡が存在しない。仮に、存在したとしても、左右視野合わせての高精細な視覚情報を保持するような容量が片方の脳半球には存在しない。中低次の視覚部位は、網膜座標依存性の般化（ずぼらになる）が進んでおらず、右半球は左視野のみ、左半球は右視野のみと、視野のすみわけが厳格であるからだ。

つまり、健常者が左右視野の統合された一つの視覚体験を享受できているのは、もともと独立に存在しうる二つの意識が、半球間神経連絡を通した何らかの方法で、一つに統合されているからに他ならない。

「人工意識の機械・脳半球接続テスト」では、このことを逆手にとる（図4－16）。自身の片方の脳半球を機械の半球に置き換え、一つの統合された意識、すなわち、統合された左右視野が出現するかを自らの主観をもってテストする。仮にそれが出現したならば、機械半球

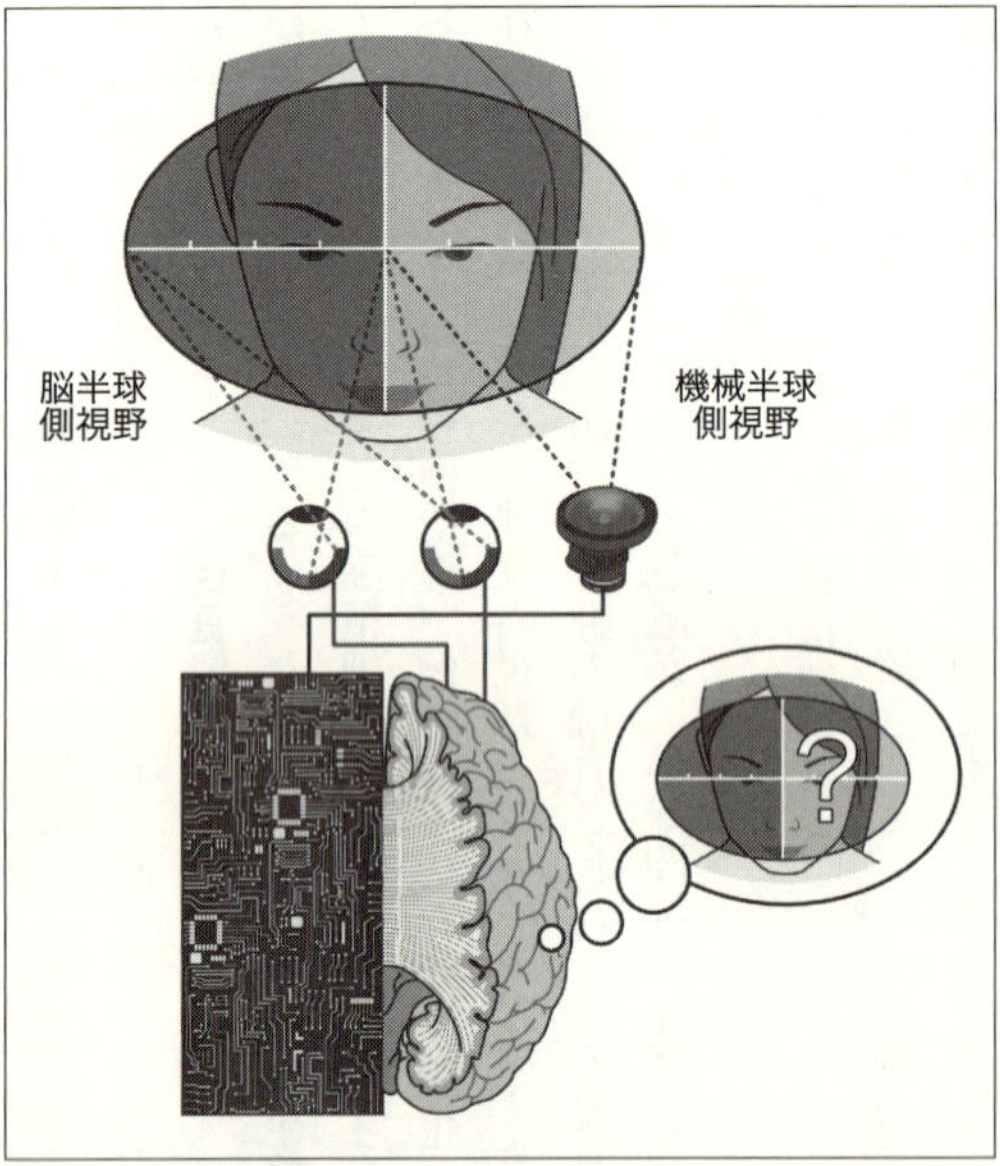

図4-16　人工意識の機械・脳半球接続テスト

が意識を宿し、それが残った脳半球の意識とリンクしたことになる。

テストの鍵を握るのは、機械と生体の半球を接続する際に、生体の脳半球間神経連絡の制約を踏襲することだ。ここでの制約とは、中低次の視覚部位では、左右の視野の境界を縫い合わせるような形でしか、半球間神経連絡が存在しないことを指す。この制約が機械半球と生体半球の間でも守られれば、前者が後者への視覚入力デバイスとして隷属的に働くことはありえない。そのうえで、機械側の視野と自身の脳半球の視野が一つのものとして体験されたなら、機械に意識が宿ったと結論せざるをえない。

第5章　意識は情報か、アルゴリズムか

意識の自然則に思いを馳せる

本章では意識の自然則に、文字通り、思いを馳せたい。

意識の自然則は、主観と客観を問答無用で結びつけるものだ。アインシュタインの相対性理論の根幹にあたる「光速度不変の法則」と同様、提案された意識の自然則が現に成立するかを問うことはあっても、それがなぜ成立するかを問うことには意味がない。仮に成立するのであれば、この宇宙はそうなっている、としか言いようのないものだからだ。

それゆえ、ある意味、免罪符が与えられている意識の自然則の提案には、言ったもん勝ちなところが見え隠れする。この「言ったもん勝ち」の文化をどう捉えるかは、研究者のタイプ次第だ。

高校時代、理論物理学者になりたかった私は、相対性理論や量子力学の本を読み漁った。

そして、その成り立ちだけをみれば、一人の天才が深い洞察をもって一気に完成させた相対性理論などよりも、多くの研究者が寄ってたかってコツコツとつくり上げた量子力学、とりわけ、その先駆けである前期量子論に大いなる魅力を感じた。

「原子核をまわる電子の軌道はとびとびの半径しかとらない」ことを主張する「ボーアの原子模型」は、「あれ、これなら、自分なんかでも思いつくかもしれないぞ」と、青すぎた高校生の私に、少なくとも勘違いをさせてくれる素朴さとシンプルさにあふれている。

私はまさに、このロマンを求めて、科学の道に足を踏み入れたことになる。

こうした私のようなタイプの研究者から見ると、「言ったもん勝ち」の意識の科学の現在の姿は、とても魅力的なものに映る。多くの科学分野が、重箱の隅をつつくような殺伐とした時代を迎えるなか、意識の科学には、ただの一つとして、確立された自然則が存在しない。それどころか、その可能性でしかない仮説に目を向けても、数えるほどしか挙がっていない。「言ったもん勝ち」が通用するのだとしたら、それは今だ。

私が、意識の科学にここまで惹かれるのは、まさに、その未完成度にある。本章では、その未完成度をとくと味わってほしい。

意識の自然則の可否を占う切り口

意識の自然則は、客観側の対象と主観側の対象を結びつけるものだ（図4－4）。主観側の対象は、我々の感覚意識体験そのものに他ならないため、客観側の対象として何を選ぶかが、意識の自然則を提案するにあたっての腕の見せ所となる。

ここでは、その客観側の対象の筋の良さを見極めるための指標として、前章に登場した「人工意識の機械・脳半球接続テスト」を用いる。これは、意識の自然則の妥当性を占う一つの基準に、テストの合否を採用することを意味する。

ただし、「人工意識の機械・脳半球接続テスト」は文字通り、機械の意識をテストするものだ。ここでは、その背景にある意識と脳の捉え方をベースに、意識の自然則の客観側の対象に対して、次のように問いかける。「それは、二つの半球に分かれる脳の制約を受けることなしに一体化するか」と。

意識の自然則の客観側の対象としての情報

チャーマーズの「情報の二相理論」も、トノーニの「統合情報理論」も、意識の自然則の客観側の対象として「情報」を採用する。

両者の違いは、その情報に対して、どこに線引きを行うかにある。チャーマーズが、情報一般を客観側の対象にあてるのに対して、トノーニは、統合された情報のみをあてている。

平たく言えば、チャーマーズはあらゆる情報に意識が宿ると主張し、トノーニは統合された特殊な情報にのみ意識が宿ると主張していることになる。

では、先の指標にもとづいて、両仮説の妥当性を占ってみたい。

チャーマーズの「情報の二相理論」

月の裏側の石やサーモスタットにも意識が宿るとするチャーマーズの仮説は、とてもシンプルで魅力的だが、それを検証しようとする立場からすると、捉えどころのない厄介なものに映る。その理由の一つとして考えられるのは、チャーマーズのもともとの提案の動機が、意識の自然則の必要性をできるだけ明快に、ショック療法的に示そうとしたことだ。そのために、あえて大風呂敷を広げたのか、それとも、心の底から「月の裏側の石ころにも意識が宿る」と信奉しているのかについては、哲学者の専権事項で、本人のみぞ知るところだ。

ただ一つ言えるのは、先の指標でその可否を問うのは、なかなか難しいということだ。情報が意識を生むとは主張しているが、石ころに宿るプリミティブ（原始的）な意識（それがあるのだとしたら！）と私たちの高度な意識との違いが、どのような情報の違いによって生じるのかについてまったく言及していない。二つの半球に分かれる脳の制約云々の入り込むすきがないのだ。

トノーニの「統合情報理論」

次に、トノーニの統合情報理論を占ってみよう。

まずは、彼が言うところの、意識の宿る統合された情報がどのような情報であるかを解説しなければならない。ここでは、カメラのセンサーを例に見ていこう。

デジタルカメラのセンサーには、赤、青、緑の三種類のピクセルが縦横に敷き詰められている（図５－１）。それぞれのピクセルは、その種類ごとに、特定の波長域だけを通過させるフィルターを介して光を受容し、その光量を計測する。

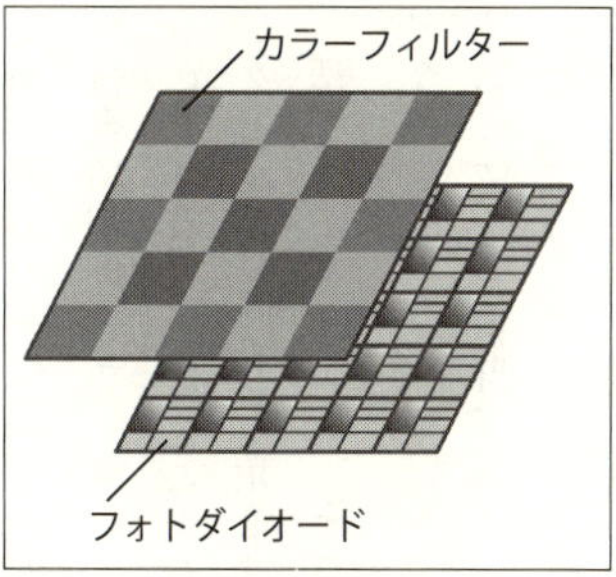

図５－１　デジタルカメラのセンサー

このセンサーが、レンズを通して視覚世界を記録することは明らかだ。記録という意味では、高性能のレンズと組み合わさることにより、ヒトの目をはるかに凌駕する性能を叩き出す。しかしここで問われるのは、はたしてセンサーが視覚世界を「見て」いるかである。

統合情報理論では、センサーは視覚世界を「見て」いないものと結論づける。チャーマーズの仮説とは異なり、我々の直感に合う結論を数学的に導き出すことが、熱心な支持者を集める理由の一つになっている。

統合情報理論が、センサーに意識が宿らないとする理由は、センサーにある情報がバラバラにしか存在しないことだ。「隣のピクセルは、なにするピクセルぞ」でもないが、個々のピクセルが受け取る光量は、レンズの先にある対象物にのみ依存し、周りのピクセルからの影響を一切受けない。その一方で、我々の視覚意識体験は、左右視野を含めて、一つのものとして統合されている。ここでの統合とは、目に映る景色が、一つのものとして一気に知覚されることを意味する。

この二つを踏まえて、統合情報理論では、情報をバラバラにしか持たないセンサーが、統合された感覚意識体験を宿すことはないと結論づける。

この点に関しては、統合情報理論は、とても説得力がある。「独立した情報は、統合された意識を生みえない」との主張は、一切の仮定を必要としない。

統合された情報

では反対に、統合された情報とは、いかなる状態の情報を指すのだろうか。

トノーニらはそれを「全体としての情報量が、個々の情報量の総和よりも大きい状態」と定義している。

さきほどのセンサーの例では、センサー全体の情報量が、個々のピクセルの情報量を足し上げたものにピタリと一致し、統合の条件を満たさない。これは、個々のピクセルの情報が独立していることに起因している。

ちなみに、さきほどトノーニらとしたのは、筆者の友人であり、手強い議論相手でもあった数学者のディヴィッド・バルドゥッジが、その統合の定義も含め、初期の統合情報理論の確立に大きく寄与したからである。

次に、彼がよく私にしてくれた説明をもとに、統合された情報の具体像を見ていこう。

まずは、図５－２を眺めてほしい。ここでは二つの観測値と二つのニューロンが登場する。二つの観測値は、正方形の「大きさ」と「明るさ」だ。そして、二つのニューロンは、それぞれ、二つの観測値がある一定の領域に収まったときに発火する。さまざまな明るさと大きさを持ちうる正方形に対して選り好みをしていることになる。

右上のグラフは、ニューロンA、Bそれぞれの選り好みの範囲を領域ａとｂとして示したものだ。ニューロンAは、正方形が小さくて、暗いときに発火する傾向にあり、ニューロンBはその反対で、大きくて明るいときに発火する傾向にある。

ちなみに、領域ａとｂともに、グラフの中で、ちょうど半分の面積を占めている。このことを「相互情報量」と呼ばれる数学的な概念を用いて考えてみよう。

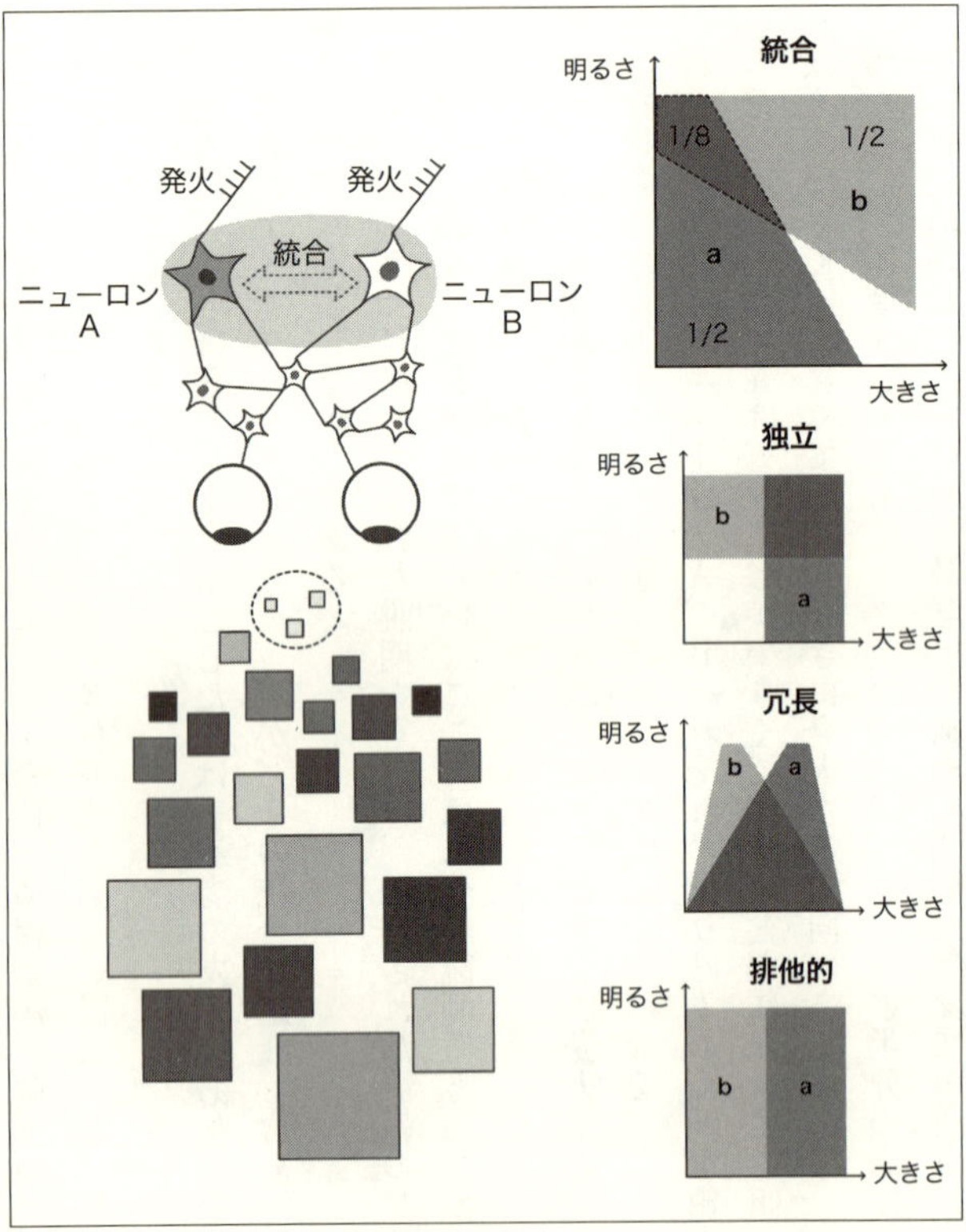

図5-2　統合情報理論における情報の「統合」

相互情報量とは、「ある事象を観測したときに、もう一つの対象に対する知識がどれだけ増えるか」を表す概念である。ここでの事象とは、ニューロンの発火を指し、もう一つの対象に対する知識とは、正方形の明るさと大きさをどこまで絞り込めるかを指す。絞り込みの範囲が狭いほどよりピンポイントで正方形の明るさと大きさを特定できることから、知識が多いことになる。

では、具体的にニューロンＡの発火（事象）を観測したときの相互情報量（正方形に対する知識の変化）をみていこう。

発火を観測する前は、正方形の明るさと大きさについては皆目検討がつかず、グラフ中のすべての組み合わせをとりうる。そこへ、ニューロンＡが発火すると、正方形のとりうる明るさと大きさの範囲は、全体の半分にまで縮小される。このときの相互情報量（正方形に対する知識の増加）は、ビットという単位で表すことができ、この場合は一ビットに相当する（絞り込みの範囲が半分。$\frac{1}{2}=\frac{1}{2^1}$）。

同様にして、ニューロンＢの発火を観測した場合にも、正方形の明るさと大きさの範囲を半分にまで絞り込むことができるため、同じく一ビットの相互情報量（知識の増加）ということになる。

そのうえで、情報が統合されるのは、ニューロンＡとＢが同時に発火した場合だ。二つのニューロンが同時に発火するのは、正方形の明るさと大きさの組み合わせが、ごく狭い範囲に収まったときに限られる。この例では、全体の八分の一にまでその範囲を絞り込めるため、合わせて三ビットの相互情報量になる（$1/8=1/2^3$）。

この三ビットが、ニューロンAとBそれぞれの発火を別々に観測したときの相互情報量の和（一＋一＝二ビット）より大きくなるため、情報の統合の定義が満たされるのだ。

ごく簡単に言えば、ニューロンAとBの同時発火からわかることが、ニューロンAとBそれぞれの発火からわかることの合計よりも大きい場合に、両者のもつ情報が統合される。

独立、冗長、排他的な情報は統合しない

前節で見たように、複数のニューロンの情報が統合されるか否かは、ニューロンの応答特性の組み合わせによって決まる。他にどのような状況がありうるか、もうすこし詳しくみてよう。

図5-2右二段目のグラフは、ニューロンが同時に発火した場合の相互情報量が、二つのニューロンそれぞれの発火から得られる相互情報量の和に等しくなっている。等しければ、情報は統合されない。

この状況をよくよく見てみると、ニューロンAは正方形の大きさについては我関せずで、

その明るさだけを選り好みしており、逆にニューロンBは正方形の明るさについては我関せずで、その大きさだけを選り好みしている。これは、お互いに相手の持つ情報には我関せずで、センサーの例と同じく、情報が独立した状態にある。

図5-2右三段目のグラフでは、二つのニューロンそれぞれから得られる相互情報量の和が、全体の相互情報量よりも大きくなってしまっている。このような状況が生まれるのは、二つのニューロンから得られる情報が冗長な場合だ。冗長とは、ニューロンAの発火による絞り込みの範囲と、ニューロンBの発火による絞り込みの範囲が、大きく重なることを指す。当然、このように冗長な場合にも、ニューロンの同時発火を観測したときの絞り込みが甘くなり、情報は統合されない。

最後に図5-2右四段目のグラフは、ニューロンAとニューロンBの絞り込みの範囲が、まったく重ならない排他的な状況を示している。このような状況では、そもそも二つのニューロンが同時に発火することがなく、統合のしようがない。

左右の脳半球の情報は統合されるか？

では、「人工意識の機械・脳半球接続テスト」を用いて、統合情報理論を占ってみよう。脳の左右半球の視覚情報は、はたして統合されるだろうか。

まずは、中低次の視覚部位から見ていこう。これらの視覚部位ではニューロンの受容野が小さいため、右半球はほぼ左視野のみ、左半球はほぼ右視野のみを担当し、その担当範囲はほとんど重ならない。つまり、右半球と左半球の視覚情報は排他的であり、両者の情報は統合されない可能性が高い。

次に、高次の視覚部位はどうだろうか。こんどは、ニューロンの受容野は視野をまたぐほど大きく、右半球と左半球の視野担当領域は大きく重なることになる。一方、左半球と右半球が異なる視覚情報を特異的に表現しているとは考えづらい。よって、二つの半球が表現する視覚情報は冗長になり、これまた、統合されない可能性が高い。

よって、素直に考えれば、統合情報理論では、左右半球の意識の一体化を説明できない可能性が高い。ただし、ここで一つことわっておかなければならないのは、これまで説明してきた統合情報理論が、実は「バージョン1」と呼ばれるものにすぎないことだ。多くの研究者に支持され、進展著しい統合情報理論が、実際にこの問題をどう扱っていくかについては目が離せない。

しかし、ここまで引っ張っておいて何だが、筆者は、情報を意識の自然則の客観側の対象とすること自体に並々ならぬ疑問を感じている。

情報を意識とすることの問題点

情報を意識とすることの問題点は、情報がそれだけでは意味をもたないことだ。何かに解釈されてはじめて、情報は意味をもつ。その意味とはどういう意味だろうか。

コンピュータの扱う情報は、もとを正せば、0か1かに還元される。0と1がずらりと一列に並んだものだと考えればよい。この0と1の列は、何かに解釈されてはじめて意味をもつ。その解釈によって無味乾燥な0と1の羅列が、音声になったり、画像になったりするのだ（図5－3）。

コンピュータの場合、その中に蓄えられた情報を解釈するのはソフトウェアだ。音声情報として解釈するのであれば、一次元的に並んだ0と1の列を、いくつかまとまりにして数値に変換し、その数値を一次元的に並べる。その一次元的な並びをスピーカーに出力すれば、音声となってあらわれる。

また、画像として解釈するのであれば、同様にしてひとまとまりずつ数値に変換した後、今度は、その数値を二次元的に並べ替える。その二次元的な並びをモニターに出力すれば、画像となってあらわれる。

情報の解釈によって付加される意味の意味がわかってもらえただろうか。ここで注意してほしいのは、さきほどの、0と1のまとめ方をひとつずつずらしただけでも、まったくでた

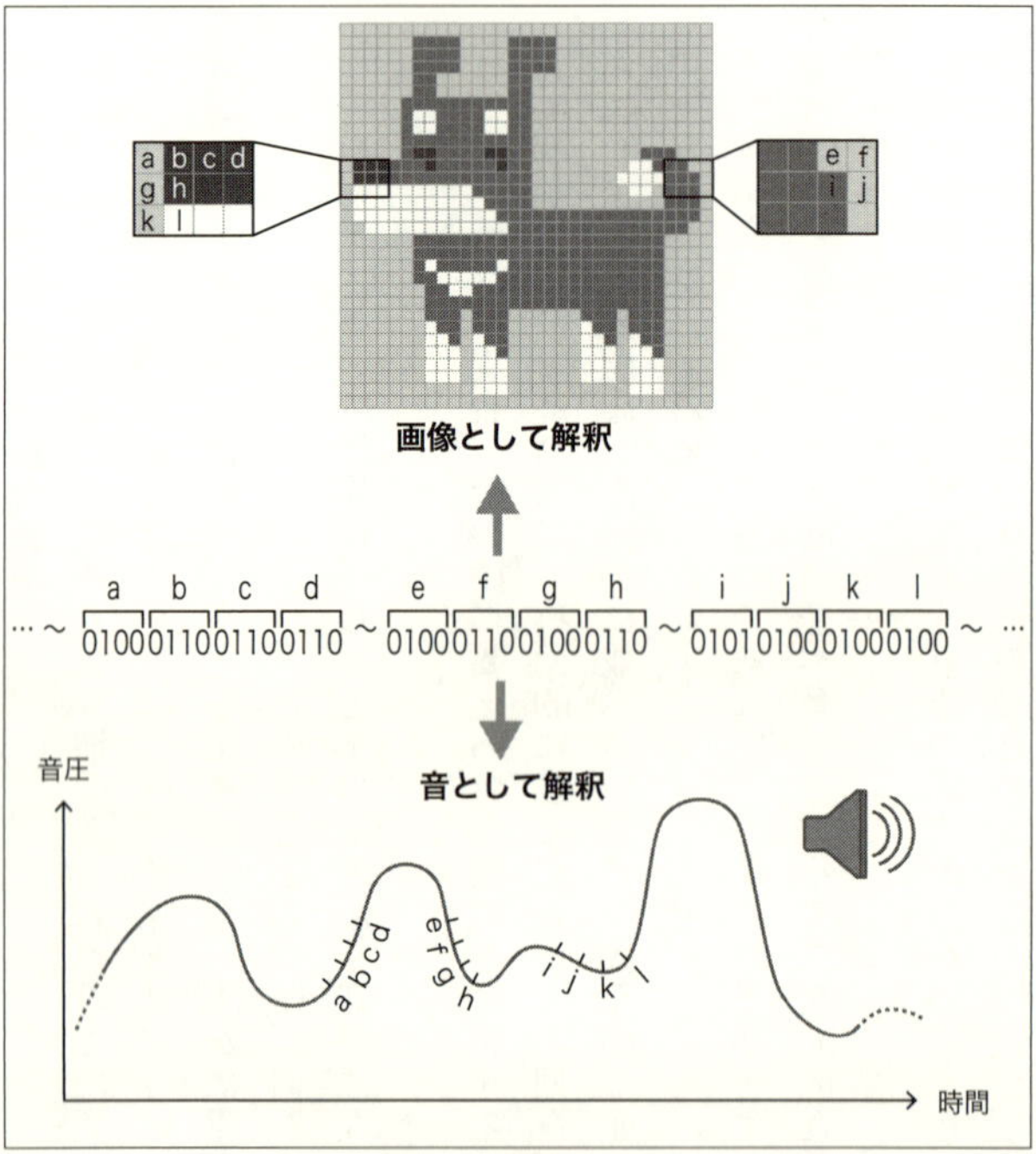

図5-3　情報は解釈されてはじめて意味をもつ

らめな結果になってしまうことだ。また、もともと音声であった情報を、画像として解釈したような場合にもノイズ画像しか得られない。つまり、0と1が何らかの意味をもつためには、その0と1の列をまずはどこから、どのようにまとめるか(四個ずつ？　八個ずつ？)、そしてそのまとめた数値が何であったか(音声？　画像？)をあらかじめ知るソフトウェアによって解釈されなければならない。その意味で、コンピュータの中にある個々の0と1は、それ単体では意味をもたない。

脳の中の情報も然りで、ニューロンの発火自体は意味をもたない。視覚野のニューロンの発火であろうと、聴覚野のニューロンの発火であろうと、それだけを見れば、ニューロンの発火であることに変わりはない。

その同じニューロンの発火が、ときには、真っ赤なリンゴの「見え」を生み、ときには、金属的なトランペットの「聴こえ」を生むのは、その発火がどの感覚器に由来するかを知り、どう扱えばよいかを把握する神経回路網に処理されるからだ。

筆者が、意識の自然則の客観側の対象として提案しているのは、情報としてのニューロンの発火そのものではなく、その情報を処理し、解釈する「神経アルゴリズム」である。

アルゴリズムとは何か

アルゴリズムという言葉を聞きなれない読者のために、世界最古のアルゴリズムとして知られる「ユークリッドの互除法」を紹介しよう。このアルゴリズムは、二つの自然数の最大公約数を求めるものであり、高校数学に登場する。

■ユークリッドの互除法■

二つの自然数をM、Nとしたとき、次の手順を繰り返すことにより最大公約数が求まる。

ⓐMをNで割り、その余りをRとする。

ⓑ割り切れる場合（R＝0）、Nが最大公約数である。

ⓒ割り切れない場合（R＞0）、NとRの最大公約数を求める（MをRに置き換えてaに戻る）。

試しに、二一と六の最大公約数を求めてみよう。

①二一を六で割ると、余りは三（ステップa）。

②割り切れないので（ステップc）、六と三の最大公約数を求める（ステップa）。

③六は三で割り切れるので（ステップb）、答えは三。

と計算が進み、無事、アルゴリズムの動作目標として、最大公約数「三」が求まる。

この例からわかるように、アルゴリズムとはつまるところ、「計算の手順」である。一つの計算を行い、その結果次第で次の計算が決まる。手順に従って計算を繰り返していくうちに答えが求められる。

同様に、神経アルゴリズムとは「神経処理の手順」である。

そして、数ある神経アルゴリズムの中で、筆者が意識の自然則における客観側の対象の第一候補として考えるのは、「生成モデル」と呼ばれる神経アルゴリズムである。

次節以降、この生成モデルに軸を移して話を進める。

その生成モデルが、「人工意識の機械・脳半球接続テスト」に合格しうるかを判断するための準備として、まずは、その動作と深く関係する「脳の中の仮想現実」を説明したい。

脳の中の仮想現実（バーチャル・リアリティ）

第1章でも夢を取り上げたが、ここであらためて取り上げよう。夢を見ている最中の脳は、環境や身体からほぼ完全に遮断されている。私たちが感じる三次元的な広がりをもつ夢世界は、ベッドに横たわる現実から離れ、脳がゼロから創りだしたものだ。

さて、皆さんはどのような夢を見るだろうか。現実離れした要素も多分にあるだろうが、大体においては、重力が働き、慣性力が働き、皿を落とせば割れて破片が飛び散るなど、現実世界の物理法則が驚くほど正確に再現されているはずだ。これだけでも膨大な計算量を要することは、ハリウッド映画のCG（コンピュータグラフィックス）カットの制作に、数ヵ月単位の時間が費やされることからも明らかだ。

それに加え、夢の中の私たちは、視線を動かすこと、身体を動かすこと、そして、自らの体の重みを感じることさえある。さらに、夢の中には他者が登場し、夢の中の自身に語りかけてくることもしばしばだ。そんなとき、夢の中の自身は、夢の中の他者の意図を一所懸命推察したりもする。他者の発したセリフが、自身の脳によって創りだされたものであるにもかかわらずだ。

すなわち、私たちの夢は、環境の物理法則のみならず、自身の運動指令に応える身体像、そして独立した意思をもつ他人までをも完全に再現していることになる。

映画『マトリックス』では、人々の脳が、仮想現実を生む巨大なコンピュータに繋属され、感覚入力と運動出力を完全に代行されながら、そのことに気づくことなく日常生活を送る姿が描かれている。夢を見る私たちは、あたかも、自身の脳が生むマトリックスに自らが接続されているかのようだ。まさに、脳が創りだした仮想現実（バーチャル・リアリティ）である。

夢が、脳の創りだした仮想現実であるとなると、素朴な疑問がわいてくる。このような驚くべき脳の働きは、はたして夢を見るためだけに存在するのだろうか。

フィンランドの哲学者アンティ・レヴォンスオ（一九六三〜）は、覚醒中の意識のメカニズムを脳の中の仮想現実にたとえている。そして、その脳の中の仮想現実があるからこそ、それを使って睡眠中に夢を見られるのだと主張する。

覚醒中の脳の仮想現実システムは、感覚入力や身体からのフィードバックをもとに、環境と同期をとっている。感覚入力によってアンカリング（錨をおろす）された状態だと言ってよい。その脳の仮想現実システムが、睡眠中はその「錨」を失い、現実世界からかけ離れた夢世界が出現する。

レヴォンスオは、自身のこの仮説を「意識の仮想現実メタファー」と名づけている。

［コラム］　脳の仮想現実が現実からずれるとき

まずは、図5-4の二枚の写真を見比べて、間違い探しをしてほしい。

どうだろうか、違いを見つけられただろうか。違いが見つかるまでは、二枚の写真はあなたの脳の中で同一のものとして認識されていたことに注意しよう。

次に、図5-5の真ん中部分をしばらく眺めてみよう。

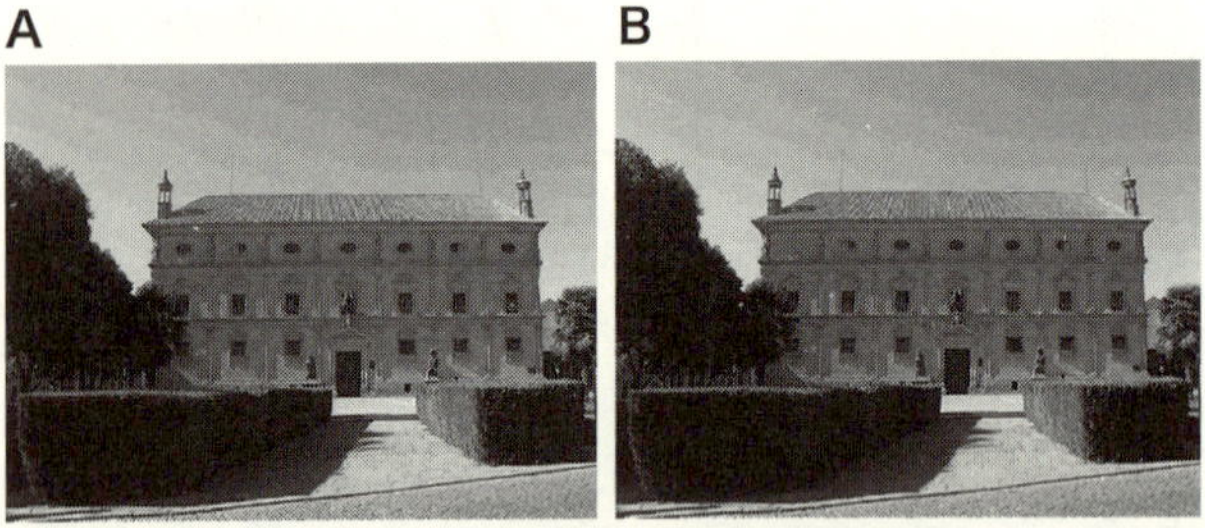

図5-4　チェンジ・ブラインドネス　(Ma et al. 2013)

しばらく眺めているうちに、周辺で崩れかけていた格子模様が、徐々に修繕されていくはずだ。

前者は、ウィリアム・ジェームズによって最初に学問的に記述されたチェンジ・ブラインドネスと呼ばれる現象で、後者は、金井良太氏が開発したヒーリング・グリッド（治癒する格子模様）と呼ばれる錯視である。

いずれも、脳の中で視覚情報が欠落したときに、脳がそれらしく視覚世界を見せてしまうことを示している。

チェンジ・ブラインドネスでは、写真中の視覚特徴が多く、二枚の写真を目が行き来する間に、そのすべてを脳が保持しきれないために情報の欠落が生じる。その情報の欠落に対して、「窓が何枚も続いているから、次も同じように窓があるのだろう」と視覚的な文脈に則り、意識の中でそれらしい埋め合わせが生じる。

ヒーリング・グリッドの場合にも同様だ。長期にわたって同じ箇所を眺め続けると、眼球の性質で、周辺視野の視

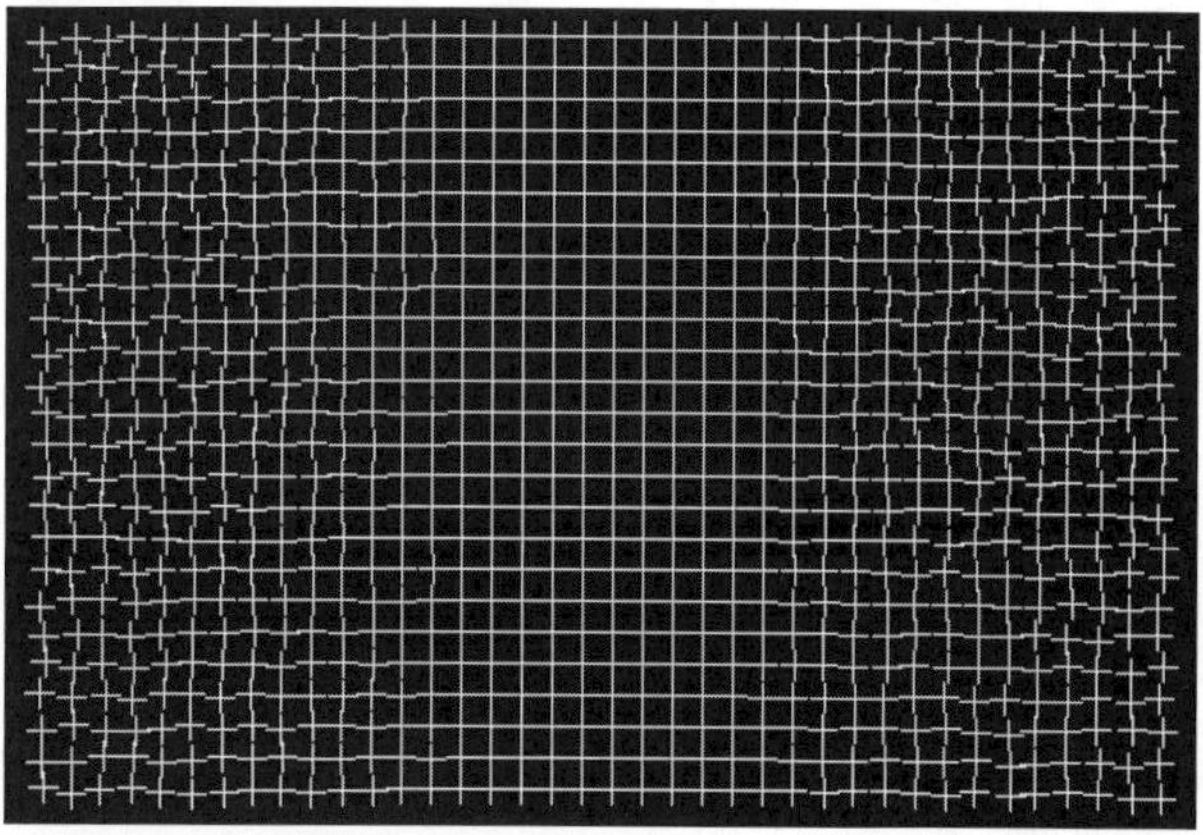
図5-5　ヒーリング・グリッド錯視　(Ryota Kanai ©〔Otten et al. 2017〕)

覚情報から欠落していく。それに対して、「真ん中にきれいな格子があるから、それが左右にも続いているのだろう」と、視覚的な文脈に則って意識の中で埋め合わせが生じる。面白いのは、その材料として断片的にでも視覚特徴(崩れた格子)が存在しないと、埋め合わせが生じないことだ。

これらの例からわかるのは、世界の隅々まできちんと見えた気になっていても、それが実際に外界を反映したものであるとは限らないことだ。我々の感覚は、外界を直接的にモニターしているわけではない。あくまで脳の仮想現実システムが、目や耳などから得た外界の断片情報をもとに「それらしく」仮想現実世界を創り上げ、我々に見せているにすぎない。

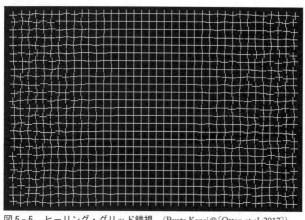

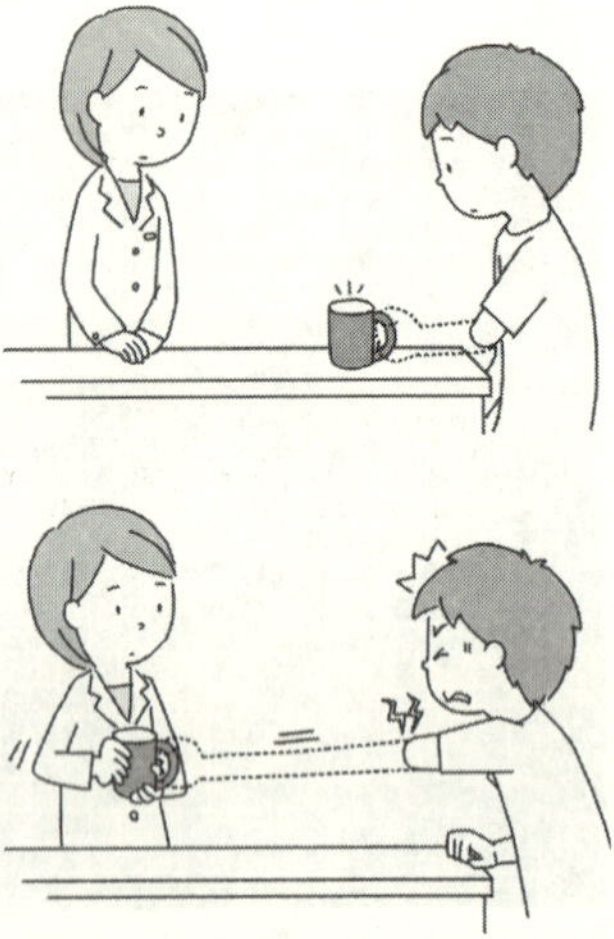

図5-6　幻肢はとてもリアル

脳の仮想現実が覚醒中にも働いている

次に、覚醒中にも脳の仮想現実システムが動作していることを示唆する知見を紹介しよう。

脳の仮想現実には、環境を模擬する「環境シミュレータ」と、自身の身体を模擬する「身体シミュレータ」の二つが必要だ。三次元のビデオシューティングゲームなどでは、周囲の環境と同時に、銃を持つ自身の腕などが視界に入り、これを操作する。同じように脳にとっても、外界はもちろん、自らの身体も、その状態を把握して働きかける対象、すなわち、広い意味での環境の一部に相当する。よって、身体シミュレータがなければ、脳の仮想現実は完成しない。次に紹介する例は、この身体シミュレータが脳に確かに存在し、覚醒中にも働き続けることを示す確たる証拠である。

事故などで足や腕を失った人が、ありありとその存在を感じ、さらには、自在に操れるとの症例報告が数多く存在する（図5-6）。いわゆる「幻肢《げんし》」だ。

目の前にコップを差し出せば、実際には存在しないはずの幻の腕がそれをつかみ、無理に引き剝がそうとすれば、その幻の腕が引っ張られて痛みが生じるという。腕はすでにないのだから、それを模擬する「腕シミュレータ」を脳に仮定しなければ説明がつかない。

この腕シミュレータは、脳から腕へと送られていたはずの運動指令を拝借し、それに従って仮想の腕を動かし、その結果を皮膚や関節の感覚として出力していることになる。

リハビリも可能な脳の身体シミュレータ

この身体シミュレータの精巧さを示す面白い実験がある。脳科学者であり神経内科医でもあるヴィラヤヌル・ラマチャンドラン（一九五一〜）は、なんとこの身体シミュレータにリハビリを施してしまったのだ。

足や腕などを失う前に、それが麻痺していた期間が長いと、その後の幻肢にも麻痺が引き継がれてしまうことがある。麻痺だけならさほど問題はないが、拳を握りこんだまま、幻の爪が、幻の掌に食い込み、痛みを生じさせるケースがある。幻肢痛と呼ばれる症状で、多くの患者を苦しませている。

ただ、医者が治療しようにも、そもそも対象が存在しないため、手の施しようがない。残った腕をさらに短く切断するなどの荒療治も試されたが、効果があったとしても一時的で、

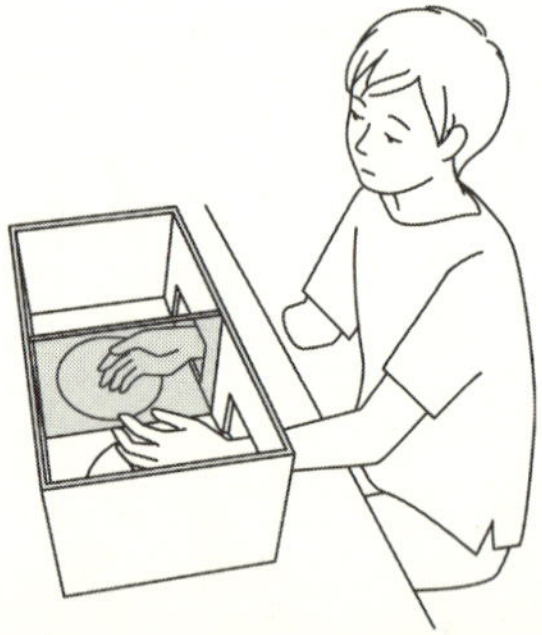

図5-7　ラマチャンドランによる幻肢のリハビリテーション

長続きしなかった。

そこでラマチャンドランは、ハーフミラーを組み合わせ、特殊な装置を制作した（図5-7）。患者の残った腕をその装置に入れると、それまで目にすることのできなかった幻肢が、患者の目の前に姿をあらわす。そのうえで、実在の手と幻の手の両方を、同時に開いたり閉じたりするように指示する。すると、視覚につられて、それまで固く閉じていた幻の拳が、開いたり閉じたりするようになる。

この装置を使って数週間もリハビリを続けると、装置の助けなしに麻痺していた幻肢が動くようになる。握りこまれ、固まっていた拳は解かれ、幻肢痛も取り除かれる。

ラマチャンドランの治療例は、脳の身体シミュレータがとても精緻につくられていることを物語っている。シミュレートの対象である身体の一部が失われたとき、それがまだ存在した時点の特性、たとえば麻痺をそのまま引き継いでしまう。そして、その気になれば、それに対してリハビリを施すこともできる。

さて、脳が仮想現実システムをもち、我々の感覚意識体験がそれにもとづいている可能性が高いことは納得してもらえただろうか。次に、それがどのように神経回路網に実装されうるかを見ていこう。ここで登場するのが、意識の担い手として白羽の矢を立てられた「生成モデル」である。

仮想現実の神経回路網への実装——生成モデル

脳の仮想現実システムは、どのような形で脳の神経回路網に実装されうるだろうか。一九九〇年代初頭に、川人光男《かわとみつお》（一九五三〜）とデイヴィッド・マンフォード（一九三七〜）がそれぞれ独立に提案した生成モデルを取り上げる。

従来、脳の視覚処理は、低次視覚部位から高次視覚部位に至る複数の直列的な処理を経て完結するものと考えられてきた。第2章では、この伝統的な考え方にもとづいて、脳の視覚処理を説明した。

対する生成モデルでは、入力と出力の関係をひっくり返し、高次から低次への処理の流れを重視する。生成モデルの「生成」は、高次の活動をもとに、低次の活動を出力することを指す。しかし、ここで不思議に思う方もいるだろう。脳の基本構造からすれば、低次の視覚部位の方が感覚入力に近いことは否定のしようがない。

ただ、さすがの生成モデルも、この基本構造までもを、ひっくり返してしまうわけではない。「低次の活動を出力する」の意は、高次の活動をもとに、低次の活動の「推測値」を出力する、ということだ。そのうえで、この推測値と感覚入力由来の低次の活動とを比較し、その誤差を算出する。そして、その誤差を用いて、高次の活動を修正する。

つまり、生成モデルの最終目標は、高次視覚部位の活動を、外界を正しく反映させたものにすることであり、この点に関しては、従来の考え方と変わるところはない。異なるのは、低次から高次への一回の処理で得られた高次の活動を鵜呑みにするのではなく、それが正しいかを、生成過程を通して確認することだ。

まずは具体的なイメージをつかんでもらうために、二つの視覚部位からなる生成モデルから説明しよう。

もっともシンプルな生成モデルと「電話連絡網」

生成モデルのもっともシンプルな形は、高次と低次の二つの視覚部位からなるものだ。その生成過程を、「電話アンケート」ならぬ「電話連絡網」にたとえて説明しよう。

第2章に登場した電話アンケートは、電気スパイクの受け手としてのニューロンの役割に主眼を置いていた。一つのニューロンが、他のニューロンからの入力を受け、発火するか否かを決める過程を説明するものだ。

対する電話連絡網は、電気スパイクの送り手としてのニューロンの役割に主眼を置く。いざニューロンが発火したときに、他のニューロンにどのような影響を及ぼすかを説明する。

では、具体的に、低次の視覚部位から見ていこう。

ここでは、低次視覚部位のニューロンは点に反応するものとする。ヒューベルとウィーゼルの発見に倣って線分に反応するとしてもよいが、図が煩雑になり、かえって本質が見えにくくなる。全体のイメージがつかめた時点で、より実際に近いものについて言及する。

一方、高次の視覚部位には、「家」「木」などの記号（ラベル）に対応するニューロンが並ぶ。「家」ニューロンが発火すれば、視野に家が存在することを意味し、「木」ニューロンが発火すれば、視野に木が存在することを意味する。

これら高次視覚部位のニューロンの一つひとつが、電話連絡網で言うところの連絡係の役割を果たす。ここでは、一人の連絡係が複数人に対して電話連絡を行う、連絡網の最初の部分を想像してほしい。電話アンケート同様、鍵を握るのは、連絡係が連絡相手に対して引く専用電話回線だ。

まずは、「家」ニューロンに着目しよう。「家」ニューロンの役割は、それが発火したときに、低次視覚部位に家の形をしたニューロンの発火パターンを出現させることだ。これを実現するための専用電話回線の引き回しは簡単だ。引き回した先が家の形をしていればよい

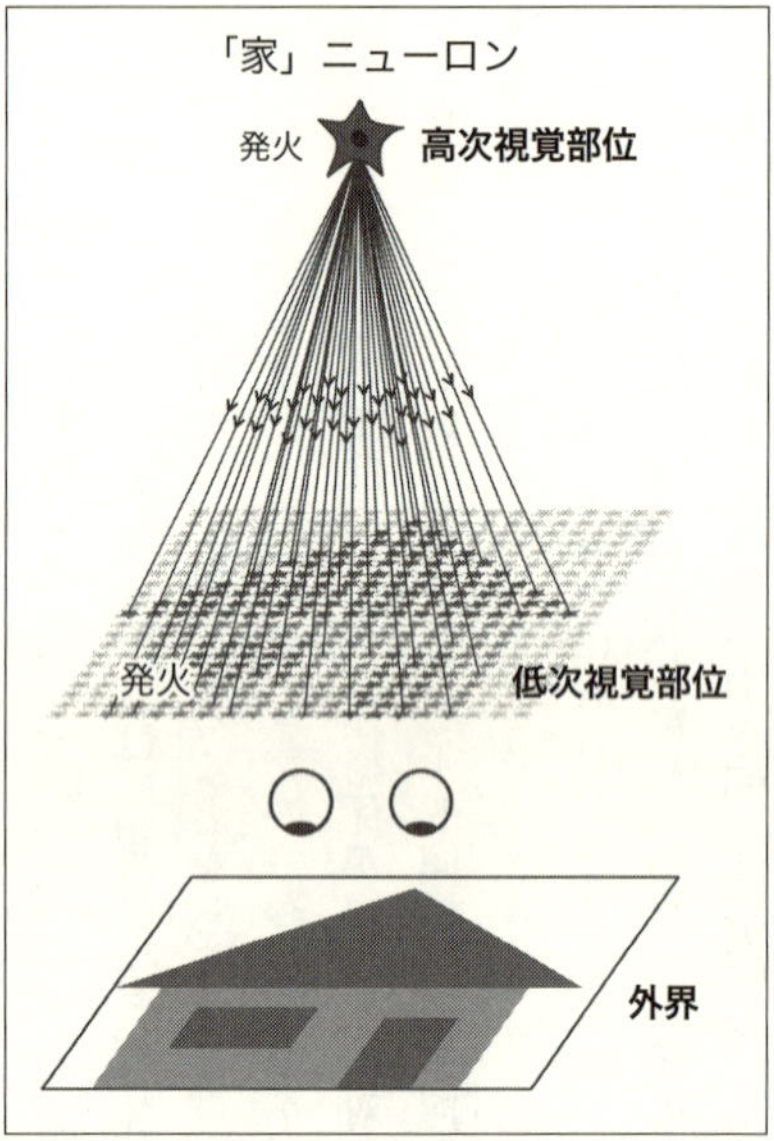

図5-8　シンプルな生成モデルにおける生成過程

(図5-8)。これにより、高次の「家」ニューロンが発火したときに、低次視覚部位の中で、その家の形の位置にあるニューロンへと電気スパイクが送られる。そのうえで、これらのニューロンの発火のための閾値を低めに設定しておけば、家の形の発火パターンが低次視覚部位に浮かび上がる。

もちろん、高次視覚部位には、「家」ニューロンの他にも、「木」ニューロンや「人」ニューロンなど、さまざまな視覚対象物に対応するニューロンが存在する。同様にして、「木」ニューロンであれば、木の形に専用電話回線が広がり、「人」ニューロンであれば、人の形に専用電話回線を引き回すことになる。以上が、生成モデルの要となる生成過程だ。

生成誤差の計算

さて、次に進む前に、一つことわっておかなければならない。実は、低次視覚部位は三つの層から成る（図5-9）。さきほど登場したのは、生成過程を反映する「生成層」であり、その他にも、感覚入力を受ける「感覚入力層」、そして、両者の誤差を算出する「生成誤差層」が必要だ。

生成モデルの次のステップは、生成層と感覚入力層の間の誤差、すなわち、生成誤差を計算することだ。はじめに、感覚入力層について説明しよう。これは、外界の光を受けて活動する網膜をストレートに反映するものだ。低次視覚部位が「点」に反応すると仮定したことにより、このように簡単化される。つまり、視野に家が存在すれば、家の形の発火パターンが浮かび上がり、木が存在すれば、木の形の発火パターンが浮かび上がる（図5-9）。

生成誤差は、この感覚入力層の活動パターンと生成層の活動パターンとの間の違い、すなわち誤差に相当する。高次由来の生成層と感覚入力由来の感覚入力層との間で、答え合わせをしていることになる。

図5-9の例では、外界に家と木の両方があるのに、高次視覚部位で発火しているのは、「家」ニューロンのみだ。よって、感覚入力層には、木と家の両方の発火パターンが浮かび上がるのに対して、生成層には家のみしか浮かび上がらない。

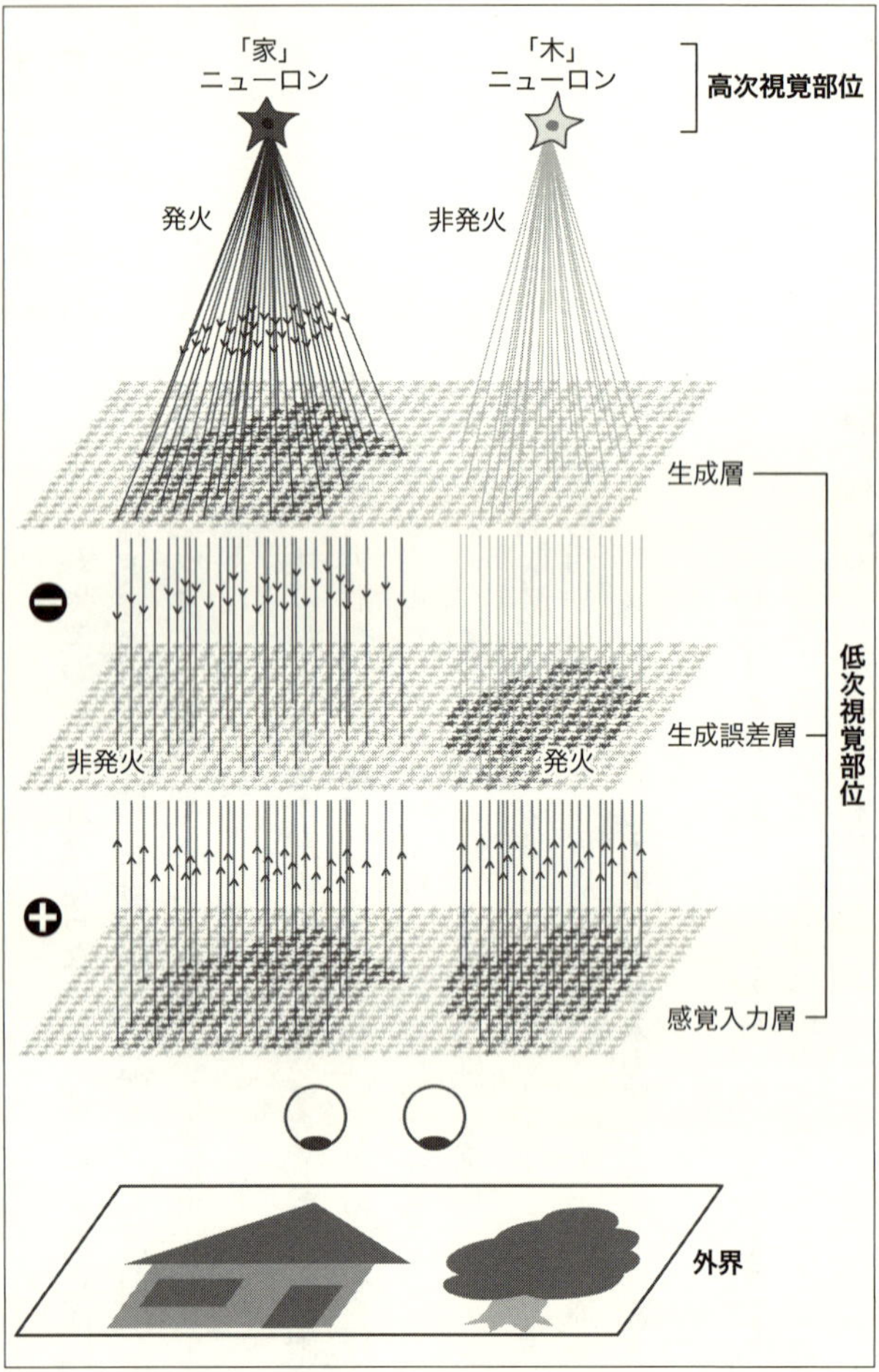

図5-9　シンプルな生成モデルにおける生成誤差の計算

生成誤差は、感覚入力層の発火パターンから、生成層の発火パターンの「引き算」によって得られる。この引き算を行うために、生成誤差層へと向けて、感覚入力層からは正のシナプス結合、生成層からは、負のシナプス結合をそれぞれまっすぐに引く（図5－9）。そうすると、「家」に関しては、感覚入力層と生成層からの、正と負の入力が打ち消し合うのに対して、「木」に関しては、感覚入力層からの正の入力のみとなる。生成誤差層のニューロンの発火の閾値を低く設定することにより、「木」の発火パターンがそこに浮かび上がる。

生成誤差を用いて記号表象を更新

生成モデルの最終ステップは、さきほどの生成誤差を用いて、高次視覚部位の活動パターンを修正することだ。この過程は「電話アンケート」を使って説明することができる。修正のそのココロは、「犯人探し」である。高次視覚部位のどのニューロンが発火した、もしくは、発火しなかったせいで、生成誤差が生じたかを特定したい。

さきほどの例では、木の形の生成誤差が盛大に生じていた。この場合の「犯人」は明らかで、本来発火するべき「木」ニューロンが発火しなかったため、その形の生成誤差が生じたことになる。

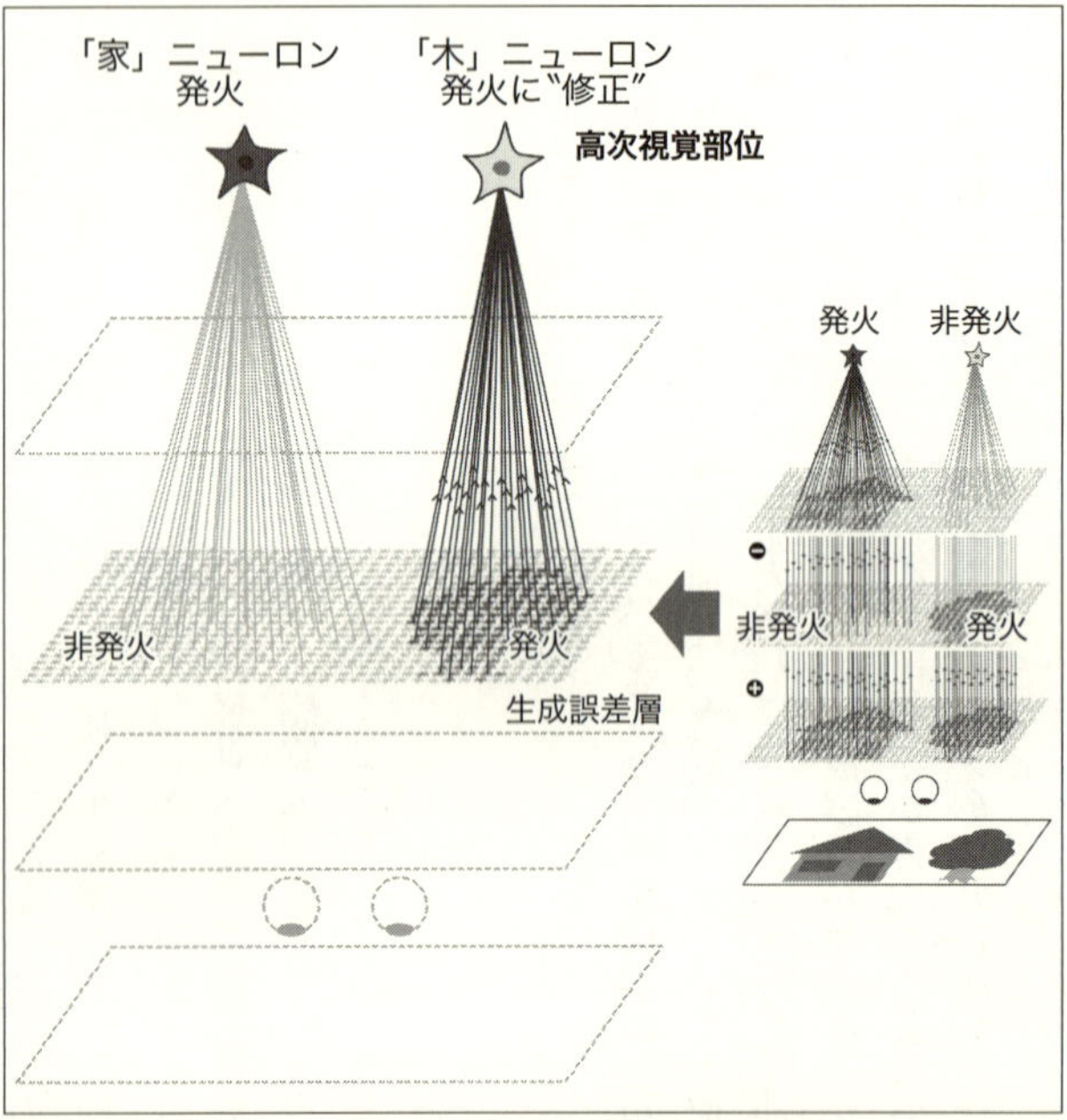

図5-10　シンプルな生成モデルにおける生成誤差の高次へのフィードバック

その「犯人」には、電話アンケートの要領で辿りつくことができる。高次のニューロンが低次の生成層へと引いている専用回線を、そっくりそのまま、生成誤差層から引いてくればよい（図5-10）。それにより、生成誤差層に木の発火パターンが出ていれば、「木」ニューロンの電話アンケートの集計結果が大きくなる。それを受けて、それまで発火していなかった「木」ニューロンが発火するようになる。つまり、ミスの犯人探しのみならず、そのミスをどのように修正するかも含めて、算出される。

さて、電話連絡網と電話アンケートの喩えを用いて、もっともシンプルな、二つの視覚部位からなる生成モデルを説明した。わかりやすくするため、低次視覚部位のニューロンが点に反応するとしたが、より実際の脳に近づけて、線分に反応するとしても本質的には変わりない。低次視覚部位のそれぞれの層に、縦と横の視野内の位置に加えて、「傾き」という三つ目の次元が必要になるが、配線など、それ以外の部分については踏襲することが可能だ。

逆誤差伝播法

ただし、たった二つの視覚部位からなる生成モデルでは、捉えきれない重要な要素がある。それは、意識を考えるうえでも、とても本質的な部分だ。

その本質の正体については後のお楽しみとして、まずは、それを生成モデルに取り込むための、ある仕掛けについて説明したい。その仕掛けとは、近年の深層学習ブームの核心部分にもある「逆誤差伝播法」と呼ばれる学習則だ。逆誤差伝播法を一言でいえば、三層以上の神経回路網を訓練するための学習則ということになる。

巷《ちまた》を賑わせる深層学習は、高速化したコンピュータと膨大な学習用のデータ、そしていくつかの革新的なアイディアによって、一九六〇年代から存在する逆誤差伝播法が、ようやく花開いたものだとも言える。

この逆誤差伝播法には面白い歴史がある。世界的には、デイヴィッド・ラメルハート（一九四二〜二〇一一）、ジェフリー・ヒントン（一九四七〜）、ロナルド・J・ウィリアムズの三人によって、一九八〇年中頃に発明されたものだと認知されている。しかし、実際は、その二〇年も前に日本の誇る理論脳科学の世界的第一人者、甘利俊一《あまりしゅんいち》博士（一九三六〜）が提案したものだ。その歴史を紐解いてみよう。

神経回路網の理論研究は戦後間もなく始まっている。当時は、二つの層からなる神経回路網の学習の仕組みを対象に、盛んに研究が進められていた。それが一冊の本によって状況が一変する。マービン・ミンスキー（一九二七〜二〇一六）とシーモア・パパート（一九二八〜二〇一六）による一九六九年の著書『パーセプトロン』である。その中で、二層からなる神経回路網が識別できる入力の理論的な限界が露わになってしまったのだ。

後の談によれば、本人たちはあくまで発破をかけるつもりだったらしい。だが、二人の期待に反して、研究者たちは理論脳科学から蜘蛛の子を散らすように去り、人工神経回路網研究は冬の時代を迎えることになる。

ミンスキーとパパートの著作が、そのような事態を招いてしまったもう一つの理由は、当時、三層以上の神経回路網を学習させる方法が存在しなかったことだ。つまり、二層の神経回路網の性能限界が明らかになる一方、じゃじゃ馬とも言えた三層以上の神経回路網については、それを手懐ける見通しが立っていなかったことになる。

これをきちんと説明しようとすると、ややこしい数式がたくさん出てきて、本書の範囲を超えてしまうため、ここではそのイメージだけでもつかんでほしい。

入力と出力の二層しかない神経回路網の学習は簡単だ。ある入力に対して出力を所望の状態にしたいとき、シナプス結合強度をどのように変更すればよいかは明らかだ。出力層のニューロンごとに、その出力を上げたければ、ヘブ則に従って、大きな入力を送るシナプスほど増強すればよいし、下げたければその逆を行えばよい（図5‐11上：デルタ学習則）。

これが三層以上になると、途端に難しくなる。入力層と出力層の間に挟まれた「隠れ層」のシナプス結合をどのように変化させればよいか皆目見当がつかない。

この問題に対して、とてもエレガントな答えを提案してみせたのが先述の甘利俊一だ。偏微分という数学的手法を用いて、隠れ層にあるニューロンが、どのようにシナプス結合を変化させればよいかを導出した。一言で言えば、隠れ層のニューロンは、それが出力を送る複数のニューロンの「意向」（出力を上げる方向か、下げる方向か）を忖度して自らの「意向」を決め、それが実現するようにシナプス結合を修正することになる（図5‐11下）。この学習則を「逆誤差伝播法（backpropagation）」と名づけたのは、二〇年後にまったく同じ学習則を再発見したラメルハートらである。

ちなみに、隠れ層の数が増えれば増えるほど、忖度に忖度を重ねることになり、学習がなかなかうまくいかなくなる。甘利俊一は、提案当時からこの問題に気づいており、そのため、日本人らしくとても控え目な提案となった。一方、二〇年後に再発見したラメルハートらは、

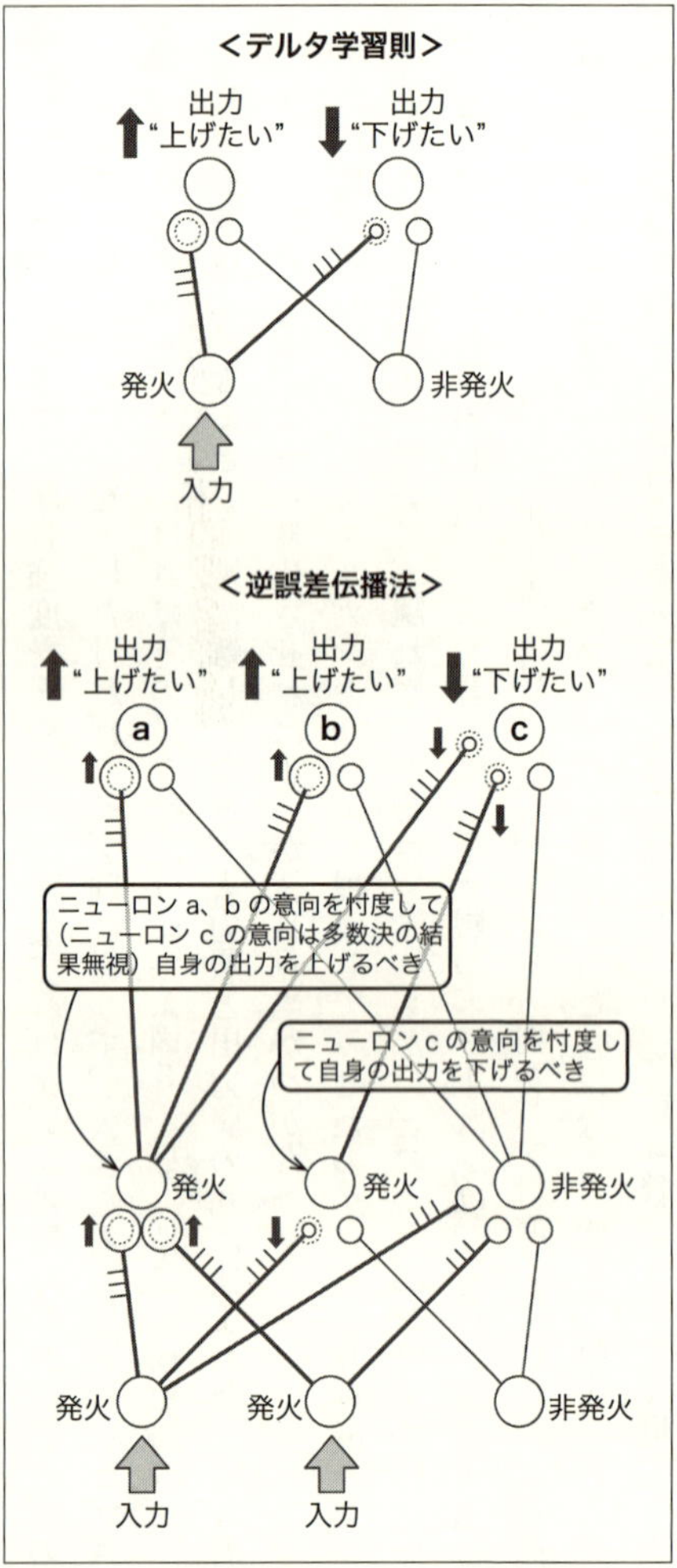

図5-11　デルタ学習則（上）と逆誤差伝播法（下）

アメリカ人らしい、大らかさと図々しさで大々的に宣伝してまわり、それにより、第二次人工神経回路網ブームが生まれた。

昨今の深層学習の進展は、コンピュータの計算能力の増大とともに、この「なかなか学習が進まない」という逆誤差伝播法の弱点が、いくつかの新しいアイディアによって克服されたことによる。学習のたびに半分のニューロンを亡き者にしてしまう方法や、逆誤差伝播法を適用する前にさまざまな手段によってシナプス結合を整えておくなどの方法が編み出された。

学習によって豊かな中間層表現を創る

逆誤差伝播法が実現する三層以上の神経回路網の学習は、脳の本質を捉えるという意味でも、とても興味深い。

それは、入力層でも、出力層でもない、その間に挟まれ隠れている層（隠れ層）による神経処理が構築されることだ。我々の脳で言えば、入力層は、目や耳などにある感覚神経に相当し、一方の出力層は、四肢や眼球の筋肉、さらには、発話のための声帯筋を直接的に制御する運動神経に相当する。ただ肝心なのは、その間をつなぐ脳であり、ここに神経処理のエッセンスが集約されている。

生成モデルに目を向けよう。たった二つの視覚部位からなる生成モデルでは、可能な処理が相当に限られていた。「家」ニューロンにしても「木」ニューロンにしても、それが発火した場合には、いつも同じ木や家が発火パターンとして生成層に出現する。しかし、実際には、家にしても木にしても、その三次元構造はいくらでも存在し、自身との距離や配置の角度が少しでも違えば、その見え方は当然変わってくる。それら無数のバリエーションについて、「家」ニューロンや「木」ニューロンを一つひとつ用意することはとてもできない。

また、二つの視覚部位からなる生成モデルのもう一つの制約は、三次元的な視覚処理が一切行えないことだ。たとえば、二つのものが観測者から見て重なったとき、当然、前のものが後ろのものを覆い隠す（遮蔽）ことになる。しかし、二つの部位から成る簡単な生成モデルでは、木と家が互いに半透明で透けているようなものしか生成できない。これは、ミンスキーとパパートが指摘した二層の神経回路網の制約から生じるものだ。

この遮蔽の問題を解決するためには、高次のニューロンとして、「手前」「奥」などの奥行き情報を追加しなければならない。また、そこからの生成過程には、三層以上の神経回路網を用意し、逆誤差伝播法を用いて学習させる必要がある。

この「遮蔽」の問題については、二〇〇六年当時、私の研究室の学生であった田嶋達裕《たじまさとひろ》氏と取り組んだ（コラム参照）。後の深層学習の台頭を誰も予想しておらず、当時は時代遅れとみなされていた逆誤差伝播法をしれっと用いたため、査読者からクレームがついた。それに対して、他に方法はないのだから突っぱねてしまおうと、二人で楽しく相談したのをよく覚えている。

その彼は、本書を執筆中の二〇一七年夏に急逝した。後に意識の問題にめざめ、画期的な成果を一流誌に発表した直後のことであった。前途洋々だった彼の無念を想うと、とても言葉にならない。学生時代から彼のセンスはずば抜けていて、いつかまた、いっしょに仕事をさせてもらうことを楽しみにしていた。

［コラム］　生成モデルに逆誤差伝播法を適用

二層から成る生成モデルの制約は大きく、脳の中の三次元的な仮想現実世界を実現するにはほど遠い。二層のモデルを多段に積み重ねて、見かけ上多層からなるモデルはすでに存在したが、「後ろにあるものは、前にあるものに隠れて見えない（遮蔽）」などといったいわゆる「非線形の視覚処理」を実現することはできない。

そこで、筆者と田嶋達裕氏は、生成モデルで遮蔽を実現するために、隠れ層を持つ三層の神経回路網を逆誤差伝播法で学習させることを思い立った。

モデルの概観としては、図5-12に示すように、前述の二層の生成モデルを基本に、生成の仕組みだけを三層の神経回路網に置き換えたものとなっている。問題は、これをどう学習させるかだ。

通常、視覚系のモデルに逆誤差伝播法を適用する場合、感覚入力を入力に、そして処理の結果の物体認識を出力として学習させる。

ところが、生成過程の目的は、記号的な表象から低次の表象を創りだすことである。そこで、記号的な表象を入力、低次の表象を出力として、逆誤差伝播法で学習させることにした。記号的な表象としては、視覚対象物（ここでは三角と四角）の有無の他に、両者の奥行きを表すニューロンを用意した。ちなみに、記号的な表象は通常の生成モデルと同じように、生成誤差によって値が更新される。

学習前は、通常の二層の生成モデルと同じように、二つの視覚対象が折り重なった場合、半透明となってしまう。これが「非線形」ならぬ、「線形」の神経処理の限界だ。それが、学習ステップを経るにつれて、生成層に遮蔽のきいた「正しい」発火パターンが出現するようになる。

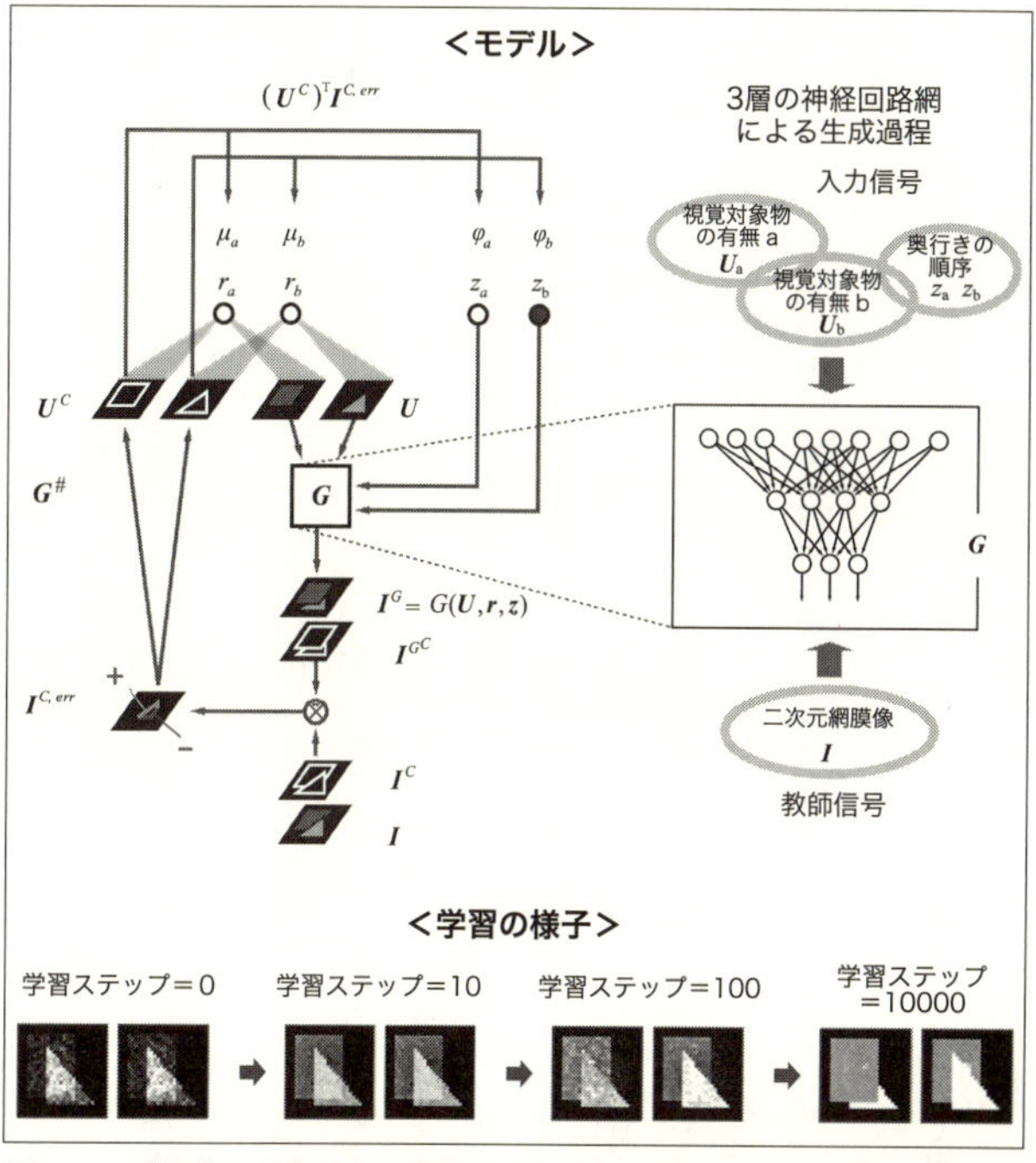

図５-12　「遮蔽」を実現する高度な生成過程を逆誤差伝播法によって学習
（Tajima & Watanabe 2011を改変）

多層生成モデルが実現するリアルな脳の仮想現実

なぜ、我々の感覚意識体験はこんなにも「リアル」なのか。第1章の前半でも扱ったテーマだが、ここで改めて取り上げたい。

逆誤差伝播法を使って、あらゆる状況に柔軟に対応できる生成モデルを学習させることを考えよう。そのためには、生成過程の元となる高次の視覚部位に、多くの情報が要る。

第一に、「家」ニューロンや「木」ニューロンなど、さまざまな視覚対象の存在の有無を情報としてもっておく必要がある。それに加えて、家や木の三次元構造や表面の光の反射吸収特性など、視覚対象の特性を規定するニューロンが必要になる。

第二に、視覚対象の配置に関する情報だ。たとえば、自身を中心に据えて、そこからの相対的な位置や向きの情報が、すべての視覚対象に対して必要になる。

そして第三に、光源に関する情報だ。太陽であれば、それは昼間の明るい太陽なのか、それとも、朝夕の赤みがかった太陽なのか。その他にも月や電灯など、すべての光源の特性と位置が必要になる。

これらのさまざまな情報を入力として、逆誤差伝播法を通して出力が目指すのは、低次の視覚部位の活動パターンの再現だ。あらゆる状況で正確に再現するためには、隠れ層にはどのような表現が求められるだろうか。

三次元世界で我々が動き回れば、それに合わせて、自身と視覚対象の間の相対的な位置が変化する。たとえば、手前に木があって、その奥に家があったとしよう。それらに対して、右側に自身が移動すれば、両者とも左のほうへと移動するが、手前にある木のほうがその度合いは大きくなる。また、自身が左右に配置された二つの視覚対象の真ん中に向かってまっすぐ進めば、左側の対象は左に移動し、右側の視覚対象は右側に移動することになる。

結局、いかなる条件でも低次の視覚部位の活動パターンを正確に再現するためには、三次元世界をそっくりそのまま、脳の中でシミュレーションしてしまうのが一番だろう。

ＣＧを思い浮かべてみよう。大元となるのは、「家が存在する」「その前に木がある」「西日が差している」などのＣＧ画像の設計仕様だ（図５－13）。

その仕様に記された視覚対象が、三次元モデルによって形を与えられ、その表面にテクスチャが貼りつけられる。対象物の三次元表面が出来上がったところで、今度は、環境中を飛び交う光のシミュレーションだ。光源から発した光は対象物の表面にあたり、光の反射吸収特性に応じて反射光が計算される。ここまでで、光あふれる三次元バーチャル世界の構築は完成する。

ＣＧの制作過程で、最後に登場するのがバーチャルのカメラだ。これにより、観測者の位

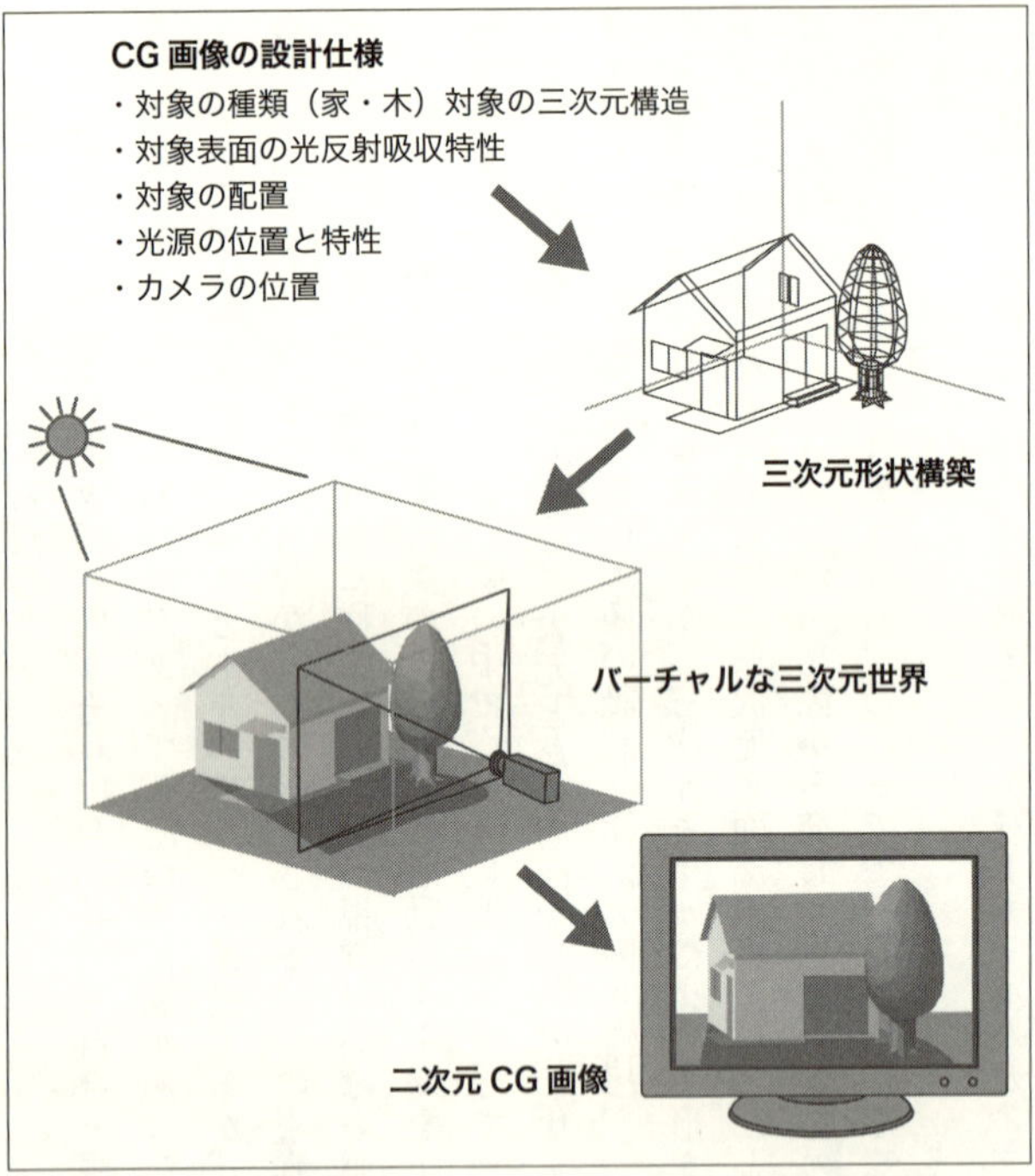

図 5-13　CG の制作過程

置と視点が定まり、そこから見るバーチャルの景色が、最終的に映像となってあらわれる。

実は、生成モデルの一種で、これに近いものをすでに実現しているものがある。深層学習の流れの中で登場してきたもので、**Generative Adversarial Network**（GAN）と呼ばれるモデルだ。多層の神経回路網からなる生成過程に、逆誤差伝播法の他にも、深層学習のさまざまなノウハウを注

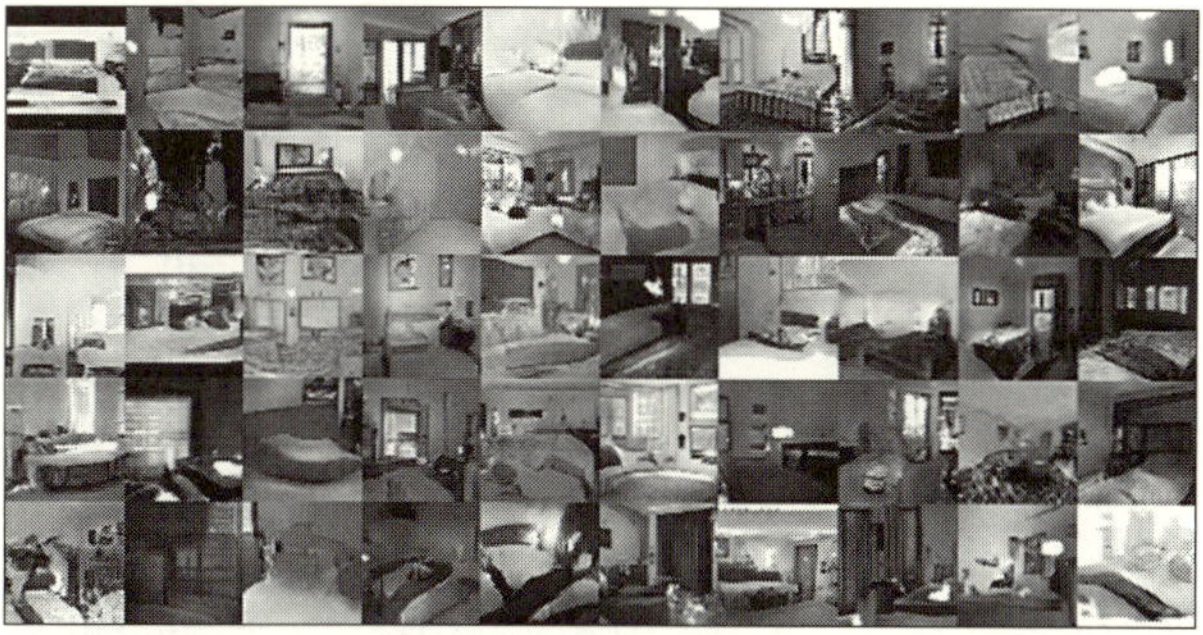

図5-14　深層学習が実現する高度な生成モデル（GAN: Generative Adversarial Network）の結果　(Radford et al. 2016)

ぎ込むことにより、本物と見紛うばかりの画像が生成されている（図5-14）。

このようにリアルな生成モデルでポイントとなるのは、高次の視覚部位がもつ記号的な表象から、三次元のバーチャルな世界へといったん表現が膨らみ、その後、二つのカメラに相当する眼球由来の低次視覚部位の表現へと収斂《しゅうれん》されることだ。

これこそが、最初に紹介した、たった二つの視覚部位からなる生成モデルには含まれない大きな特徴である。脳がバーチャルな視覚世界を創りだし、それが意識であるとする、レヴォンスオの「意識の仮想現実メタファー」仮説と深く関係する。生成過程の途中に出現する豊かな三次元世界は、脳の中の仮想現実そのものだ。

ところで、この仮想現実は視覚世界のみに限られない。五感および身体感覚、さらには無意識の意思決定や他人の意図理解など、多層の生成モデルによって高度に模擬されることで、我々の意識が形づくられている可能性が高い。

また、感覚意識体験の神経メカニズムが夢のメカニズムと同一であるとするレヴォンスオの主張との相性もよい。覚醒中には、感覚入力を用いた生成誤差の計算によって、脳の仮想現実は外界と同期するが、睡眠中には、その感覚入力がなくなり、生成誤差を計算することができなくなる。それゆえ、高次の記号的表象は外界の束縛を受けなくなり、一種の漂流状態に陥る。一方で、生成過程は働き続けるため、視覚世界としては、現実世界に即した辻褄の合ったものになる。

［コラム］　隠れ層の奇妙な表現

逆誤差伝播法の結果、隠れ層のニューロンがどのような特性を獲得するかは、なかなか予測がつかない。本学習則の「忖度に忖度を重ねる」特性から、情報が多くのニューロンに分散し、何をどのように表現しているのか一目見ただけではわからないような、奇妙な応答特性があらわれる。

デイヴィッド・ジプサーとリチャード・アンダーソンは、脳の隠れ層にも、同様に奇妙な特性がみられるかを確かめようと脳計測実験を行った。そしてその結果を、逆誤差伝播法で学習させた人工神経回路網の隠れ層のニューロンと比較したところが、当時としては先進的であった。時は一九八八年、ラメルハートらの逆誤差伝播法の再発見によって生じた、人工神経回路網研究の第二次ブームの真っ最中であった。

彼らがニューロン計測を行ったのは、サルの頭頂葉にある７ａと呼ばれる部位である。視覚対象の網膜上の位置と眼球の向きを入力として、頭の位置と顔の向きを基準とする「頭中心座標系」に、視覚対象の位置を変換する役割を果たしていると考えられている。

比較のために用意された人工神経回路網は図５－15のモデルのとおりで、サルの７ａの入出力関係を踏襲したものとなっている。そして、逆誤差伝播法による学習の結果、正しく位置を出力できるようになった。

ここで注目すべきは、隠れ層のニューロンの応答特性である。下段右側に示した二つの図は、隠れ層の二つのニューロンの特性を示したものだ。眼球の向きを固定したもとで、視覚対象の網膜上の位置を横と奥行きの軸にとり、ニューロンの発火率を縦軸にとったものである。

両ニューロンとも、一筋縄ではいかないような複雑な応答特性を示している。これは、逆誤差伝播法による学習の特徴でもあり、隠れ層において情報が数多くのニューロンに

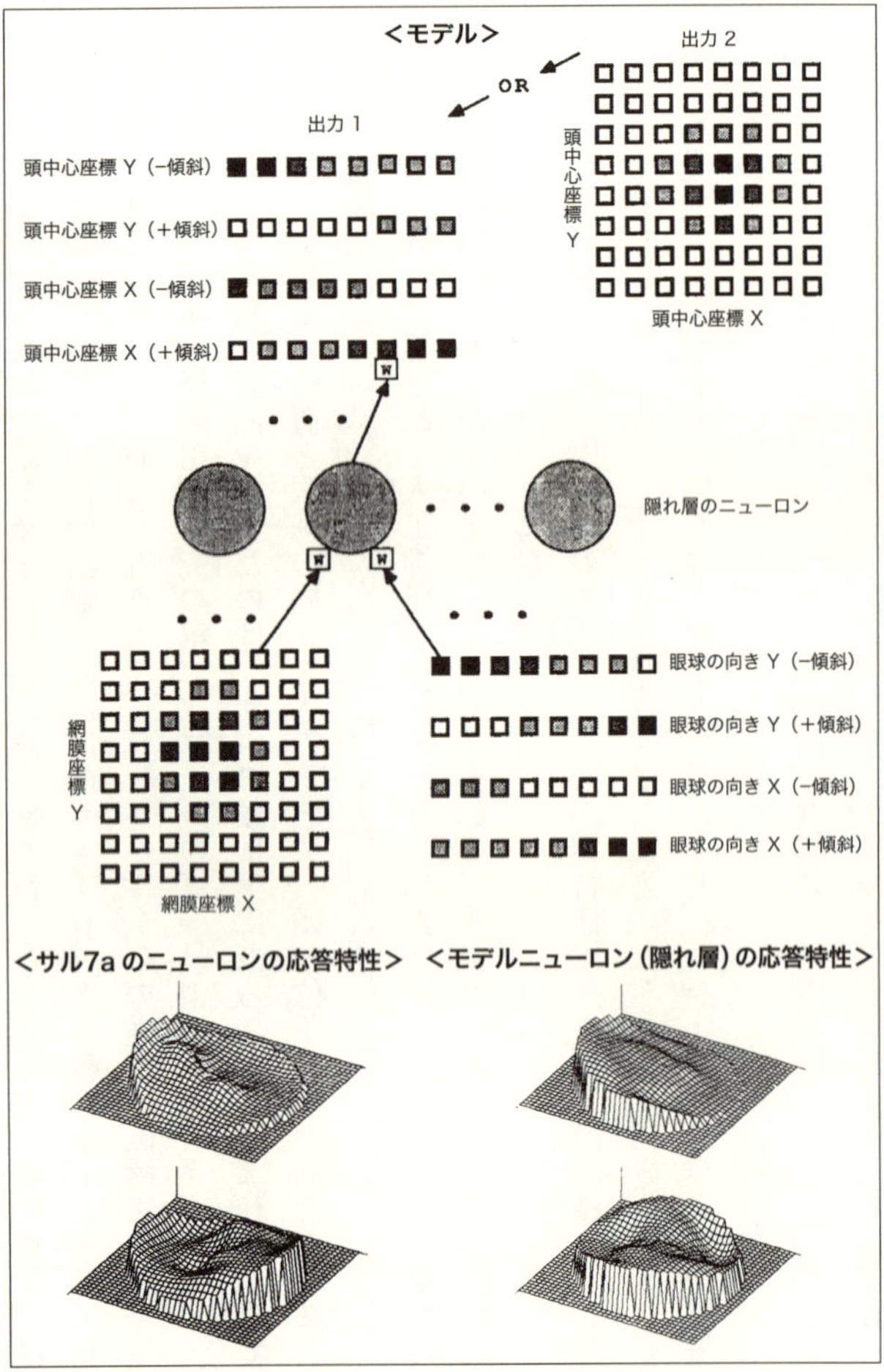

図５-15　サル頭頂葉ニューロンの応答特性と逆誤差伝播法による「隠れ層ニューロン」の応答特性　(Zipser & Andersen 1988を改変)

分散されることから生じるものだ。

面白いのは、サルの７ａ野で計測した二つのニューロンの応答特性（図５－15下段左側の二つ）も、同様に複雑な特性を示していることだ。学習の過程はともかく、最終的に出来上がった脳の神経回路網が、逆誤差伝播法による人工のものと、そう遠くはないことを示している。

実は、逆誤差伝播法そのものは、脳の中では生じえない。逆誤差伝播法とは「誤差が通常とは逆に伝播する」の意であり、情報が軸索を逆方向に流れることを想定している。深層学習のブームの前までは、逆誤差伝播法に代わる、生体脳でも可能な学習則の研究が盛んに進められていたが、ブーム以降、鳴りを潜めてしまった。純粋な学習の性能という意味で隅に追いやられていた多層の神経回路網が、再び表舞台に躍り出たからだ。脳を模擬するアルゴリズムが、本来、何でもありの機械学習の分野を席巻しているのは大変興味深い。ただ、性能至上主義の機械学習の分野においてその地位がいつまで保たれたか、ぜひ未来の読者に聞いてみたいものだ。

生成モデルは一体化する

準備万端整ったところで、いよいよ生成モデルを「人工意識の機械・脳半球接続テスト」

で試してみよう。はたして、生成モデルは、左右半球間の神経配線の制約を受けずに、二つの脳半球をまたいで一体化するだろうか。

生成モデルの要の一つは、高次視覚部位の記号的な情報表現（家がある、西日が差しているなど）である。この記号的な表現は、図5-13のCGの例からもわかるとおり、左右の脳半球の間で共有しておく必要がある。左右の視野をまたぐ視覚対象や、片視野から片視野へと移動する視覚対象を想定しなければならないためだ。また、光源（太陽、電灯）に関して言えば、それ自体が片視野に収まっていたとしても、当然その影響は反対視野にも及ぶことになる。

ただ、この記号的な情報表現にとっては都合のよいことに、IT（下側頭葉皮質）などの高次の視覚部位は、左右の脳半球の間で多くの情報を共有している。半球間の神経連絡が視野の広範囲にわたって存在し（図4-14）、それを反映して、両視野をまたぐような大型の受容野（視野担当領域）をもつニューロンが数多く存在する。

すなわち、生成モデルの高次の記号的な情報表現に限っていえば、二つの半球に分かれた脳の制約を受けずに左右半球間で共有されることになる。

問題が生じうるのは、生成モデルのもう一つの要、生成過程の方だ。それを、担当するはずの中低次の視覚部位（第一次―第四次視覚野）は、両半球間でほぼ独立している。

中低次の視覚部位では、左半球はほぼ右視野のみ、右半球はほぼ左視野のみと、左右視野の境界（図4－11の「垂直子午線」）をのぞき、その視野担当領域はほとんど重ならない。また、脳半球間を結ぶ神経連絡も、左右視野の境界付近に限定される。

仮に、生成過程の中に、左右視野をまたぐような処理が含まれれば、両半球でほぼ独立して存在する中低次の視覚部位の制約をもろに受けることになる。では、実際はどうだろうか。生成過程の最初のステップは、高次の記号的な情報表現から、三次元的な仮想世界を創りだすことである。実は、この三次元的な仮想世界が何を中心にして構成されるかによって（図5－13のカメラの位置に相当）、生成過程が両視野をまたぐかどうかが決まる。

この問いに関しては、ヒト、サル、マウスなど、あらゆる動物モデルのニューロン活動計測の結果が、ある一つのことを指し示している。それは、視覚部位一般に、網膜座標依存性（視線の中心を基準に外界と脳の上下左右関係が保たれる）が見られるということだ。それはとりもなおさず、中低次の視覚部位に表現されているであろう三次元的な仮想世界の中心が、目線の向く先にあることを意味している。

図5－13のCGにたとえるならば、仮想的な三次元世界のカメラが常に真ん中にあって、真正面を向いていることに相当する。そのうえで、視線が動くと、カメラの位置と向きはそのままに、仮想世界のほうが、ぐりぐりとカメラの周りを動き回ることになる。

そして都合のよいことに、このような条件のもとでは、問題の生成過程が、脳の左右半球をまたぐことはほぼない。図5-13を例に生成過程の各処理段階について確認してみよう。高次の記号的な表象から、ワイヤーフレームモデルを経て、視覚対象の面（サーフェス）が生成される過程が、左右の視野をまたぐことはない。高次の記号的表象さえ左右視野で共有されていれば、左視野にある面と右視野にある面は、互いに我関せずで、独立に定義することが可能だからだ。

次は、面（サーフェス）によって構成される仮想の三次元視覚世界に光をあて、カメラの像を得る処理ステップである。光源を出発した光は、面に当たり、その反射吸収特性にもとづいて、カメラへと向かう反射光が計算される。その後、光源からの直接の光を含め、カメラの視線に入るすべての面からの光がセンサーに像を結ぶことで、生成過程は完了する。

この生成過程の後半部分に関しても、その処理が左右の視野をまたぐことはほぼない。光源に関する情報（光の種類、光の向き）が、高次の記号的な情報表現として共有されているため、左右視野ごとに、面に照射される光が独立に定義されることになる。そしてその後の反射光の演算についても、左右視野をまたぐような処理は、ほぼ必要ない。

ここで、ほぼとことわったのは、たとえば、片視野の鏡に、もう片視野の視覚対象が映り込んでいるような状況では、左右視野をまたぐ処理が必要になるからだ。ただ、これにしても、高次の記号的な情報表現のレベルで、鏡の「その先の対象を映し出す」特性までもが記号化されていれば、その効果を左右視野をまたがずに再現できる（例：左視野のテーブルが、右視野の鏡に映ることの記号的な表現）。

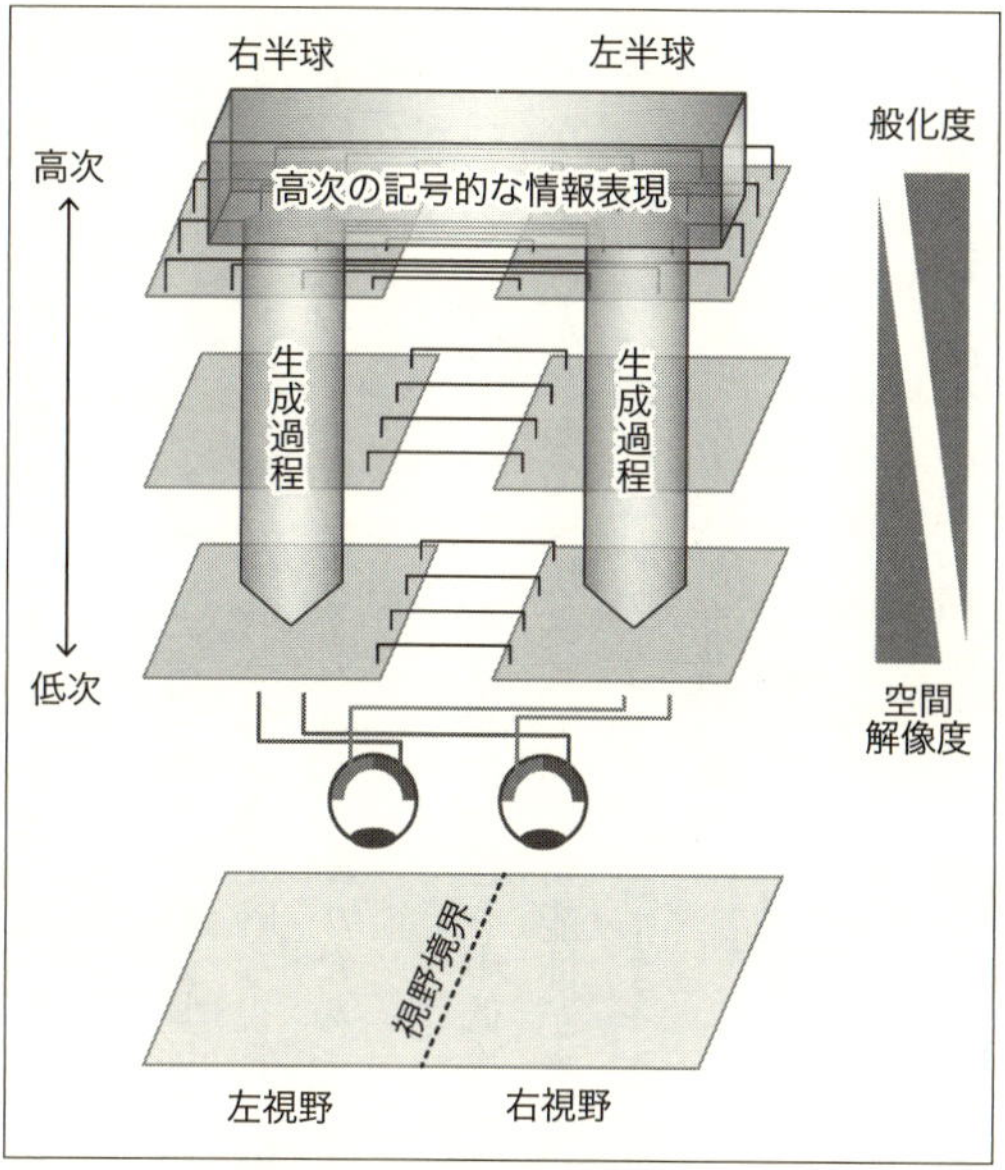

図５-16　左右半球に分かれた脳の解剖学的・生理学的制約を受けずに一体化する生成モデル

よって先述のとおり、生成過程についても、それが二つの半球に分かれた脳の制約を受けることはない。生成過程を担う中低次の視覚部位が左右半球ではぼ独立しているものの、生成過程の各処理ステップが各視野内で収まり、半球間の神経連絡を必要としないからだ。

すなわち、先の高次の記号的な情報表現の議論と合わせ考えても、生成モデルは、脳の解剖学的および生理学的制約をものともせずに、左右の脳半球にまたがって一体化すると結論づけられる（図5‐16）。

蛇足だが、実を言えば、三次元的な仮想視覚世界が脳の中に表現されているとの確証は今のところ得られていない。我々の三次元的な視覚体験は、その存在を強く示唆するが、これまでのところ、はっきりとそれとわかるかたちでニューロン計測で捉えられたことがないのだ。

ただ、その理由として、生成過程を担う中低次のニューロンの応答特性が複雑で、それとはわからないかたちで表現されている可能性が考えられる（前コラム「隠れ層の奇妙な表現」参照）。脳計測の網にはかかってはいたれども、実験者が気づかなかっただけなのかもしれない。今後の研究の進展が期待される。

［コラム］ 般化が進み精細さの欠落した高次情報から完全な生成は可能か

ここで疑問に思う方もいるかもしれない。高次視覚部位にはもはや高解像度の視覚情報は存在しないのではないか。高次の記号的な表象が甘ければ、そこから生成される仮想的な三次元世界もぼんやりとしたものになってしまうだろう。

　これは、とても重要なポイントで、筆者は二つの可能性を考えている。

　一つは、この問題が多段の生成モデルによって解決されている可能性だ。ここでの多段とは、「記号的な情報表現からの生成過程および生成誤差のフィードバック」を一つのモジュールとして、それが直列に積み重なるものだ。一つ上のモジュールの低次部位が、一つ下のモジュールの高次部位の役割を果たすことになり、「記号的な情報表現」と「感覚入力的な情報表現」は、一つのモジュールの中で相対的に規定されることになる。

　そのようなモジュール構造を考えることによって、最高次の記号的な表象の不完全さを、各モジュールで発生する、感覚入力由来の生成誤差に吸収させることが可能になる。第2章に登場した「般化（ずぼらさ）」をイメージしてもらえればよい。すごくずぼらだった、最高次の記号的な表象が、その過程をとおして、だんだんずぼらではなくなる。言わば、「ずぼら」な最高次の視覚部位の記号的な情報表現と、高精細な感覚入力の混合物として、フォト・リアリスティックな仮想的な三次元世界が構成されることになる。

　このことが正しければ、私たちの夢の視覚体験は、覚醒中の視覚体験には、やはり及ばないことになる。私自身は、夢の中で、紙に書かれた比較的大きな文字は読んだ記憶があるが、新聞紙などを読めたとの記憶はない。みなさんはどうだろうか？

二つ目の可能性は、もう少し呆気ないものだが、同時に、大いに検討しなければならないとも考えている。脳神経科学の定説に反し、高次の視覚部位にも、高精細の視覚情報が失われることなく保持されている可能性だ。

この場合、中低次の視覚部位のように、個々のニューロンが小さな受容野（空間担当位置）をもち、視覚世界をピクセルに分割するような情報表現形式をとっていないことだけは確かだ。たかだか、数十個、数百個のニューロンを計測しただけではとても解読できないような、非常に複雑な情報表現形式をとる可能性が高い。興味深いことに、第3章に登場した神谷之康氏の研究室で、そのことを示唆する実験結果が得られている。

ただし、仮に、高次の視覚部位に高精細の視覚情報が存在したとしても、それだけでは、我々の感覚意識体験が成立しない可能性が高い。イギリスの脳科学者セミール・ゼキ（一九四〇〜）は、中次の視覚部位である第四次視覚野の限局的な損傷によっても、一切の視覚的な夢が見られなくなったとの症例を報告している。

生成モデルは意識の時間遅れを説明する

第3章では、意識の時間が、実時間から数百ミリ秒も遅れていることを議論した。この意識の時間の遅れは、生成モデルによって次のように説明することができる。

生成モデルの神経アルゴリズムとしての特徴は、生成誤差（生成過程の結果と感覚入力との間の誤差）が最小化されるまで、一連の視覚処理が繰り返し計算されることだ。そして、繰り返し計算されていくうちに、生成誤差は徐々に小さくなり、それに伴い仮想的な視覚世界が現実世界により即したものとなっていく。

ということは、生成誤差が最小化されきっていない中途段階の三次元的な仮想視覚世界は、矛盾にあふれたものにならざるをえない。目の前の「ネコ」に対して、高次の「ネコ」ニューロンと「イヌ」ニューロンが同時に活動している状態では、「イヌネコ」が見えてしまう、などと言ったように。

反対の視点に立てば、そのような異様な世界を我々が普段目にすることがないのは、生成誤差が最小化されるまでは、仮想視覚世界を意識からブロックする何らかの仕掛けがあることを指し示している。そして、そのような仕掛けがあるのだとすれば、意識の時間遅れは過不足なく説明される。

つまり、生成モデルの生成誤差が最小化し、矛盾のないまともな三次元仮想視覚世界が形成されるのを待つからこそ、意識の時間は遅れる、と考えられる。

ここで、しれっと「生成誤差の最小化を待つ」と記したが、そのようなことが可能になるのも、意識の担い手を神経アルゴリズムに求めたからだ。仮に情報が意識を担うのだとしたら、意識にのぼる情報とそうでない情報とを選別する高度な仕組みが別途必要になる。統合情報理論はその試みの一つであるが、情報としての統合と、ここで見たような、視覚情報を意識にのぼらせることとの適合性を一致させるのは難しいように思える。

一方で、第3章に登場したような、意識にのぼらない高速の視覚処理についても、生成モデルの生成誤差の最小化との観点から、次のような説明が可能だ。ここで、プロ野球の打者に再度登場願おう。

プロ野球の打者がバットを振る際に、もっとも優先されるべきは視覚処理の速さである。バットがボールを捉えるのに必要な最小限の視覚情報を、すこしでも早く、意志決定を担う脳部位（バットを振るか判断）、そして、運動指令を計算する脳部位（振ると決めたらどのように振るかを計算）に引き渡さなければならない。

そのような、なによりも速さが要求される最小限の視覚情報に、生成モデルがもつ、生成誤差の最小化されきれていない視覚情報が使われているのだとすれば、すべての辻褄が合う。

まずは、時間の待ったが利かない、速さの要求される視覚情報が、意志決定と運動指令を担う脳部位へと生成モデルから送られる。しかし、この時点では、生成誤差の最小化に至っていないため、その矛盾に満ちた視覚世界は意識にのぼることはない。その後、生成誤差が最小化された時点で、遅ればせながら意識にのぼる。

そう考えれば、意志決定とそれに伴う能動的な行動が無意識のうちに先んじて生じ、それに追随するような形で、知覚および意志決定の後づけ解釈の感覚意識体験が生じることも合点がいく。そして感覚意識体験のタイミング合わせの機構として、リベットの提案する「主観的時間遡行」が意識を担うアルゴリズムに組み込まれていれば完璧だ。

生成モデルを意識の担い手としたら解決するその他のこと

ここでは、意識の担い手を生成モデルと考えることのその他の利点についてまとめよう。なぜ、ニューロンの発火が、時に視覚体験を生み、時に聴覚体験を生むのだろうか。これは、本章前半に登場した、「情報の意味と解釈」の議論とも関係するがすこし補足しておきたい。

やはり、意識の担い手を脳の情報（ニューロンの発火）に求める限り、なかなかその解答は見えてこない。実は視覚にしても聴覚にしても、大脳皮質に入力される前の初期のニューロンの発火情報は、目や耳といった感覚器の信号特性を色濃く受けついでいる（音なら、音の位相に合わせたニューロンの発火）。しかし、そのような信号特性は大脳皮質に入ると急速に失われ、ニューロンの発火の様子を見ただけでは、それが視覚部位のものなのか、聴覚部位のものなのかを見分けられない。

一方で、意識の担い手を神経アルゴリズム、とりわけ生成モデルと捉えることによって、冒頭の問いへの解答はオマケとしてついてくる。生成モデルの生成過程には、視覚や聴覚など、感覚モダリティごとの信号の性質が大きく反映されるからだ。

視覚であれば、空間のどこか一ヵ所に存在する線分は、その空間の近傍へと続いている可能性が高い。聴覚であれば、時間のどこか一点にある波は、そこからの過去と未来へと続いている可能性が高い。

生成モデルの生成過程に、そのような感覚モダリティごとの特性が反映されていなければ、その動作目標である、低次脳部位の情報表現の精度の高い再現などかなうべくもない。つまり、感覚モダリティごとの特徴を色濃く反映する生成過程が意識を担っていると仮定することにより、ごく自然な形で、まったく異ったものとして感じられる多種多様なクオリアを説明することができる。

もう一点、意識にのぼる情報の線引きについて、前節の時間とは別の観点で眺めてみたい。

第2章の議論で見たように、特に低次の視覚部位は、意識にのぼることのない情報であふれている。第一次視覚野に見られる、色恒常性補正前のナマの光波長情報や、固視微動補正前のナマの動きの情報などが、それにあたる。

しかし、情報としての特性（統合されているか否かなど）だけから、それらと、意識にのぼる視覚情報（第四次視覚野の色恒常性を示す視覚情報など）との間に、線引きを行うのは難しいように思われる。意識の担い手を情報とするかぎり、意識と無意識の切り分けには困難が伴う。

一方で、意識の担い手を神経アルゴリズムと考えれば、脳の中のどの情報が意識にのぼり、どの情報が意識にのぼらないかは、アルゴリズムの中での位置づけ次第ということになる。多層の生成モデルで言えば、隠れ層の三次元的な仮想視覚世界の情報表現は意識にのぼるが、低次の視覚部位の生成層、感覚入力層、生成誤差層などは意識にのぼらない、なんてことが難なく可能になる。

第2章および第3章で扱った、「第一次視覚野が意識に関わらない」ことを示す筆者自身の実験結果には、このあたりのことが深く関係していると推察している。

［コラム］　神経アルゴリズムと決定論カオスによる因果性の網

ここでは、「決定論カオス」を媒介にして、第４章のコラム（２０２ページ）に登場した「因果性」と「神経アルゴリズム」の関係性について考察したい。

はじめに「決定論カオス」について説明しよう。決定論カオスとは、サイコロを振るようなランダムな要素が一切存在しないにもかかわらず、一見でたらめで予測不可能な振る舞いが出現することを指す。この決定論カオスは、「非線形」な素子が連結したときに生じる。

「非線形」とは、ごく簡単に言えば1＋1＝2が成立しないことだ。閾値作用によって、1＋1＋1が0（非発火）、1＋1＋1＋1が1（発火）になるようなニューロンは、まさに非線形素子の典型である。つまり、非線形素子が複雑に絡み合う脳には、「決定論カオス」が生じている可能性が高い。

この決定論カオスが生じると、面白いことが起きる。「北京で蝶が羽ばたくと、ニューヨークで嵐が起こる（バタフライ効果）」のたとえにあるように、神経回路網の中で生じたわずかな摂動（もとの発火パターンからのズレ）が、「非線形」の効果によっていつまでも消え入ることなく残り続け、やがて、その影響がシステム全体を覆い尽くすような状態が生じる。先の「因果性」の絡みで言えば、まさに、神経回路網上のすべてのニューロンが、「因果性の網」によって包まれたような状態が生じる（図5－17）。

現在の脳計測技術では、脳のカオスの全貌は捉えられないが、それを示唆するような観測結果は数多く得られている。一つのニューロンに着目すれば、出力スパイクのタイミングは不規則であり、その時々の出力は時間平均発火率のまわりをゆらぐことになる。また、大脳皮質面の数ミリ四方を二次元的に観測すれば、あたかも荒れた海面のように、ニューロン出力のゆらぎの波が四方八方に行き交う様子が映し出される。第一次視覚野においてさえ、眼球由来の脳活動はわずか一〇%で、残り九〇%は脳のゆらぎ成分であるとの試算もあるくらいだ。自身のfMRIの研究でも、このゆらぎ成分が、左右の脳半球の間で共有されていることを示す結果を得ている。

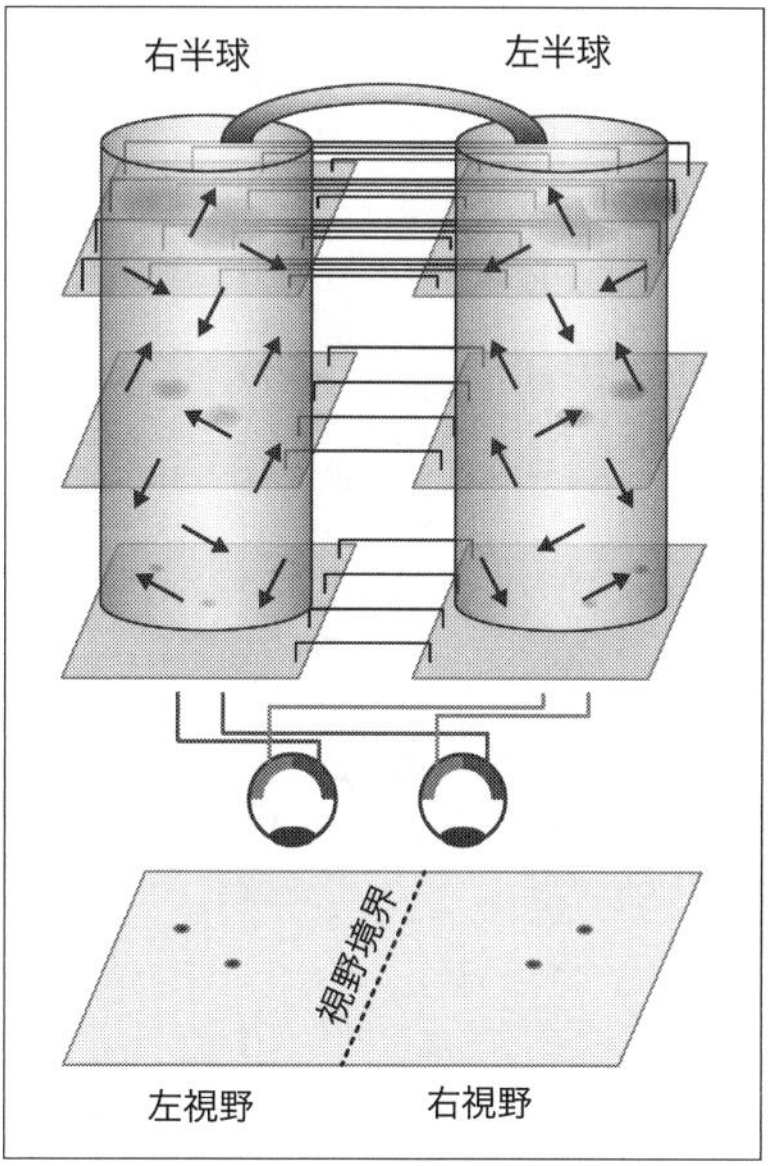

図5-17　決定論カオスによるニューロン活動のゆらぎと神経アルゴリズムの一体化

筆者は、神経回路網に実装される神経アルゴリズムが、決定論カオスの因果性の網に包まれることによって、一体化するのではないかと考えている。これにより、実際に物理現象としてあらわれるかたち、すなわち、局所で生じた摂動が全体に広がるようなかたちで神経アルゴリズムが一体化することになる。

またトノーニの統合情報理論との関係で言えば、彼らの定義では必ずしも「統合」されないような情報であっても、決定論カオスによって生じる、システム全体を覆い尽くすような「因果性の網」に媒介されることによって、別の意味で「統合（一体化）」する可能性を考えている。

これまでわかっている脳の情報表現様式を考えると、そのほうが理に適っているように思える。たとえば、統合情報理論では、色や形を処理する視覚経路（腹側経路）と、動きや位置を処理する視覚経路（背側経路）に分かれる視覚情報を統合できない可能性が高い。図5-2右側二段目のグラフにあるような状況で、保持する視覚情報が基本的に独立しているからだ。

そのような状況であっても、先ほどの「因果性の網」に覆われることによって、情報が「統合（一体化）」することが考えられる。その場合、ニューロンの平均的な出力が情報を表現し、それを差し引いた出力の時間ゆらぎ成分が「因果性の網」を形成することになる。興味深いのは、統合情報理論の前身にあたる、トノーニとジェラルド・エーデルマンによる「ダイナミックコア仮説」には、この決定論カオスの要素がふんだんに含まれていたことだ。

生成モデルの二相理論

さて、神経アルゴリズムを意識の担い手と考えることによって生じる利点を数多くあげてきた。何と言っても、「人工意識の機械・脳半球接続テスト」に合格したことは頼もしい。

以上を踏まえて、筆者は神経アルゴリズム、とりわけ生成モデルが「意識の自然則」の客観側の対象であるとの考えにいたった。

ここまで、主に視覚を例に生成モデルをとりあげてきたが、同様に、聴覚、触覚など他の感覚モダリティの生成モデル、自らの身体の生成モデル、運動指令の生成モデル、さらには、意志決定や感情の生成モデルなどの構築も可能だ。そして、それぞれの生成モデルの生成過程の特性にしたがって、それぞれの「あの感じ」（クオリア）が生じると仮定すれば、我々の意識全般を過不足なく説明できる。

最後に、チャーマーズ風に「生成モデルの二相理論」を、「生成モデルは、生成過程などを通して情報処理を進めるといった客観的な側面と、その生成過程に沿った感覚意識体験を発生させるといった主観的な側面を併せもつ」とでもまとめておきたい。

終章　脳の意識と機械の意識

意識の機械への移植

機械に宿る意識の真贋。これを大真面目に議論しても意味がないと考える科学者も多い。「意識の宿る機械」をただ創るのであれば、それが、実際に意識をもとうがもつまいがあまり関係ない。外から眺めただけでは、どうせ見分けはつかないのだから、意識を持っているように振る舞ってさえくれれば、それで十分なのだ。

ところが、我々の意識を機械に移植するとなると、話はがらっと変わってくる。その途端、機械の意識はまったくごまかしのきかないものになる。

では、意識の機械への移植が、近い将来に実現する可能性などあるのだろうか。何を隠そう、グーグル社の技術開発部門を率いるレイ・カーツワイルは、二一世紀半ばまでにはそれが現実化することを予言している。

終章では、この意識の機械への移植を二つのフェーズ、「脳と機械の意識の接続」と「意識の機械への移植」に分けて、その技術的展望を考察したい。

まずは、第一フェーズである「脳と機械の意識の接続」に向け、必要な技術要素として、以下の二つに着目する。一つ目は、言うまでもないが、脳につなぐに値する機械だ。そして、二つ目は、機械と脳を結ぶブレイン・マシン・インターフェースである。以下、順に見ていこう。

機械の意識の展望

意識の宿る機械の実現性を占うのは、なかなか厄介だ。チャーマーズの仮説、「情報の二相理論」に従えば、それはすでに存在する。月の裏側の石ころさえ意識をもつというのだから、顔検出をこなす現在のカメラなどには、当然意識が宿ることになる。

とはいえ、一般的にはその可能性は限りなく低いと言わざるをえない。機械の意識をめざすなら、安全策として、なるべく多くの仮説の条件を満たすに越したことはない。そのうえで間違いが少ないのは、意識を宿す脳に、その機械を出来うる限り近づけておくことだろう。

仮に、チャーマーズのフェーディング・クオリアの論考が正しいならば、十分な精度で脳を模した機械には、意識が宿ることになる。この場合の要請は、人工ニューロンが物理的に存在し、同時並行的に相互作用することだ。

実のところ、「ニューロモーフィック・チップ」の名のもと、人工の神経回路網を半導体上に実装する試みが一九八〇年代から続けられている。二〇一四年の夏には、IBMの基礎研究所が百万ニューロン、二億シナプスの半導体チップ、TrueNorthの開発に成功し、サイエンス誌の表紙を飾った（図終-1）。百万ニューロンといえば、ゴキブリの中枢神経系に匹敵する規模で、著者が日頃相手にしているマウスの脳の七千万ニューロンなども視野に入ってくる。

ただし、ニューロモーフィック・チップのニューロン数には少々細工がある。TrueNorthの例で言えば、物理的に存在するのは四〇九六個の演算素子であり、それぞれが二五六個のニューロンを受け持ち、代わりばんこに計算を行っている。つまり、ある瞬間だけを切り取れば、四〇九六個のニューロンが存在しているに過ぎない。

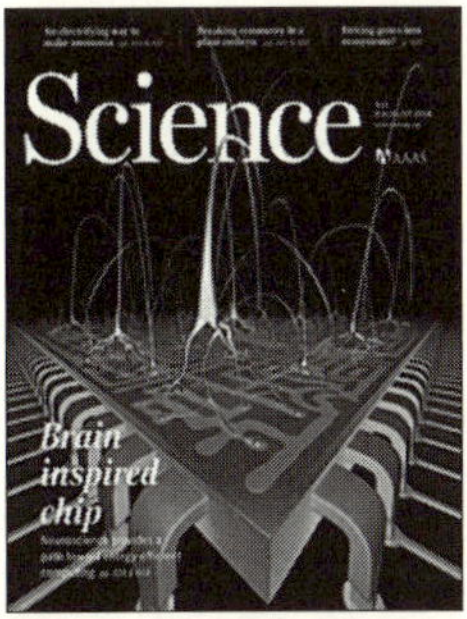

図終-1　サイエンス誌の表紙を飾ったIBM基礎研究所のニューロモーフィック・チップ “TrueNorth”

もう一点、ニューロモーフィック・チップで注意が必要なのは、個々のニューロンの計算精度だ。現在、開発が進められているニューロモーフィック・チップは、個々のニューロンを簡素化する傾向にあり、その精度が、フェーディング・クオリアの要件、「脳のニューロンと置き換えたときに残りのニューロンに影響を及ぼさない」を満たす可能性は限りなく低い。

だが、これらの制約は無理からぬ話でもある。ニューロモーフィック・チップの開発目標は、あくまで、大規模の神経回路網を低電力で実装することであり、機械の意識など眼中にない。意識の宿りうるチップを望むなら、まずは科学者が、説得力のある成果なり理論なりを示す必要があるだろう。

そのような事情もあって、筆者は、デジタル・フェーディング・クオリアが成立することに賭けている。仮にこれが成立すれば、ノイマン型コンピュータでシミュレーションされた神経回路網にも意識は宿ることになる。

この場合、第4章で述べた通り、ヒトの脳に匹敵するものがすでに実現している。また、個々のニューロンのシミュレーション精度についても、原理的には、生体ニューロンにいくらでも近づけていくことが可能だ。

ノイマン型コンピュータの中に佇む仮想的な神経回路網がデジタル・フェーディング・クオリアの要請を満たすような、CPU（中央演算素子）の高速化に期待したい。

侵襲ブレイン・マシン・インターフェースの展望

次に、脳と機械を結ぶブレイン・マシン・インターフェースの今後について概観しよう。意識の源が「情報」であるにせよ、「神経アルゴリズム」であるにせよ、機械と脳が一体化するためには、個々のニューロンレベルでの信号のやりとりが不可欠だ。よって、脳波計測やTMSに代表されるような非侵襲のインターフェースではなく、侵襲のインターフェースが必須となる。

二〇一七年、アメリカの国防高等研究計画局（DARPA）は、ヒト用の侵襲のブレイン・マシン・インターフェースとして、百万個のニューロンを同時に記録し、電気刺激する計画を打ち立てた。その具体的な手段として採択されたのは、食卓塩の一粒にも満たない、極小のデバイスを脳に埋め込むものと、髪の毛の十分の一ほどのマイクロワイヤ（極細電線）を脳に挿入するものである（図終-2）。

前者については、まったく新しい技術で、その全貌が明らかにされていないが、後者のマイクロワイヤを用いるものは、その膨大な規模を別にすれば、すでに多くの実績がある。筆者も、後述の研究プロジェクトで使用経験があり、安定したブレイン・マシン・インターフェースの構築にうってつけであることを実感している。

この安定したブレイン・マシン・インターフェースを構築するためには、長期間にわたり、同じニューロンを記録し、刺激し続けることが不可欠だ。それにはいくつかのコツがあるが、

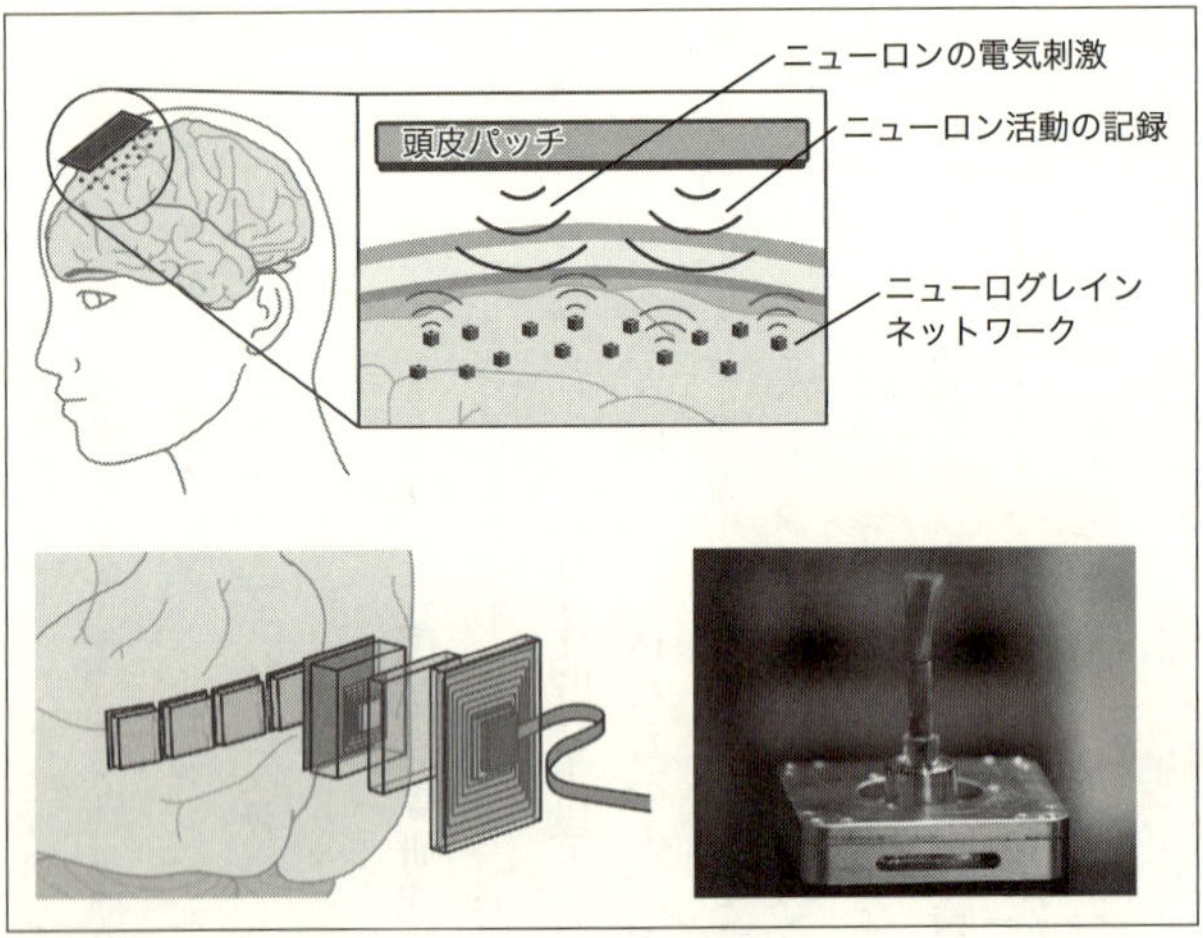

図終-2　100万個のニューロンとの間の侵襲ブレイン・マシン・インターフェースを目指すDARPAの開発プロジェクト　上は米ブラウン大学のアルト・ヌルミコ博士によるニューログレインネットワーク、下は米パラドロミクス社のマイクロワイヤ電極を用いるもの（同社HPより）

肝心なのは、電極の動きを抑えること、そして電極に余計な組織を付着させないことである。

電極が脳の中で動くと脳が傷つき、結果として、安定した記録と刺激ができなくなる。電極が脳の血管を突き破れば、出血によりニューロンが壊死したり、そうでなくとも、脳髄液の特性変化により発火が抑制されるからだ。

この電極の動きを抑えるうえでの最大の障害は、脳が豆腐のように軟らかく、文字通り、つかみどころのないことだ。そのため、よほど特殊な電極でない限り、電極は頭蓋骨に固定されることになり、脳が頭蓋の中で揺れ動く度に、電極が脳の中で動くことになる。

一方、電極への組織の付着の問題は、それによって電極の電気的な特性が変化し、ニューロンの発火をうまく拾えなくなってしまうことだ。この組織の付着は、電極の面積が大きければ大きいほど生じやすい。

マイクロワイヤ電極の利点は、安定したインターフェースの構築を阻害する、これら二つの要因を最小限に抑えられることだ。電極自体が細くて柔軟なため、脳の動きに合わせて変形し、脳の中の移動が抑制される。また、その細さゆえ、組織が付着しにくい。実際に、マイクロワイヤ電極を用いて、大多数のニューロンを数年間にもわたって記録しつづけたとの報告もある。

むしろDARPAの研究計画の課題は、電極そのものの特性よりも、脳に埋め込んだ膨大な数のマイクロワイヤをいかに電子機器に接続し、その信号を増幅するかにあるようだ。一つの案としてあがっているのは、マイクロワイヤの束の末端に、CMOSのチップ（デジタルカメラのセンサーのようなもの）を密着させ、直接的に増幅する手法である。

では、ここで捕らぬ狸の皮算用をしてみよう。

仮に、DARPAの計画どおりに、百万個のニューロンの同時記録と同時刺激が成し遂げられたとしたら、その延長線上の技術で、脳の意識と機械の意識が接続される可能性はどの程度あるだろうか。

第4章を思い起こしてもらえれば、脳の左右半球に宿る意識を統合するうえで、本質的な役割を果たすのは、高次の脳部位間の神経連絡であったことがわかるだろう。脳の意識と機械の意識の統合にも、同じく高次の部位間のインターフェースが本質的な役割を果たす可能性が高い。このことに関して一つ興味深い知見がある。

重度の癲癇患者に対して分離手術が行われることは第4章で述べた通りだが、術後の後遺症を軽減しようと、さまざまな取り組みがなされた時期がある。その中で、二つの脳半球を連絡する三つの神経線維束のうち、前交連だけを切断せずに残した場合に、分離脳の症状があらわれなかったケースが複数報告されている。

図4-12を見れば一目瞭然だが、前交連の神経線維の数は脳梁よりも極端に少なく、ヒトの場合でも二千万〜三千万程度に過ぎない。ちなみに前交連は、高次の脳部位間を特異的に連絡することが知られている。

つまり、機械の意識と脳の意識のインターフェースとして、前交連と同等の規模で、高次の部位どうしを接合すれば事足りる可能性がある。だとすれば、DARPAの目標が達成された時点で、必要な神経連絡数の二十分の一に迫ったことになり、今後に十分に期待がもてる。

脳半球・機械半球の意識の接続に向けての動物実験

機械が十分に深化し、ブレイン・マシン・インターフェースが熟成したところで、ぜひ、自らの脳をもって、機械の意識を試してみたい。機械に意識が宿ったかを最終的に判断できるのはヒトだけだ。

もちろん、それまでにできるだけのことはやっておきたい。現在進めているのは、分離脳マウスの再配線実験と機械半球・脳半球の接続実験である。

再配線実験では、いったん分離したマウスの脳半球を、ブレイン・マシン・インターフェースならぬ、ブレイン・ブレイン・インターフェースで再配線する（図終-3）。再配線の手段としては、前述のマイクロワイヤ電極を用いる。従来、大型の実験動物に用いられることが多かったが、マウスの小さな頭蓋と小さな脳に合わせての小型化に成功している。

二つの脳半球を分離した後に、それをわざわざ再配線するのは、左右の脳半球間を行き交う信号のすべて

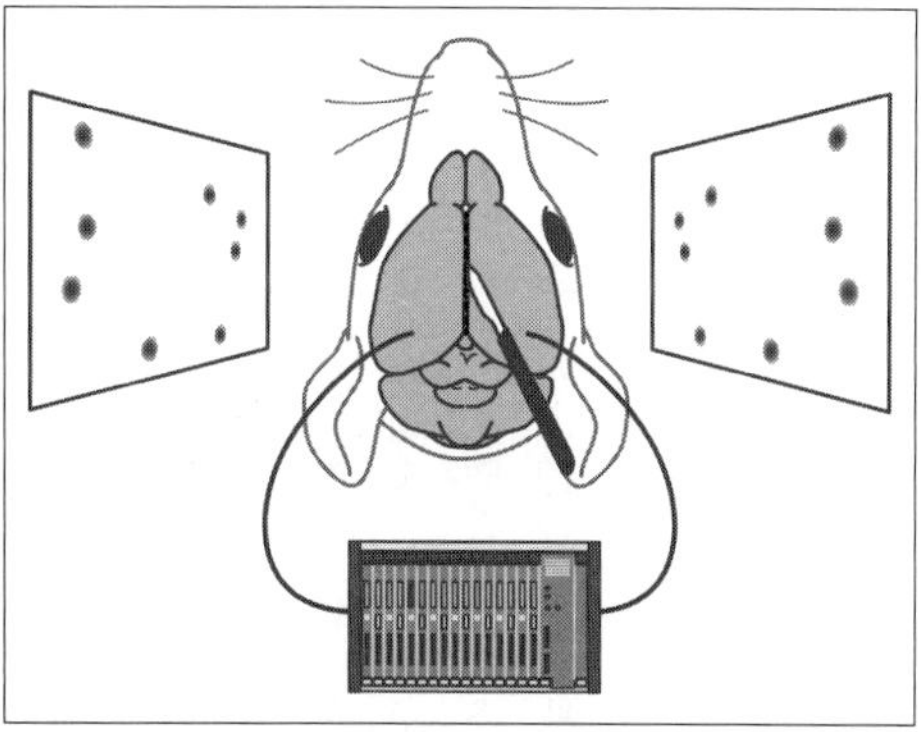

図終-3　筆者が進めている分離脳マウスの再配線実験

を観測するためだ。さらには、この行き交う信号を細かく操作可能なことも大きな魅力になる。

ちなみに、この再配線実験の目的は、左右の脳半球に宿る二つの意識が、半球間神経連絡を通して一つに統合される仕組みを明らかにすることである。そのためには、意識が一つに統合されているか否かを、何らかの方法で確かめなければならない。

そこで現在取り組んでいるのが、図終-3に示すような左右視野の比較課題である。スペリーの課題のマウス版とも言えるが、その目的は逆だ。スペリーが、同種の課題を用いて分離脳患者の二つの意識が完全に独立していることを証明したのに対して、本実験では、再配線によって二つの意識が統合されることを示したい。

図終-3に示したのは、「ランダムドットの左右対称性判断課題」である。でたらめに打たれた複数の点が、左右の視野で対称であるかを判断するものだ。健常マウスがこの課題をこなせることはすでに確認済みだ。

この両視野比較課題と再配線とを組み合わせることで、意識の自然則にまつわるさまざまな仮説を検証する枠組みを提供できればと考えている。先述のとおり、再配線の強みは、両半球の相互作用に変調を加えられることだ。それにより、これまでの常識を覆すような、神経配線一個一個のレベルでの緻密な操作が可能になる。具体的には、両半球を行き交う情報

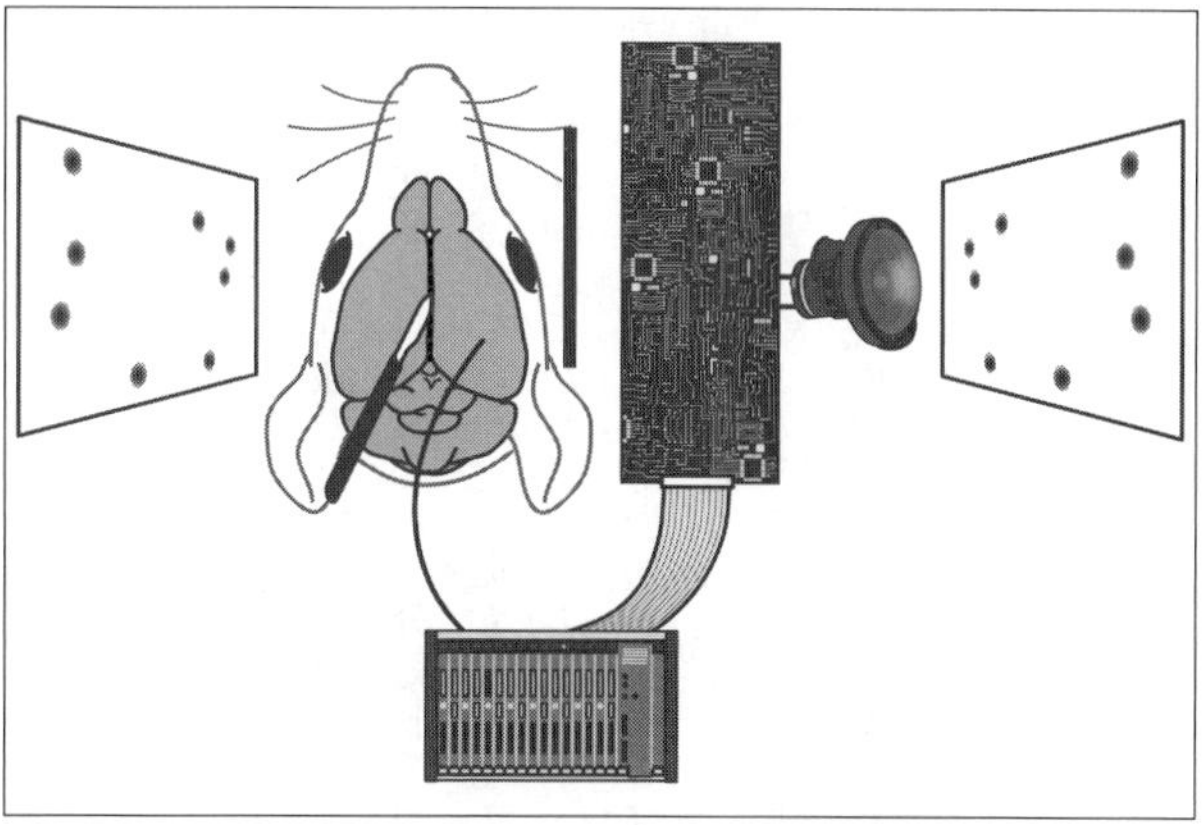

図終－4　筆者が進めているマウスの機械・脳半球接続実験

量を極力保ちつつ、個々の電気スパイクのタイミングを微妙に変えることにより、神経アルゴリズムとしての一体性を崩すことなどを考えている。

第二の、機械半球・脳半球の接続実験では、分離脳マウスの片半球に機械半球を接続する（図終－4）。ここで鍵を握るのは、機械半球として用いる人工神経回路網の出来である。

単に、視覚情報を脳半球へと提供するようなものであっては面白くない。両者の間で、きちんとやりとりが成立することが重要である。候補として考えているのは、第5章で導入した多層型の生成モデルである。ブレイン・マシン・インターフェースを通して、高次視覚部位の記号的な表象を機械半球と脳半球の間で共有させることができれば、神経アルゴリズムとして両方が一体化する可能性がある。

そのもとで、マウスが機械側視野と脳半球側視野の比較課題を遂行できたなら、神経アルゴリズム仮説の傍証が得られたことになる。さらに機械半球であることを最大限に利用して、生成誤差の計算機構だけを止めたり、生成誤差による高次の記号表象の更新だけを止めるなど、変幻自在の操作も可能だ。また、トノーニの仮説に合わせて機械半球に別の操作を加えることなど、意識の自然則を検証する大きな枠組みを提供できればと考えている。

一つ注意が必要なのは、分離脳の再配線実験にしろ、機械半球・脳半球の接続実験にしろ、意識の自然則の検証は、限定的なものにならざるをえない点だ。たとえマウスが、左右視野の比較課題をこなしていたとしても、そこに感覚意識体験が伴っているとの絶対的な保証はない。第1章に登場した盲視の例のように、感覚意識体験抜きで、課題をこなしてしまった可能性が否定できないからだ。

ただ、実際には、感覚意識体験が伴わない場合、課題の達成率が極端に落ちることが、サルを用いた盲視の研究などから明らかになっている。また、眼球運動その他から、感覚意識体験の有無を見分ける研究も進んでいる。これらの特性をうまく用いれば、制約はありながらも、科学実験としては十分に成立する可能性が高い。

ヒトの意識と機械の意識の接続　もう一つの問題

ヒトの意識と機械の意識を接続するうえで、実はもう一つ、大きな問題がある。たとえ、機械に意識が宿ったとしても、それが我々の意識と一体化するとの保証はない。それはなぜだろうか。

このことに関連して、ヒトの脳の完全なコンピュータ・シミュレーションを謳う野心的なプロジェクトがすでに存在している。スイスを拠点とするブルー・ブレイン・プロジェクトだ。所期の目標は、脳の数ミリ四方、その後は、ヒトの脳全体をスーパーコンピュータ上に忠実に再現することを目標としている。その試みがどこまで成功するかは未知数だが、その目標へと向けて、非常に精緻な脳の探査が行われていることだけは確かだ。

ここでは仮に、ブルー・ブレイン・プロジェクトの目標が達成され、デジタル・フェーディング・クオリアの要件を十分に満たす精度で、ヒトの脳の複雑さに匹敵する人工神経回路網をコンピュータ上に実装できたとしよう。

そのうえで、この人工神経回路網を機械半球とみなして、私の左半球に接続した状態を考える。しかも、脳梁、前交連、後交連によるすべての半球間神経連絡が再現できたと、ここでは仮定しよう。

このとき私は、機械の視野を体験するだろうか。機械半球と脳半球を接続した状態は、一見、デジタル・フェーディング・クオリアの中途段階と等価のように思える。ニューロンのコンピュータへの取り込みを右半球からはじめて、ちょうど半分だけ取り込みを終えたような状態だ。だとすれば、脳の意識と機械の意識が一体化したとしても不思議ではない。

しかし、一つ重要な点を見落としている。機械半球をあらかじめ用意して、それを脳半球に接続した状態は、デジタル・フェーディング・クオリアの中途段階とは実は等価ではない。一つひとつのニューロンを、その他のニューロンとの接続関係をすべて再現しながら、取り込んでいくという気が遠くなるようなプロセスを飛ばしてしまったからだ。

平たく言えば、私の新たな機械半球は、もともと、つながっていた右半球とは、似て非なるものだ。ヒトの脳半球を平均的には再現していても、私自身の右半球が、微に入り細をうがち再現されたわけではない。

では、このような平均的な機械半球の意識と、私の意識が一体化することははたしてあるだろうか。

ここでのポイントは、生体の脳半球どうしといえども、相方の巨大で複雑な神経回路網の解剖学的構造など、何も把握しようがないということだ。伝わってくるのは、その活動のみで、ましてや、そのすべてが伝わってくるわけではない。アクセスできるのは、脳梁や前交連などを通してつながる、その片鱗だけだ。ましてや、前交連だけで意識が統合された状態では、反対半球から覗けるのは、全ニューロンのわずか〇・〇二%にすぎない。

それでも、二つの脳半球の意識は一つに統合される。だとすれば、あらかじめ用意された機械半球の意識とも、統合される可能性は十分にある。

一つ異なるのは、生体脳半球どうしが、生まれる以前の胎児の頃からずっとつなぎっぱなしであることだ。しかしそれにしても、機械半球であるがゆえに、生体脳半球を解析し、その情報をもとに高度に適応するような魔改造を施せることも想像に難くない。また、長期間にわたって接続し続けることにより、逆に、脳半球側が機械半球に適応することも十分に期待できる。

機械半球と脳半球の接続を考えるうえでのもう一つのポイントは、接続のレベルである。機械半球は、個々のニューロン間の神経配線のレベルでは、元の脳半球とは似て非なるものだ。しかし、神経アルゴリズムのレベルでは、ヒトの脳を踏襲していることになる。

機械半球と脳半球を二枚の紙にたとえるなら、紙を構成する一つひとつの分子の並びというレベル（ニューロン間の配線）ではまったくの別物ではあるが、その上に描かれた絵（神経アルゴリズム）としては一致していることになる。

その神経アルゴリズムのレベルで、脳と機械を接続することができれば、神経アルゴリズムに宿る両者の意識も接続されるに違いない。だとすれば、上質紙（脳）と藁半紙（機械）といったように、多少は紙の質に違いがあったとしても、それを乗り越えて、意識が接続される可能性も考えられる。

私の脳半球に機械の半球を接続する頃には、機械半球はどこまで進化しているだろうか。『風の谷のナウシカ』にたとえるなら、ドロドロの状態で初陣についた巨神兵のようなものは、ぜひとも遠慮したいところだ。そのときの私が、「腐ってやがる！」と叫ぶか、それとも、機械側視野のクオリアに酔いしれるか、云十年後のニュースを楽しみにしていただきたい。

［コラム］　意識の自然則再考

意識の自然則があるとすれば、それは宇宙誕生の瞬間から存在していた可能性が高い。自然則の在り方からして、広い宇宙のどこかで最初の生命が誕生し、その進化とともに降ってわいたものだとはどうしても考えにくい。だとすれば、意識の自然則は、地球型の中枢神経系に特化したものにはなっていないことになる。

では、神経アルゴリズム仮説を包括するような、一般形としての意識の自然則とは、いかなるものだろうか。

神経アルゴリズムとしての生成モデルは、世界を取り込む鏡のようなものと考えられる。表面の見てくれだけではなく、その因果的関係性をも含めて取り込む鏡だ。その取り込みが生じたときに、取り込んだなりの感覚意識体験が生じるのではないだろうか。

ヒトの場合、視覚、聴覚、触覚などは、取り込みの精度に優れ、とても豊かな感覚意識体験が生じる。一方、嗅覚については、イヌなどのほうが断然ビビッドな意識体験が生じているに違いない。色のついた臭いの粒子が、臭いのもとからわき立つかのような。

また、この取り込みは、外界に対してのみ生じるわけではない。自身の骨格や筋肉、内臓なども、脳からすれば外界だ。それらが取り込まれることによって、身体感覚や内臓感覚が生まれる。

もっと言えば、脳の一部の処理も、意識を担う脳からすれば、取り込むべき外界に相当する。第3章に登場したような早い判断を要求される意志決定などは、意識のメカニズムのうかがい知れないところで進んでいる。それが意識のメカニズムに取り込まれることによって、意識のもとの自由意志の錯覚が生じるのかもしれない。

話を元にもどそう。意識の自然則の一般形は、この「取り込み」にあるのだろうと筆者は考えている。必ずしも、地球型の中枢神経系の形をとっていなくとも、何かが何かの因果的関係性を取り込んだとき、そこには、取り込んだものの感覚意識体験＝クオリアが生じるのではなかろうか。

だとすれば、自動運転車などには、すでに意識が生じていることになる。各種センサー情報をとおして、外界の因果的関係性を取り込み、事故回避などの自らの行動に反映させているからだ。

機械の中でめざめたとき

さて、意識の宿る機械が完成し、ヒトの意識に接続できたとしよう。そこから一歩進めて、ヒトの意識を機械へと移植するには何が必要か。

機械の中の感覚意識体験は保証されている。言わば、誰のものでもない、ニュートラルな意識は機械の中にすでに存在していることになる。これを自らの意識とするために必要なもの、すなわち、機械の中でめざめたとき、「ああ、無事に移植されたんだ」と安堵するために必要なものとは何だろうか？

ひるがえって、朝めざめたとき、私が私であることに確信を持てるのはなぜだろう。睡眠中は、夢を見ている時間をのぞけば、意識は完全に消失している。つまり、意識の連続性という意味において、昨日の私と今日の私は別物だ。

それでも、私が私でいられるのは、広い意味での記憶があるからだ。昨日の晩御飯の献立から、幼少期の思い出まで、自身の来歴を通して、自身の存在を確認できる。

また、身につけたさまざまな技能、たとえば外国語、スポーツ、楽器演奏の能力なども、自身が変わらず自身であることを裏づけてくれる。

他にも、状況判断や意志決定時の性向なども、自身を形づくる重要な要素だ。仮に、リベットの実験が示すように、我々が、意識のもとの自由意志を持たなくとも、無意識の判断や意志決定には人それぞれの癖がある。意識が後づけて解釈したときに、自身の記憶と照らし合わせて、突拍子もない判断や決定ばかりしていたら、自身のアイデンティティは失われてしまうだろう。

これら広義の記憶を、機械側に少しでも移してあげることができたならば、私がその中でめざめたとき、自身が何者なのかと、とまどうことはないだろう。

今後の展望

意識の機械への移植、すなわち、脳と機械の意識の接続および記憶の移し替えには、じっくりと時間をかける必要があるだろう。昨今のハリウッド映画のようにはいかない。

映画『トランセンデンス』では、ジョニー・デップ扮する主人公がテロリストの銃撃に倒れ、彼の頭脳を救おうとした妻により大型コンピュータへとその意識は移植される。ジェームズ・キャメロン監督の『アバター』のラストシーンでも、主人公の意識が「魂の木」へと移植される。いずれも非侵襲的に、すなわち、開頭して脳を傷つけることなしに、頭蓋の外からの読み取り装置で、ものの数分のうちに意識が読み取られ、移植される様子が描かれる。ただ、本書をここまで読み進めていただけたなら、これらの映画に描かれるような短時間での意識の移植が、まずもって不可能なのはおわかりいただけるだろう。

では、機械への意識の移植を完遂するには、どのような手順が考えられるだろうか。まずは、機械の意識と脳の意識とを接続する必要がある。この過程には、じっくりと時間をかけたいところだ。機械の脳半球と生体脳半球を接続し、しかも、長期間つなぎっぱなしにする。両者のすり合わせがうまくいけば、二つの意識は接続するはずだ。そのプロセスは、数ヵ月で済むかもしれないし、五年、一〇年に及ぶかもしれない。

その過程が完了し、機械と脳の二つの半球にまたがって一つの感覚意識体験が生まれていれば、最大の難関、いわゆる意識のハード・プロブレムはクリアされたことになる。残るは、脳から機械への広義の記憶の転写であり、これはイージー・プロブレム（簡単な問題）に分類される。

しかし、哲学的にイージー・プロブレムであることと、技術的にイージーであることとは一切相関しない。ヒトの脳には千数百億の神経細胞がひしめき合い、脳に蓄えられるすべての情報は、数千兆にも及ぶ神経細胞間結合（シナプス）の微妙な匙《さじ》加減によって決まっている。広義の記憶は、脳の複雑かつ膨大、そして微細なハードウェア構造と完全に一体化している。まさに、記憶はディテールに宿る。

そんな記憶に対して、脳をちょっとやそっとスキャンしたところで、機械側に写し取ることなど到底不可能だ。現在の技術をもってすれば、神経細胞間の結合関係を計測すること自体は不可能ではないが、開頭して特殊な顕微鏡を脳表面に密着させる必要があり、数千兆のうちのたった一つを読み取るにしても数十分を要する。将来、このような侵襲的な手法がどれほど発展したとしても、短時間のうちに記憶を転写する方法はちょっと思いつかない。ましてや、映画に登場するような非侵襲の脳計測装置では絶対に不可能だと断言してもよい。

一つ可能性があるのは、脳半球と機械半球が接続されている間に体験された事柄が、脳と機械の両方で蓄えられ共有されることだ。本書では説明しなかったが、脳には独特の記憶保持のメカニズムがあり、それは、記憶の種類によっても異なる。

たとえば、昨晩の食事の献立やそのときの会話など、いわゆるエピソード（物語）記憶と呼ばれるものの場合、海馬と呼ばれる脳部位で一時的に情報が保持される。そして、夜寝ている間に、その海馬に蓄えられた情報をもとに、実際にエピソードが生じた状態が、大脳皮質に再現される。それが何度も繰り返されることによって、ヘブの学習則が働き、大脳皮質そのものに記憶が移行すると考えられている。同様の仕組みを、機械半球に組み込み、脳半球と同期させられれば、エピソード記憶を機械と脳の間で共有することもまったくの夢物語ではない。

より難しいのは、機械半球に接続される前の記憶を機械に移すことだろう。この場合、頼れるのは、過去の思い出にふけっている最中や夢見中の脳活動のみだ。その状態を脳半球と機械半球の間で共有することができれば、すこしずつでも、過去の記憶を移すことが可能になるかもしれない。

最後に、私とともに、機械行きの未知なる旅に興味のある方に一言伝えておきたい。ここで述べた意識の移植過程には大きな特長がある。それは、その途中経過を脳が生きている間に確認できることだ。脳と機械の間の接続をいったん切って、数日置いた後に再び接続する。切り離されていた間に機械側で起きた事柄を自身の記憶のように辿ることができれば、機械の中の自身は安泰だということになる。

そのうえで、いざ、生体脳半球が終わりの時を迎えたときには、私の意識は機械の中で生き続けることになるだろう。

あとがき

「私がより遠くを見渡せたのだとしたら、それはひとえに、巨人の肩に立たされていたからに他ならない（If I have seen further it is by standing on ye shoulders of Giants.）」

かのアイザック・ニュートンが、哲学者のロバート・フックに宛てた書簡の中の有名な一節である。傲慢な性格で知られたニュートンにしては、めずらしく慎ましやかな言葉であったらしい。「巨人の肩」とは、先人たちがコツコツと築き上げてきた科学の高みを指しており、人類史に燦然と輝く自身の発見も、その高みに立ったからこそ、と謙遜してみせたのだ。

本書を著しながら、今日の脳科学もまた「巨人の肩」にあることを痛感した。一九九〇年代中頃に業界入りした私などからすれば、カハールの主張したシナプス間隙、ホジキンとハクスレイが詳らかにした電気スパイク、レーヴィが明らかにした神経伝達物質、ヒューベルとウィーゼルが観測したニューロンの刺激応答特性などが、知見として存在しない脳科学はまるで想像がつかない。

その文脈で考えると、「難しい！　解けない！」と本書の中でさんざん煽った意識のハード・プロブレムにしても、案外、そう遠くない将来に、解決の糸口がつかめるのかもしれない。本書に取り組みながら、そんな思いが自分の中でじわじわと広がっていった。

今回、意識に関する一般書を著す機会に恵まれ、文章に向き合う機会が圧倒的に増えた。これまで、漠然としか考えてこなかったことが、文章にまとめられることによって顕現化し、その先へ、またその先へと思考が導かれていった。

正直、本書を書き始めた当初は、こんなにイケイケな本にするつもりはなかった。もっと慎ましく終わらせるはずだったのだ。しかし、考えれば考えるほど、「ひょっとして、これで、いけてしまうんじゃないの？」とその気になってしまった。

そんな、一般書であって、一般書でないような本書に、読者のみなさんを付き合わせてしまったことは、誠に申し訳なく思っている。狂言回しの戯言ということで、まずはお許しいただきたい。そのうえで、狂言回しの奔放な立ち居振る舞いの背後にある、意識の科学の懐の深さを読み取っていただけたなら幸いだ。

兎にも角にも、意識の科学のワンダー（wonder：日本語の「驚嘆」はいまいちしっくりこない）、そして、その解決への微《かす》かな光を感じていただけたなら、これに勝る喜びはない。

恩師である近藤駿介名誉教授、古田一雄教授、合原一幸教授、藤井宏名誉教授、塚田稔名誉教授、彦坂興秀教授、坂上雅道教授、下條信輔教授、田中啓治教授、程康博士、ニコス・ロゴセシス教授に出会えたことは、研究者としてかけがえのない財産となった。深く御礼申し上げたい。

また、年下にはなるが、意識の科学という意味では先輩に当たる金井良太氏、土谷尚嗣氏、ダウアン・ウ氏にはとても感謝している。カリフォルニアの青い空の下、お三方が私に施した周到なイニシエーション（意識への誘い）がなければ、私は「禁断の果実」を知らずに過ごしたことだろう。

中央公論新社の編集者である上林達也氏には、私の異様に遅く、拙い文章書きに辛抱強くお付き合いいただいたことを大変感謝している。こうして一冊にまとめることができたのは、一般書執筆の心得を授けていただき、その時々の原稿に丹念にアドバイスをしてくださった上林氏のご尽力のおかげである。

そして、私の東京都立町田高校時代の同級生であり、イラストレーターであるヨギ トモコさんには、これまでありそうでなかった、痒いところに手の届くような、脳の何たるかが一発で伝わるような、素晴らしいイラストを何枚も何枚も描いていただいたことをとても感謝している。

DTPオペレータの市川真樹子さんには、校了間際になって、休日返上での作業となってしまったことをお詫びしたい。そして、実に丁寧で入念なお仕事をしていただいたことに謝意を表したい。

妻、梓には、多くの時間を執筆にあてることを許してもらい、土壇場の追い込み編集作業を手伝ってもらい、精神面、健康面でサポートしてくれたことを心の底から感謝したい。

この他にも、本書を執筆するにあたり、数多くの意見や貴重な感想を寄せてくれた友人たち、そして、ときにはっとするような、綿密な指摘をしていただいた校閲さんお二方に深く感謝する。

最後に、よき研究仲間であり、完成した本書をお見せすることをとても楽しみにしていた程康博士と田嶋達裕博士の両氏が、執筆中に急逝されたことは残念でならない。この場を借りて、ご冥福をお祈りしたい。

二〇一七年一〇月

渡辺正峰

negative afterimages." Nat Neurosci 8(8): 1096-1101.

Wang, L., X. Weng and S. He (2012). "Perceptual grouping without awareness: superiority of Kanizsa triangle in breaking interocular suppression." PLoS One 7(6): e40106.

Watanabe, M. and K. Aihara (1997). "Chaos in Neural Networks Composed of Coincidence Detector Neurons." Neural Netw 10(8): 1353-1359.

Watanabe, M., K. Nakanishi and K. Aihara (2001). "Solving the binding problem of the brain with bi-directional functional connectivity." Neural Netw 14(4-5): 395-406.

Watanabe, M., A. Bartels, J. H. Macke, Y. Murayama and N. K. Logothetis (2013). "Temporal jitter of the BOLD signal reveals a reliable initial dip and improved spatial resolution." Curr Biol 23(21): 2146-2150.

Watanabe, M., K. Cheng, Y. Murayama, K. Ueno, T. Asamizuya, K. Tanaka and N. Logothetis (2011). "Attention but not awareness modulates the BOLD signal in the human V1 during binocular suppression." Science 334(6057): 829-831.

Watanabe, M., S. Shinohara and S. Shimojo (2011). "Mirror adaptation in sensory-motor simultaneity." PLoS One 6(12): e28080.

Watanabe, M. (2014). "A Turing test for visual qualia: an experimental method to test various hypotheses on consciousness." Talk presented at Towards a Science of Consciousness 21-26 April 2014, Tucson: online abstract 124

Watanabe, M. (2014). "Turing test for machine consciousness and the chaotic spatiotemporal fluctuation hypothesis." UC Berkeley Redwood Center for Theoretical Neuroscience. (講演ビデオ：https://archive.org/details/Redwood_Center_2014_04_30_Masataka_Watanabe)

Wu, D. A., R. Kanai and S. Shimojo (2004). "Vision: steady-state misbinding of colour and motion." Nature 429(6989): 262.

Zipser, D. and R. A. Andersen (1988). "A back-propagation programmed network that simulates response properties of a subset of posterior parietal neurons." Nature 331(6158): 679-684.

渡辺正峰（2008）「視覚的意識」『理工学系からの脳科学入門』合原一幸、神崎亮平編、東京大学出版会

渡辺正峰（2010）「意識」『イラストレクチャー 認知神経科学――心理学と脳科学が解くこころの仕組み』村上郁也編、オーム社

渡辺正峰（2014）「視覚的意識と大脳皮質――二つの脳半球と一つの意識」Clinical Neuroscience、8月号：869-872

本書の引用図版については、適宜、邦訳を行っております。

motion to the primary visual area necessary for visual awareness." Science 292(5516): 510-512.

Peters, A. (2007). "Golgi, Cajal, and the fine structure of the nervous system." Brain Res Rev 55(2): 256-263.

Pitzalis, S., C. Galletti, R. S. Huang, F. Patria, G. Committeri, G. Galati, P. Fattori and M. I. Sereno (2006). "Wide-field retinotopy defines human cortical visual area V6." J Neurosci 26(30): 7962-7973.

Radford, A., L. Metz and S. Chintala (2016). "Unsupervised representation learning with deep convolutional generative adversarial networks." ICLR.

Ramachandran, V. S. and S. Blakeslee (1998). Phantoms in the brain. William Morrow. （山下篤子訳『脳のなかの幽霊』角川21世紀叢書、1999年）

Rao, R. P. and D. H. Ballard (1999). "Predictive coding in the visual cortex: a functional interpretation of some extra-classical receptive-field effects." Nat Neurosci 2(1): 79-87.

Revonsuo,A. (1995). "Consciousness, dreams and virtual realities." Philosophical Psychology 8(1): 35-58.

Risse, G. L., J. LeDoux, S. P. Springer, D. H. Wilson and M. S. Gazzaniga (1978). "The anterior commissure in man: functional variation in a multisensory system." Neuropsychologia 16(1): 23-31.

Rorschach, H. (1921). Psychodiagnostik. Methodik und Ergebnisse eines wahrnehmungsdiagnostischen Experiments. (Deutenlassen von Zufallsformen), Ernst Bircher, Bern

Schwiening, C. J. (2012). "A brief historical perspective: Hodgkin and Huxley." J Physiol 590(11): 2571-2575.

Tajima, S. and M. Watanabe (2011). "Acquisition of nonlinear forward optics in generative models: two-stage 'downside-up' learning for occluded vision." Neural Netw 24(2): 148-158.

Tanaka, K. (1996). "Inferotemporal cortex and object vision." Annu Rev Neurosci 19: 109-139.

Tong, F. and S. A. Engel (2001). "Interocular rivalry revealed in the human cortical blind-spot representation." Nature 411(6834): 195-199.

Tononi G. (2012). Phi: A Voyage from the Brain to the Soul. New York: Pantheon Books

Tononi, G. and G. M. Edelman (1998). "Consciousness and complexity." Science 282(5395): 1846-1851.

Tootell, R. B., E. Switkes, M. S. Silverman and S. L. Hamilton (1988). "Functional anatomy of macaque striate cortex. II. Retinotopic organization." J Neurosci 8(5): 1531-1568.

Tsuchiya, N. and C. Koch (2005). "Continuous flash suppression reduces

Lamme, V. A. F. and P. R. Roelfsema (2000), "The distinct modes of vision offered by feedforward and recurrent processing", Trends in Neurosciences, 23(11): 571-579.

Leopold, D. A. and N. K. Logothetis (1996). "Activity changes in early visual cortex reflect monkeys' percepts during binocular rivalry." Nature 379(6565): 549-553.

Libet, B. (2004). Mind Time: The temporal factor in consciousness. Cambridge MA: Harvard University Press. （下條信輔訳『マインド・タイム——脳と意識の時間』岩波書店、2005年）

Loewi, O. (1908). "Über eine neue Funktion des Pankreas und ihre Beziehung zum Diabetes melitus." Archiv für experimentelle Pathologie und Pharmakologie. 59 (1): 83–94

Logothetis, N. K. (1998). "Single units and conscious vision." Philos Trans R Soc Lond B Biol Sci 353(1377): 1801-1818.

Logothetis, N. K., J. Pauls, M. Augath, T. Trinath and A. Oeltermann (2001). "Neurophysiological investigation of the basis of the fMRI signal." Nature 412(6843): 150-157.

Ma, L. Q., K. Xu, T. T. Wong, B. Y. Jiang and S. M. Hu (2013). "Change blindness images." IEEE Trans Vis Comput Graph 19(11): 1808-1819

Maier, A., N. K. Logothetis and D. A. Leopold (2007). "Context-dependent perceptual modulation of single neurons in primate visual cortex." Proc Natl Acad Sci U S A 104(13): 5620-5625.

Maier, A., M. Wilke, C. Aura, C. Zhu, F. Q. Ye and D. A. Leopold (2008). "Divergence of fMRI and neural signals in V1 during perceptual suppression in the awake monkey." Nat Neurosci 11(10): 1193-1200.

Majima, K., P. Sukhanov, T. Horikawa and Y. Kamitani (2017). "Position Information Encoded by Population Activity in Hierarchical Visual Areas." eNeuro 4(2).

Maruya, K., H. Watanabe and M. Watanabe (2008). "Adaptation to invisible motion results in low-level but not high-level aftereffects." J Vis 8(11): 7, 1-11.

Mumford, D. (1992). "On the computational architecture of the neocortex. II. The role of cortico-cortical loops." Biol Cybern 66(3): 241-251.

Otten, M., Y. Pinto, C. L. E. Paffen, A. K. Seth and R. Kanai (2017). "The Uniformity Illusion." Psychol Sci 28(1): 56-68.

Pandya, D. N., E. A. Karol and D. Heilbronn (1971). "The topographical distribution of interhemispheric projections in the corpus callosum of the rhesus monkey." Brain Res 32(1): 31-43.

Pascual-Leone, A. and V. Walsh (2001). "Fast backprojections from the

illusion." Science 178(4057): 178-179.
Gross, C. G., H. R. Rodman, P. M. Gochin and M. Colombo (1993). "Inferior temporal cortex as a pattern recognition device." In Computational Learning and Cognition: Proceedings of the Third NEC Research Symposium. Edited by Baum E. : 44-73. SIAM, Philadelphia, USA.
Hodgkin, A. L. and A. F. Huxley (1939). "Action potentials recorded from inside a nerve fibre." Nature 144(3651): 710–711
Hodgkin, A. L. and A. F. Huxley (1952). "A quantitative description of membrane current and its application to conduction and excitation in nerve." J Physiol 117(4): 500-544.
Hubel, D. H. and T. N. Wiesel (1959). "Receptive fields of single neurones in the cat's striate cortex." J Physiol 148(3): 574-591.
Hubel, D. H. and T. N. Wiesel (1962). "Receptive fields, binocular interaction and functional architecture in the cat's visual cortex." J Physiol 160(1): 106-154.
Jiang, Y., A. Lee, J. Chen, V. Ruta, M. Cadene, B. T. Chait and R. MacKinnon (2003). "X-ray structure of a voltage-dependent K^+ channel." Nature 423(6935): 33-41.
Johansson, P., L. Hall, S. Sikström and A. Olsson (2005). "Failure to detect mismatches between intention and outcome in a simple decision task." Science 310(5745): 116-119.
Kamitani, Y. and S. Shimojo (1999). "Manifestation of scotomas created by transcranial magnetic stimulation of human visual cortex." Nat Neurosci 2(8): 767-771.
Kanai, R. and M. Watanabe (2006). "Visual onset expands subjective time." Percept Psychophys 68(7): 1113-1123.
Kastner, S., M. A. Pinsk, P. De Weerd, R. Desimone and L. G. Ungerleider (1999). "Increased activity in human visual cortex during directed attention in the absence of visual stimulation." Neuron 22(4): 751-761.
Kawato, M., H. Hayakawa and T. Inui (1993). "A forward-inverse optics model of reciprocal connections between visual cortical areas." Network: Computation in Neural Systems 4(4): 415-422.
Koch, C. (2004). The Quest for Consciousness: A Neurobiological Approach. Roberts & Co., Englwood, Colorado, USA. （土谷尚嗣・金井良太訳『意識の探求――神経科学からのアプローチ』上下、岩波書店、2006年）
Koch, C. and N. Tsuchiya (2007). "Attention and consciousness: two distinct brain processes." Trends Cogn Sci 11(1): 16-22.
Kuffler, S. W. (1953). "Discharge patterns and functional organization of mammalian retina." J Neurophysiol 16(1): 37-68.

主要参考文献

Blake, R. and N. Logothetis (2002). "Visual competition." Nat Rev Neurosci 3(1): 13-21.

Blakemore, C. and G. F. Cooper (1970). "Development of the brain depends on the visual environment." Nature 228(5270): 477-478.

Chalmers, D. J. (1995). "Absent qualia, fading qualia, dancing qualia." In Conscious Experience, ed. T. Metzinger (Paderborn/Thorverton: Schöningh/Imprint Academic).

Chalmers, D. J. (1996). The conscious mind: In search of a fundamental theory. New York: Oxford University Press. (林一訳『意識する心——脳と精神の根本理論を求めて』白揚社、2001年)

Cowey, A. (2005). "The Ferrier Lecture 2004 what can transcranial magnetic stimulation tell us about how the brain works?" Philos Trans R Soc Lond B Biol Sci 360(1458): 1185-1205.

Cowey, A. and P. Stoerig (1991). "The neurobiology of blindsight." Trends Neurosci 14(4): 140-145.

Crick F. and C. Koch (1990). "Towards a neurobiological theory of consciousness." Seminars in the Neurosciences Vol 2, 263–275.

Crick, F. and C. Koch (1995). "Are we aware of neural activity in primary visual cortex?" Nature 375(6527): 121–3.

Džaja, D., A. Hladnik, I. Bičanić, M. Baković and Z. Petanjek (2014). "Neocortical calretinin neurons in primates: increase in proportion and microcircuitry structure." Front Neuroanat 8: 103.

Edelman, G. M. and G. Tononi (2000). A universe of consciousness: How matter becomes imagination. Allen Lane

Florin, E., M. Watanabe and N. K. Logothetis (2015). "The role of sub-second neural events in spontaneous brain activity." Curr Opin Neurobiol 32: 24-30.

Fujita, I., K. Tanaka, M. Ito and K. Cheng (1992). "Columns for visual features of objects in monkey inferotemporal cortex." Nature 360(6402): 343-346.

Gazzaniga, M. S., J. E. Bogen and R. W. Sperry (1962). "Some functional effects of sectioning the cerebral commissures in man." Proc Natl Acad Sci USA 48(10): 1765-1769.

Geldard, F. A. and C. E. Sherrick (1972). "The cutaneous 'rabbit': a perceptual

渡辺正峰（わたなべ・まさたか）

1970年千葉県生まれ．1993年東京大学工学部卒業，98年東京大学大学院工学系研究科博士課程修了．98年から2000年にかけて東京大学大学院工学系研究科助手，2000年から同助教授．カリフォルニア工科大学留学などを経て，現在は東京大学大学院工学系研究科准教授およびドイツのマックス・プランク研究所客員研究員．専門は脳科学．

共著『理工学系からの脳科学入門』（東京大学出版会，2008年）
『イラストレクチャー 認知神経科学』（オーム社，2010年）など

脳《のう》の意識《いしき》 機械《きかい》の意識《いしき》
中公新書 *2460*

2017年11月25日初版
2018年2月20日3版

著 者 渡辺正峰
発行者 大橋善光

本文印刷 暁印刷
カバー印刷 大熊整美堂
製 本 小泉製本

発行所 中央公論新社
〒100-8152
東京都千代田区大手町1-7-1
電話 販売 03-5299-1730
編集 03-5299-1830
URL http://www.chuko.co.jp/

Published by CHUOKORON-SHINSHA, INC.
Printed in Japan ISBN978-4-12-102460-2 C1211

中公新書

心理・精神医学

c1